बडविग कैंसर उपचार

क्रूर, कुटिल, कपटी, कठिन, कष्टप्रद कर्कट रोग का
सस्ता, सरल, सुलभ, संपूर्ण और सुरक्षित समाधान

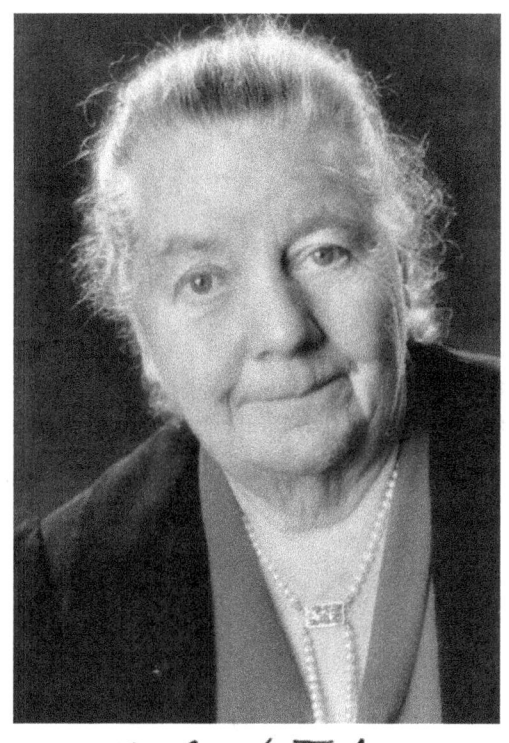

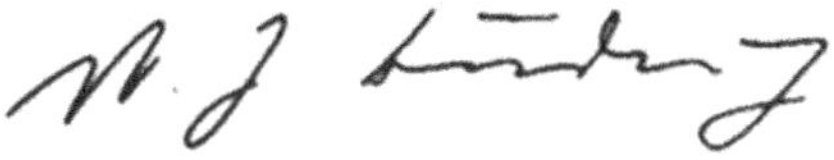

Dr. Johanna Budwig

Over fifty years ago, Johanna Budwig was the first to highlight the benefits of "omega-3" and the evils of transfat, which are being "rediscovered" even today.

For cancers in the prostate or in the breast, the tumor is often dissolved or eliminated within a few weeks. This aid is even possible after cytostatic treatment and in the presence of metastasis.

The effect of this oil-protein cure for brain tumors in the lateral ventricle of the brain is very surprising.

For leukemia the success with children is fast and clear. The nutrition-based cause is quite noticeable here. For older persons with leukemia and tumor in the spleen, success is not so fast, but it is clear.

Dr. Johanna Budwig
(From Cancer The Problem And The Solution)

नोबल पुरस्कार के लिए सात बार चयनित

ओमेगा–3 लेडी के नाम से विख्यात

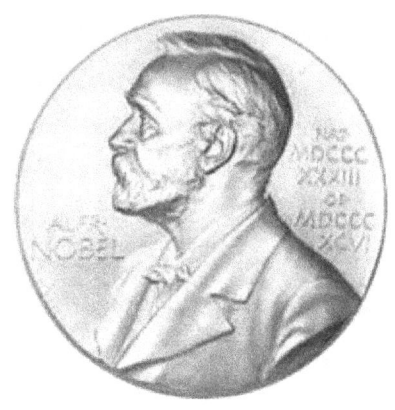

90% प्रामाणिक सफलता दर

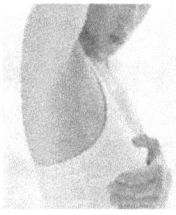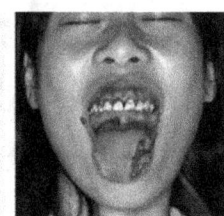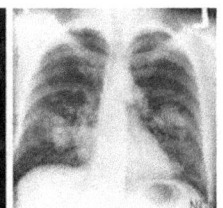

सभी तरह के कैंसर में कारगर

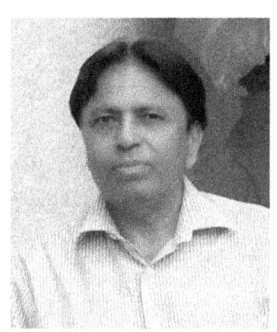

Written by
Dr. O.P.Verma
M.B.B.S., M.R.S.H. (London)
President, Flax Awareness Society
7-B-43, Mahaveer Nagar III, Kota (Raj.)
http://flaxindia.blogspot.in
+919460816360

प्रकाशक और संपर्क

फ्लेक्स अवेयरनेस सोसायटी

7-B-43, महावीर नगर तृतीय, कोटा राज.

Email- dropvermaji@gmail.com

+919460816360

मूल्य 2500/-

प्राक्कथन

सन् 2009 में जब मैं अलसी पर शोध कर रहा था, तभी मुझे बडविग प्रोटोकोल के बारे में जानने का मौका मिला। मैंने डॉ. जॉहाना बडविग और उनके कैंसर उपचार के बारे में पढ़ना शुरू किया। शुरू में सब कुछ अविश्वसनीय सा लगता था। इंटरनेट पर भी इस विषय पर बहुत सारी जानकारियां उपलब्ध थी। बडविग उपचार से ठीक हुए रोगियों के विवरण सचमुच चौंका देने वाले थे। मेरा मन कहता था कि यदि यह सब सत्य है, तो ऐसा महान उपचार कैंसर के हर रोगी तक पहुँचना चाहिए और इसे मेडीकल कॉलेज में पढ़ाया जाना चाहिए। मैंने ठान लिया कि मुझे बडविग के उपचार को गहराई से समझना ही होगा। मैंने उनकी पुस्तकें मंगवाई और पढ़ना शुरू किया। सच बताऊँ शुरू में तो मुझे तो कुछ भी समझ में नहीं आ रहा था, लेकिन मैंने हार नहीं मानी। मैं रोज बडविग की पुस्तकें पढ़ता और गूगल की गलियों की ख़ाक छानता। धीरे–धीरे सबकुछ समझ में आने लगा। कुछ हफ्तों बाद मैं बडविग की क्वांटम भौतिकी और बायोकैमिस्ट्री को अच्छी तरह समझ चुका था। मैं कैंसर का मूल कारण और निवारण जान चुका था। अब मुझे कोई संदेह नहीं था कि कैंसर सचमुच एक कमजोर तथा असहाय रोग है और बडविग प्रोटोकोंल इसका आसान उपचार है। बस जरूरत है, आप इस उपचार को पूरी श्रृद्धां और पूर्णता से लें और कोई गलतियां नहीं करें। तभी आपको 90 प्रतिशत सफलता मिलेगी।

मैंने निर्णय किया कि मैं हर संभव कौशिश करूँगा ताकि कैंसर का हर रोगी इस उपचार से लाभान्वित हो सके। मैंने इस मिशन को अपने जीवन का उद्देष्य बना लिया है। मैंने इस विषय पर अनेक लेख लिखें हैं, जो हिंदी और इंगलिश की पत्रिकाओं में प्रकाशित होते रहते हैं। मैंने बडविग प्रोटोकोल पर “कैंसर कॉज एंड क्यौर” नामक पुस्तक अंग्रेजी में लिखी है, जो अमेजोन डॉट कॉम पर उपलब्ध है और बहुत सफलता अर्जित कर रही है।

अब आपके समक्ष यह पुस्तक “बडविग कैंसर चिकित्सा” के नाम से हिंदी में प्रस्तुत है। इस पुस्तक को लिखने में मेरी पत्नी उषा और पुत्री ऐश्वर्य हर क्षण मेरे साथ रहीं हैं। इनके सहयोग के बिना यह पुस्तक लिखना सचमुच असंभव था। मैं स्वीकार करता हूँ कि पुस्तक थोड़ी बड़ी बन गई है, लेकिन इसकी भाषा बहुत सरल है। बडविग उपचार पर यह हिंदी की पहली पुस्तक है। बडविग का कठिन विज्ञान इससे अच्छी और रोचक भाषा में नहीं लिखा जा सकता। मेरे सभी दोस्तों का मानना है कि यह पुस्तक “कैंसर कॉज एंड क्यौर” से भी बड़ी बेस्ट सेलर साबित होगी और सफलता के नए आयाम बनाएगी। मुझे पूरा विश्वास है कि यह पुस्तक कैंसर के रोगियों के लिए बहुत उपयोगी और प्रेरणा का स्त्रोत साबित होगी। यह पुस्तक कैंसर के रोगी के लिए संजीवनी की बूटी है, जीने का रहस्य है और लाइफ़ लाइन है। यह पुस्तक इस सदी की महान वैज्ञानिक और चिकित्सक डॉ. जॉहाना बडविग को मेरी तरफ से एक छोटी सी श्रृद्धांजलि भर है।

डॉ. ओ.पी.वर्मा

A foreword by Lothar Hirneise

My Teacher - Dr. Johanna Budwig

It is a great pleasure for me to write this foreword. I really appreciate how much energy Dr. O.P.Verma invested in the last seven years to learn, to practice and to spread the brilliance of the oil-protein diet in India. I hope that most cancer patients will read this book and learn the basis of this great cancer therapy. This book will definitely add a new dimension in the Alternative Cancer Treatment scenario. And will prove a new mile stone in the awareness of Budwig Protocol.

First time I heard of Dr. Johanna Budwig and the oil-protein diet was precisely in America, as Frank Wiewel, President of People Against Cancer, USA told me that he had been in contact with Dr. Budwig for several years. He advised me to visit Dr. Budwig because I lived only one hour by car away from her home in Germany. I then visited Dr. Budwig in the spring of 1998 for the first time and from the beginning it was an intense relationship that persisted for many years.

Over several years I was a close companion of this grand dame of Science and we drank a few glasses of champagne together and discussion only interrupted by her afternoon nap, which she always held, countless hours about nutrition, oncology, church and many medical things in general. I had for several years the great good fortune to learn the opinions of Dr. Budwig, from first hand and I will be eternally grateful for her.

Dr. Budwig was never married, always lived for science and almost her entire life dealt with other scientists. This was certainly not a simple life, and because in the family circle she had nobody to talk to about her oil-protein diet, she sometimes was glad that she found in me someone she could talk to about her theories. Thus it came about that she suggested one day to write a book in which she could explain her theories again briefly and concisely. And so the Book was made: Cancer - The Problem And The Solution.

I often visited her in Dietersweiler to discuss various opinions and her physical and mental faculties at that time were incredible for a woman of nearly 90 years. I had the feeling that once again she really inspired to write a book and every time when I came to her, there were already numerous articles and books on one of her three desks, and she wanted to discuss them with me.

The content of our conversations of course was about fat and electrons. Furthermore she helped me to improve my analytical thinking and I am always grateful for her instructions and how to basically question everything positive analytically. The oil-protein diet is not just for me and not only for cancer patients, it was something very special. In the past 15 years, I convinced myself personally of the effectiveness of this diet and for me it is now the base of my 3E-program.

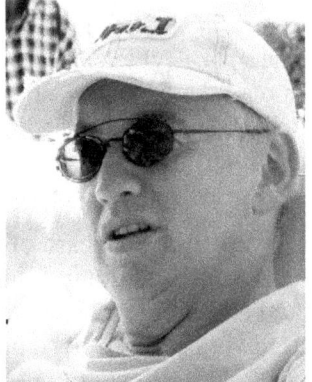

Lothar Hirneise

Founder and President
People against Cancer Germany
www.3e-centre.com
www.nexus-health.com
www.hirneise.com
www.nexus-book.com

अनुक्रमणिका

कैंसर के मूल कारण की खोज – डॉ. ओटो वारबर्ग

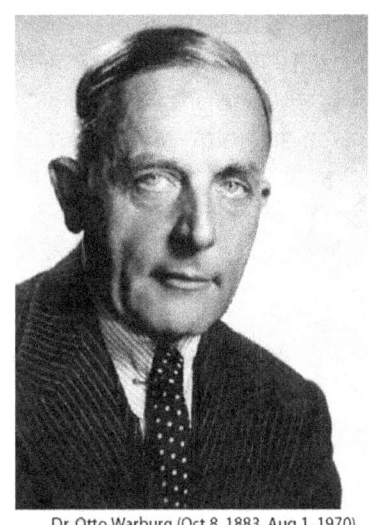

Dr. Otto Warburg (Oct 8, 1883 Aug 1, 1970)

डॉ. हेनरिक ओटो वारबर्ग (8 अक्टूबर, 1883 फ्रायबर्ग, बेडन, जर्मनी – 1 अगस्त, 1970 बर्लिन, पश्चिमी जर्मनी) जर्मनी के महान जीवरसायन शास्त्री और शोधकर्ता थे। इनकी मां का नाम एलिज़ाबेथ गार्टनर और पिता का नाम ऐमिल वारबर्ग था, जो बर्लिन विश्वविद्यालय में भौतिकशास्त्री थे। ऐमिल आइंसटाइन के मित्र थे और इन्होने मेक्स प्लैंक के साथ भी काम किया। ओटो ने 1906 में बर्लिन विश्वविद्यालय से रसायनशास्त्र में डॉक्ट्रेट की और 1911 में हाइडलबर्ग विश्वविद्यालय से डॉक्टर ऑफ मेडीसिन की डिग्री प्राप्त की। इसके बाद कुछ समय वे हाइडलबर्ग में ही शोध करते रहे। लेकिन 1913 में उन्हें बर्लिन के प्रतिष्ठित विल्हेम इंस्टीट्यूट फॉर बॉयोलाजी में नियुक्ति मिल गई। प्रथम विश्व युद्ध के दौरान उन्होंने सेना में भी काम किया और आयरन क्रॉस पदक प्राप्त किया। लेकिन आइंसटाइन ने उन्हें सेना छोड़ने पर विवश किया तथा अपनी प्रतिभा और अमूल्य समय को मानव कल्याण हेतु शोध कार्यों में लगाने की प्रेरणा दी। सन् 1931 में उन्हें विल्हेम इंस्टीट्यूट के निर्देशक का पद देकर सम्मानित किया गया। वे अपनी मृत्यु तक इसी संस्थान के प्रभारी बने रहे। द्वितीय विश्व युद्ध के बाद वारबर्ग ने इस संस्थान का नाम बदल कर मेक्स प्लैंक इंस्टीट्यूट रख दिया गया।

बीसवें दशक के प्रारंभ में डॉ. ओटो ने जीवित कोशिकाओं द्वारा ऑक्सीजन के उद्ग्रहण करने की क्रिया (कोशिकीय श्वसन–क्रिया) पर शोध शुरू किया। सन् 1923 में इसके लिए उन्होंने एक विशेष दबाव–मापक यंत्र विकसित किया, जिसे उन्होंने "वारबर्ग मेनोमीटर" नाम दिया। यह मेनोमीटर जैविक ऊतक की पतली सी तह द्वारा भी ऑक्सीजन के उद्ग्रहण की गति को नापने में सक्षम था। उन्होंने श्वसन–क्रिया को उत्प्रेरित करने करने वाले तत्वों पर बहुत कार्य किया और ऑक्सीजन–परिवहन एंजाइम साइटोक्रोम की खोज की, जिसके लिए उन्हें 1931 में नोबल पुरस्कार दिया गया। ओटो ने पहली बार दुनिया को बतलाया था कि कैंसर कोशिका सामान्य कोशिका की तुलना में बहुत ही कम ऑक्सीजन ग्रहण करती है। उन्होंने हाइड्रोजन सायनाइड और कार्बन–मोनो–ऑक्साइड पर भी शोध किया और बतलाया कि ये श्वसन–क्रिया को बाधित करते हैं। उन्होंने श्वसन की जीवरसायन क्रियाओं के लिए सहायक उपघटक निकोटिनेमाइड और डिहाइड्रोजिनेज़ एंजाइम आदि का बहुत अध्ययन किया। उन्होंने यह भी सिद्ध किया था कि कैंसर कोशिका के पीएच और ऑक्सीजन उपभोग में सीधा संबंध होता है। यदि पीएच ज़्यादा है तो कोशिका में ऑक्सीजन की मात्रा ज़्यादा होगी।

1

उन्होंने यह भी सिद्ध किया कि कैंसर कोशिका में लेक्टिक एसिड और कार्बन डाई–ऑक्साइड बनने के कारण पीएच बहुत कम लगभग 6.1 होता है। उनकी शोध के अन्य विषय माइटोकोंड्रिया में होने वाली इलेक्ट्रोन–परिवहन श्रृंखला, पौधों में होने वाली प्रकाश–संश्लेषण क्रिया, कैंसर कोशिका का चयापचय आदि थे। सन् 1963 के बाद से जर्मनी में जीरसायन शास्त्र और आणविक जीवविज्ञान में अच्छी शोध करने वाले वैज्ञानिकों को ओटो वारबर्ग मेडल से सम्मानित किया जाता है और 2007 के बाद से उन्हें 25000 यूरो का नकद पुरस्कार भी दिया जाता है। इस पुरस्कार को प्राप्त करना वैज्ञानिकों के लिए बहुत सम्मानजनक माना जाता है। डॉ. ओटो ने 1931 में "द मेटाबोलिज़्म ऑफ ट्यूमर्स" नामक पुस्तक का संपादन किया और अपने शोध कार्यों को इसमें प्रकाशित किया। 1962 में उन्होने "न्यू मेथड्स ऑफ सैल फिजियोलॉजी" नामक पुस्तक लिखी थी। उन्होंने 178 शोधपत्र भी प्रकाशित किए। इनकी प्रयोगशाला में शोध करने वाले हंस अडोल्फ क्रेब्स और दो अन्य वैज्ञानिकों को भी नोबल पुरस्कार से नवाज़ा गया।

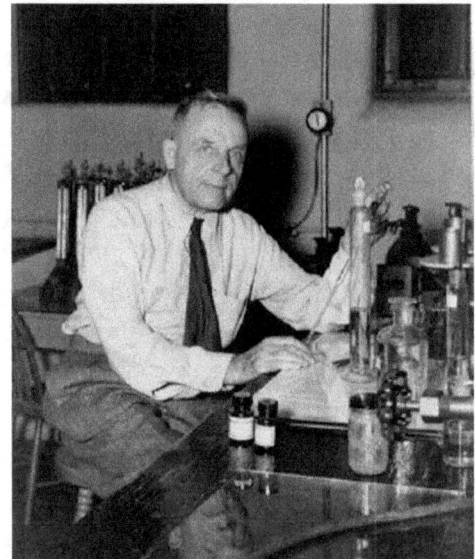

वह हमेशा अध्ययन और मानव सेवा को सर्वोपरि मानते थे और वे आजीवन अविवाहित रहे। लेकिन डॉ. ओटो जीवन के अंतिम पड़ाव में थोड़े चिड़चिड़े और सनकी अवश्य हो गए थे। वे समझने लगे थे कि सारी बीमारियाँ प्रदूषित चीज़ें खाने से ही होती हैं, इसलिए वे ब्रेड अपने खेत में पैदा हुए जैविक गेहूँ की बनी हुई खाना पसंद करते थे। कई बार तो वे रेस्टॉरेन्ट में चाय पीने जाते थे, पैसे भी पूरे देते थे परंतु बदले में सिर्फ़ गर्म पानी लेते थे और अपने साथ लाई हुई जैविक चाय प्रयोग करते थे।

कैंसर का मुख्य कारण और बचाव

वारबर्ग दवारा लिंडाव में दिए गए व्याख्यान का संक्षिप्त रूप

ओटो वारबर्ग, निर्देशक, मेक्स प्लैंक इंस्टीट्यूट, कोशिकीय संरचना विज्ञान. बर्लिन–डेह्लेम, जर्मनी।

अंग्रेजी संस्करण – डीन बर्क, नेशनल कैंसर इंस्टीट्यूट, बेथेस्डा, मेरीलैंड।

डीन बर्क द्वारा संक्षिप्त विवरण – यह व्याख्यान 1966 में लिंडाव, जर्मनी में हुए नोबल पुरस्कार विजेताओं के वार्षिक अधिवेशन में ओटो वारबर्ग ने दिया था। उन्हें 1931 में कोशिकीय–श्वसन में ऑक्सीजन–परिवहन एंजाइम (साइटोक्रोम–सी) की खोज

के लिए मेडीसिन में नोबल पुरस्कार दिया गया और 1944 में भी हाइड्रोजन–परिवहन एंजाइम्स के लिए सक्रिय तत्वों की खोज के लिए नोबल पुरस्कार दिया जाने वाला था, परंतु ऐसा कहा जाता है कि ओटो यहूदी मूल के नागरिक थे, इसलिए एडोल्फ़ हिटलर नहीं चाहते थे कि उन्हें नोबल पुरस्कार दिया जाए। हारवर्ड, ऑक्सफोर्ड और हाइडलबर्ग आदि विश्वविद्यालयों ने उन्हें डॉक्ट्रेट व अन्य उपाधियों से सम्मानित किया। जीवन के भौतिक–विज्ञान और रसायन–विज्ञान में उनकी बहुत रुचि थी।

भाइयों और बहनों,

किसी भी रोग के मुख्य (Primary) और द्वितीयक या गौंण (Secondary) कारण होते हैं। उदाहरण के तौर पर प्लेग का मुख्य कारण प्लेग का कीटाणु है, जबकि द्वितीयक कारण गंदगी, चूहे और पिस्सू (जो प्लेग के कीटाणुओं को चूहे से मनुष्य तक पहुँचाते हैं) हैं। मुख्य कारण से अभिप्राय यह है कि यह उस रोग से पीड़ित हर रोगी में विद्यमान होता है।

इसी तरह कैंसर के भी अनगिनत द्वितीयक कारण हो सकते हैं। लेकिन कैंसर का मुख्य कारण ऑक्सीजन द्वारा सामान्य कोशिकीय श्वसन–क्रिया का बाधित होकर शर्करा के ख़मीरीकरण (Fermentation of Sugar) में परिवर्तित हो जाना है। शरीर की सभी कोशिकाएं ऑक्सीजन द्वारा श्वसन करके ऊर्जा प्राप्त करती हैं, जबकि कैंसर कोशिका शर्करा को ख़मीर करके ऊर्जा प्राप्त करती है। सभी सामान्य कोशिकाएं वायुजीवी होती हैं लेकिन कैंसर कोशिका आंशिक अवायुजीवी हैं, जो निम्न–स्तरीय एककोशीय जीवों की भांति ग्लूकोज़ का ख़मीर करके जीवन व्यापन करती है। भौतिक और रसायनशास्त्र की दृष्टि से सामान्य और कैंसर कोशिका में यह अंतर महत्वपूर्ण है। डेह्लेम इंस्टीट्यूट में शुरू से ही कैंसर पर शोध हो रही थी। यहाँ पर ही ऑक्सीजन–परिवहन एंजाइम और हाइड्रोजन–परिवहन एंजाइम की खोज हुई और उनकी रसायनिक संरचना का बारीकी से अध्ययन किया गया। यदि यह सत्य है कि कैंसर का प्रमुख कारण ऑक्सीजन द्वारा सामान्य श्वसन क्रिया का बाधित होकर ख़मीरीकरण में परिवर्तित होना है, तो बिना किसी अपवाद के सभी कैंसर कोशिकाएं ख़मीर द्वारा श्वसन क्रिया करेंगी और सामान्य कोशिकाएँ कभी भी ख़मीर द्वारा श्वसन नहीं करेंगी।

दो अमेरिकी वैज्ञानिकों मेल्मग्रेन और फ़्लेनेगान ने सरल प्रयोग से यह सिद्ध भी किया। उन्होंने चूहों के रक्त में टिटेनस के बीजाणु (Spores) छोड़े, जो ऑक्सीजन के अभाव में ही अंकुरित होकर फूटते हैं और टिटेनस फैलाने वाले कीटाणुओं को जन्म देने में सक्षम होते हैं। उन्होंने पाया कि चूहे स्वस्थ थे और उनमें टिटेनस रोग के कोई लक्षण दिखाई नहीं दे रहे थे, क्योंकि उनके शरीर में कहीं भी ऐसा स्थान नहीं था जहां पर्याप्त ऑक्सीजन विद्यमान नहीं हो। लेकिन जब कैंसर से पीड़ित चूहों के रक्त में टिटेनस के बीजाणु (Spores) छोड़े गए तो चूहे टिटेनस रोग से ग्रसित हो गए, क्योंकि उनके शरीर में कैंसर की गांठो के भीतर ऑक्सीजन की मात्रा इतनी कम थी कि टिटेनस के बीजाणु अंकुरित होकर फूटे, फलस्वरूप टिटेनस के कीटाणु बाहर निकले और चूहे टिटेनस रोग से ग्रसित हो गए। इन प्रयोगों से यह स्पष्ट हो जाता है कि कैंसर कोशिकाएँ आंशिक अवायुजीवी और सामान्य कोशिकाएं वायुजीवी होती हैं।

मोरिस हिपेटोमा में ख़मीरीकरण (The Fermentation of Morris Hepatomas)

हम यहाँ एक अलग तरह के प्रयोगों को समझने की कौशिश करते हैं, जो कैंसर में ख़मीरीकरण और कैंसर की वृद्धि–दर के बीच मात्रात्मक संबंधों को दर्शाते हैं। हैरॉल्ड मोरिस, नेशनल कैंसर इंस्टीट्यूट, बेथेस्डा ने अपने प्रयोगों में जब अलग–अलग सक्रियता वाले लीवर कैंसरकारी तत्व चूहों के रक्त में छोड़े तो देखा कि चूहों में जो कैंसर की गांठें हुई उनकी वृद्धि–दर भी अलग–अलग थी। कहने का तात्पर्य यह है कि जहाँ किसी चूहे की गांठें तीन दिन में बढ़ कर दोगुनी हो गई, वहीं किसी अन्य चूहे की गांठ को दो गुना होने में 30 दिन लग गए। नेशनल कैंसर इंस्टीट्यूट के ही डीन बर्क और मार्क वुड्स 3 ने अलग–अलग हिपेटोमाज़ में ख़मीरीकरण की दर और हिपेटोमा के बढ़ने की दर को एक ग्राफ द्वारा प्रदर्शित किया। उन्होंने पाया कि ख़मीर और वृद्धि–दर (या मेलिगनेंसी) में सीधा मात्रात्मक संबंध है। उन्होंने देखा कि जैसे–जैसे हिपेटोमा की

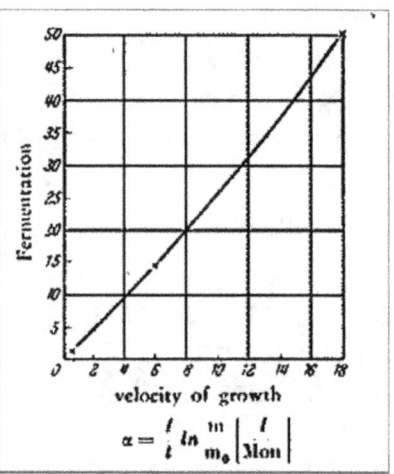

वृद्धि–दर बढ़ती है, ख़मीरीकरण भी उसी अनुपात में या और तेज़ी से बढ़ता है। डीन बर्क और मार्क वुड्स ने देखा कि अपने ग्राफ के शून्य–बिंदु क्षेत्र में ख़मीरीकरण की दर इतनी कम होती है कि उसे पारंपरिक तरीकों से नापना संभव नहीं है जबकि उसी क्षेत्र में गांठ की न्यूनतम वृद्धि–दर आसानी से नापी जा सकती है। लेकिन जब उन्होंने शर्करा के ख़मीरीकरण को नापने के ज़्यादा संवेदनशील तरीक़े विकसित किए तो सिद्ध हो गया कि बहुत धीरे–धीरे बढ़ने वाले कैंसर भी शर्करा को ख़मीर करते हैं।

भ्रूण–कोशिकाओं का कैंसर कोशिकाओं में परिवर्तित होना (Transformation of Embryonic Metabolism into Cancer Metabolism)

अब यह तो सिद्ध हो गया है कि शर्करा को ख़मीर करके ऊर्जा ग्रहण करना कैंसर–कोशिका की खास फ़ितरत है, तो आइये अब यह समझने की कौशिश करें कि कैसे एक सामान्य कोशिका बदलकर अवायुजीवी बन जाती है अर्थात कैंसर–कोशिका में परिवर्तित हो जाती है। इसके लिए हम देहलेम इंस्टीट्यूट के गाहेन, गायस्लर और लोरेंज द्वारा किए गए प्रयोगों को

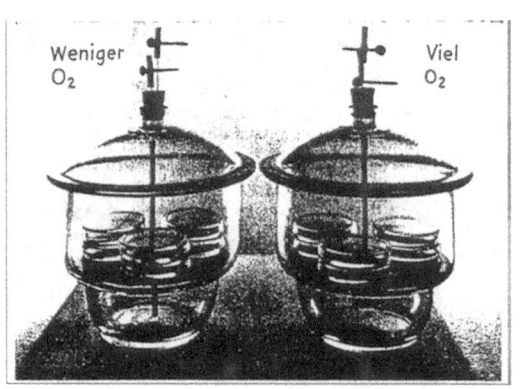

समझने का यत्न करते हैं। जब चूहे के भ्रूण की कोशिकाओं को एक उपयुक्त माध्यम में रखा गया जहाँ ऑक्सीजन का स्तर भी पर्याप्त था तो वे ऑक्सीजन की मौजूदगी में

वायवीय (Aerobic) श्वसन–क्रिया करती रही, विभाजित होती रही और ख़मीरीकरण भी नहीं हुआ। लेकिन जब ऑक्सीजन का स्तर इतना कम कर दिया कि कोशिकाओं की वायवीय (Aerobic) श्वसन–क्रिया आँशिक रूप से बाधित होने लगी तो 48 घंटे में कोशिकीय विभाजन के दो चरण बाद ही वे ख़मीर करने वाली कैंसर–कोशिकाओं में परिवर्तित हो गई और वे अवायवीय–श्वसन करने लगी।

फिर उन्होंने विभाजित हो रही भ्रूण–कोशिकाओं में ऑक्सीजन का दबाव और ख़मीरीकरण को नापने का यंत्र विकसित किया, जो संलग्न चित्र में स्पष्ट दिखाया गया है। इस व्यवस्था में उन्होंने देखा कि वायवीय (Aerobic) श्वसन 35 प्रतिशत कम करने पर कोशिकाएँ कैंसर–कोशिकाओं में परिवर्तित हो गई। यदि

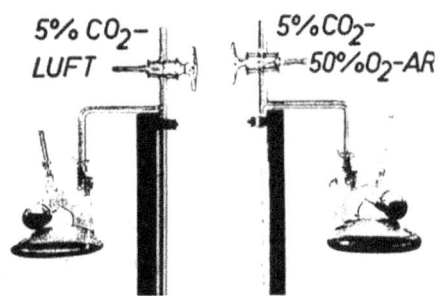

शरीर में ऑक्सीजन का दबाव इतना कम हो जाए कि विभाजित हो रही कोशिकाओं की वायवीय श्वसन–क्रिया 35 प्रतिशत बाधित हो जाए तो कैंसर हो जाता है। इससे यह सिद्ध हुआ कि शरीर में वायवीय श्वसन आँशिक रूप से बाधित होने पर कैंसर–कोशिकाएँ बनने लगती हैं और ख़मीरीकरण द्वारा श्वसन करने लगती हैं। (Luft=हवा) हमारी पृथ्वी के विकास के प्रारंभिक दौर में वातावरण ऑक्सीजन रहित था और जीवन के नाम पर सिर्फ़ अविभेदित (undifferentiated) एक–कोशीय जीव ही विद्यमान थे जो ख़मीर द्वारा श्वसन करते थे। फिर अरबों वर्षों बाद जब हमारे वातावरण में ऑक्सीजन का आगमन हुआ, तो ये अविभेदित (undifferentiated) एक–कोशीय जीव विभेदित (differentiated) होने लगे, वायवीय (Aerobic) श्वसन करने लगे और इस तरह पृथ्वी पर वनस्पतियों और जीवजंतुओं का विकास शुरू हुआ। लेकिन यह अविभेदन (undifferentiation) हम आज भी कैंसर कोशिकाओं में देख रहे हैं। हम यह भी देखते हैं कि कई बार वातावरण में पर्याप्त ऑक्सीजन होने पर भी कैंसर का विकास हो रहा है, क्योंकि या तो विभाजित हो रही कोशिकाओं तक पर्याप्त ऑक्सीजन नहीं पहुँच रही है या कोशिकाओं में श्वसन–एंजाइम्स को उत्प्रेरित करने वाले सक्रिय तत्व विद्यमान नहीं हैं। लेकिन जो भी स्थिति हो, कैंसर में हमेशा वायवीय श्वसन बाधित होता है, ख़मीरीकरण होता है और कोशिकाएं अविभेदित होने लगती हैं। कैंसर कोशिकाओं में सिर्फ व्यर्थ अनियंत्रित विभाजित होने की क्षमता बचती है और जीवन के लिए आवश्यक सभी कार्य–क्षमताएं समाप्त हो जाती हैं। अर्थात जब श्वसन बाधित होता है, कैंसर जन्म लेता है, तब जीवन का अस्तित्व तो रहता है, पर वह विभाजित हो रही दिशाहीन कोशिकाओं के समूह (गांठे या ट्यूमर) के सिवा कुछ नहीं होता।

अब प्रश्न है कि क्यों ऑक्सीजन भेदन (differentiation) करती है और ऑक्सीजन की कमी क्यों अविभेदन (undifferentiation) करती है? या क्यों श्वसन–क्रिया भेदन (differentiation) करती है और ख़मीरीकरण अविभेदन (undifferentiation) करता है। जबकि श्वसन–क्रिया और ख़मीरीकरण दोनों ही

कोशिका विभाजन करने में सक्षम हैं और यदि ख़मीरीकरण में भेदन की क्षमता भी होती तो शायद इस पृथ्वी पर कैंसर का अस्तित्व ही नहीं होता।

कैंसर का जीवरसायन शास्त्र

इस तरह कई प्रश्न हैं, जिनका स्पष्टीकरण संभवतः जीवरसायन शास्त्र दे सकता है। श्वसन–क्रिया और ख़मीरीकरण दोनों में ही फोस्फेट (जैविक) ऊर्जा बनती है लेकिन दोनों में फोस्फ़ोरिलेशन का तरीका अलग–अलग होता है। कैंसर के संदर्भ में देखें तो वायवीय फोस्फ़ोरिलेशन भेदन (differentiation) कर सकने में सक्षम है, लेकिन ख़मीरी (अवायवीय) फोस्फोरिलेशन में यह क्षमता नहीं है। श्वसन और ख़मीरीकरण के चयापचय पथ से स्पष्ट है कि पाइरुविक एसिड बनने तक दोनों के चयापचय–पथ में कोई फ़र्क़ नहीं होता। लेकिन इसके बाद दोनों का क्रिया–पथ अलग–अलग ढ़ंग से चलता है। ख़मीरीकरण में पाइरुविक एसिड एक ही रसायनिक क्रिया में डाइहाइड्रो–निकोटिनेमाइड द्वारा अपघटित होकर लेक्टिक–एसिड बनता है। जबकि वायवीय श्वसन में पाइरुविक एसिड ऑक्सीजन की उपस्थिति में कई जटिल रसायनिक क्रियाओं से गुजर कर पानी और कार्बन डाइऑक्साइड बनाता है।

मुख्य बिंदु

- ख़मीरीकरण की अपेक्षा श्वसन–क्रिया को बाधित करना आसान है, क्योंकि श्वसन ज़्यादा जटिल प्रक्रिया है।
- श्वसन–क्रिया बाधित होने पर कोशिकाएँ बड़ी सरलता से ख़मीरीकरण करने लगती हैं, क्योंकि दोनों क्रियाओं में एक ही उत्प्रेरक निकोटिनेमाइड कार्य करता है।
- जब कोशिका में सामान्य श्वसन–क्रिया बाधित होती है और उसकी जगह ख़मीरीकरण होने लगता है, तो ग्लूकोज़ का अपघटन होता है और ऊर्जा की कमी के कारण कोशिका मृत हो जाती है। ग्लूकोज़ के अपघटन का मतलब है ख़मीरीकरण द्वारा मृत्यु और अवायवीय श्वसन का मतलब है ख़मीरीकरण द्वारा जीवन।
- कैंसर इसीलिए होता है क्योंकि श्वसन–क्रिया ही कोशिकाओं को भेदन (differentiation) की क्षमता देती है, न कि ख़मीरीकरण।

अंत में मैं यही कहना चाहता हूँ कि अब कैंसर कोई रहस्यमय रोग नहीं रह गया है और इसका प्रमुख कारण सबके सामने स्पष्ट है। हमें कैंसर से बचाव की दिशा में कार्य करना चाहिए। आखिर कब तक कीमोथैरेपी और रेडियोथैरेपी से जुड़े लालची बहुराष्ट्रीय संस्थान कैंसर पर हुई शोध का लाभ आम लोगों तक नहीं पहुँचने देंगे और

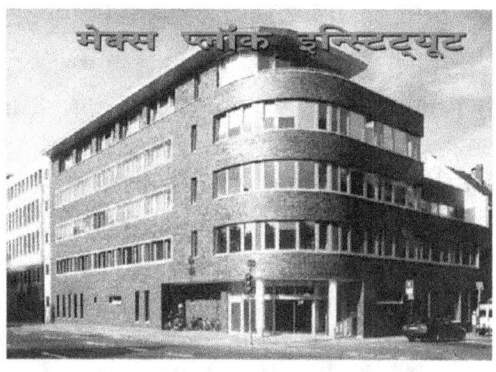

उन्हें भ्रमित करते रहेंगे। शायद तब तक इस संसार में करोड़ों लोग इस रोग से मरते रहेंगे (Otto Warburg, Wikipedia)।

वारबर्ग के व्याख्यान पर विल्हेम एच की टिप्पणी

वारबर्ग का व्याख्यान बहुत ही रोचक था। विज्ञान जगत में यह बड़ी क्रांतिकारी घटना थी कि श्वसन–क्रिया में ऑक्सीजन के महत्व को पहली बार उन्होंने दुनिया के सामने रखा गया। लेकिन मुझे इस बात का बेहद खेद भी है कि वे डॉ. बडविग की खोज से पूर्णतः अनभिज्ञ रहे या आँखे मूंदे रहे। उपरोक्त व्याख्यान उन्होंने बडविग की महान खोज के 15 वर्ष बाद दिया था। डॉ. बडविग ने वह रहस्यमय कड़ी ढूँढ ली थी, जिसे वे खोजते रहे और हमेशा असफल रहे। इन दिनों डॉ. बडविग अलसी के तेल और पनीर से कैंसर के रोगियों का सफलतापूर्वक उपचार कर रही थी और उन्हें 90 प्रतिशत सफलता भी मिल रही थी। डॉ. बडविग ने एक बार कहा था कि वे यह चाहती थी कि डॉ. ओटो उनकी महान खोज लिनोलिक और लिनोलेनिक एसिड और कोशिकीय श्वसन में उनके महत्व को समझें। सन् 1952 में बडविग ने अपने शोधपत्र कई बार डॉ. ओटो के पास भेजे और उनसे मिलने की इच्छा जाहिर की, परंतु ओटो ने कोई जवाब ही नही दिया। बडविग ने अपने एक साक्षात्कार में सैंट ग्योर्गी के बारे में भी कड़े शब्दों में कहा था कि उन्होंने मेरे सारे शोध–पत्र पढ़ रखे थे, मेरे शोध–कार्यों से पूरी तरह वाकिफ़ थे परंतु फिर भी अपनी पुस्तक "इलेक्ट्रोनिक बॉयोलोजी एंड कैंसर" में मेरी खोज के बारे में कोई ज़िक्र नहीं किया।

कोशिकीय श्वसन की अंतिम कड़ी – इलेक्ट्रोन ट्रांसफर चेन

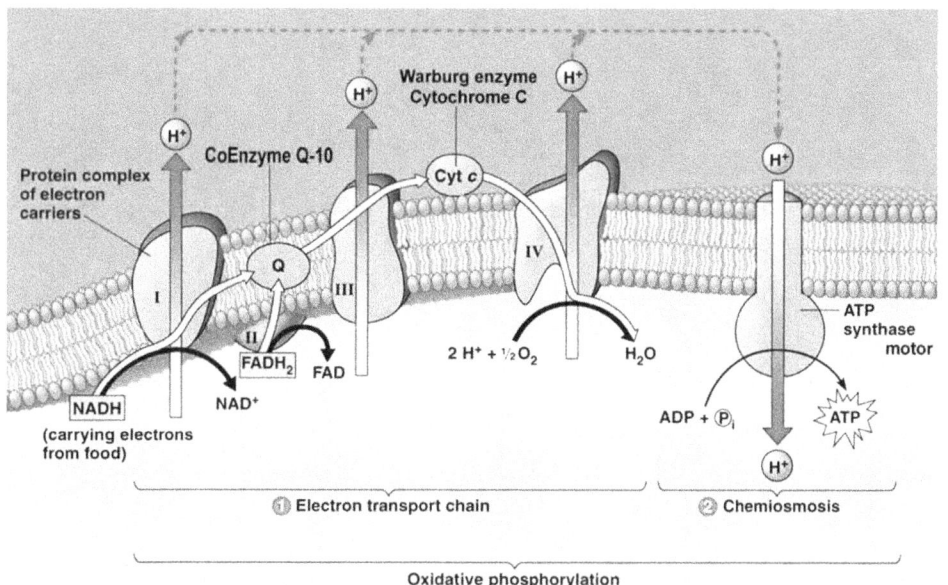

माइट्रोकोंड्रिया में वायवीय श्वसन की आखिरी कड़ी इलेक्ट्रोन ट्रांसफर चेन में चार कॉम्प्लेक्स होते (कॉम्प्लेक्स I, II, III और IV) हैं। अपघटित तत्व NADH और FADH2 अल्फा-लिनोलेनिक एसिड से प्राप्त इलेक्ट्रोन्स के खज़ाने को लेकर इलेक्ट्रोन ट्रांसफर चेन तक पहुंचते हैं और क्रमशः कॉम्प्लेक्स I और कॉम्प्लेक्स II को इलेक्ट्रोन्स समर्पित करते हैं। कोएंजाइम क्यू-10 इलेक्ट्रोन-वाहक है, जो कॉम्प्लेक्स I और कॉम्प्लेक्स II से इलेक्ट्रोन्स प्राप्त करके कॉम्प्लेक्स III समर्पित कर देता है। सोइटोक्रोम-सी एक अन्य इलेक्ट्रोन वाहक है, जो कॉम्प्लेक्स III से इलेक्ट्रोन्स प्राप्त करके कॉम्प्लेक्स IV समर्पित करता है। सोइटोक्रोम-सी को ही वारबर्ग एंजाइम कहते हैं। कॉम्प्लेक्स IV इलेक्ट्रोन्स की यात्रा को आगे बढ़ाते हुए ऑक्सीजन को समर्पित करता है। ऑक्सीजन, इलेक्ट्रोन्स और हाइड्रोजन ऑयन मिलकर पानी के एक अणु का निर्माण करते हैं। इलेक्ट्रोन्स की इस यात्रा में कॉम्प्लेक्स I, III और IV हाइड्रोजन ऑयन्स को मेट्रिक्स से बाहर पंप करते हैं। फलस्वरूप मेट्रिक्स के बाहर हाइड्रोजन ऑयन का दबाव बढ़ जाता है और वे ए.टी.पी. सिंथेज मोटर के टर्बाइन को घुमाते हुए पुनः मेट्रिक्स में प्रवेश करते हैं। यह मोटर ए.डी.पी. को अपने अंदर खींचती है और उसमें एक फॉस्फेट जोड़ कर ए.टी.पी. का निर्माण करती है। यह ए.टी.पी. शरीर का इंधन है जो हमारे विभिन्न कार्यों के लिए ऊर्जा प्रदान करता है।

जॉहाना बडविग का कैंसररोधी आहार–विहार

जॉहाना बडविग – परिचय और उनकी खोज

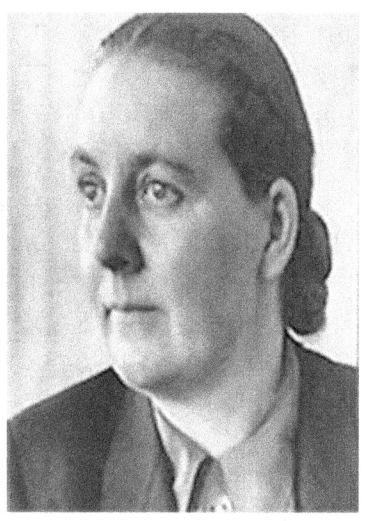

जर्मनी की डॉ. जॉहाना बडविग (30 सितम्बर, 1908 – 19 मई 2003) विश्वविख्यात जीव रसायन विशेषज्ञ और चिकित्सक थीं। उन्होंने भौतिक, जीवरसायन तथा भेषज विज्ञान में मास्टर्स की डिग्री हासिल की और प्राकृतिक–चिकित्सा में पी.एच.डी. की डिग्री प्राप्त की। तत्पश्चात् वे जर्मन सरकार के खाद्य और भेषज विभाग में सर्वोच्च पद पर कार्यरत रहीं। वह जर्मनी व यूरोप की विख्यात वसा और तेल विशेषज्ञ मानी जाती थी। उन्होंने वसा तथा कैंसर के उपचार के लिए अनेक शोध कार्य किए थे। वह आजीवन शाकाहारी रहीं और जीवन के अंतिम दिनों में भी सुंदर, स्वस्थ व अपनी आयु से काफ़ी युवा लगती थीं।

1923 में डॉ. ओटो वारबर्ग ने कैंसर के मुख्य कारण की खोज की, जिसके लिए उन्हें 1931 में नोबल पुरस्कार दिया गया। उन्होंने कोशिकाओं की श्वसन क्रिया और चयापचय पर कई परीक्षण किए और पता लगाया कि कैंसर का मुख्य कारण कोशिकाओं में ऑक्सीजन की कमी हो जाना है। सामान्य कोशिकाएं ऑक्सीजन की उपस्थिति में ग्लुकोज़ के ज्वलन द्वारा ऊर्जा पैदा करती हैं, जबकि कैंसर कोशिकाएं ग्लुकोज़ को फर्मेंट करके ऊर्जा प्राप्त करती हैं, जिससे लेक्टिक एसिड बनता है, और शरीर में अम्लता बढ़ती है। यदि सामान्य कोशिकाओं को ऑक्सीजन की आपूर्ति 48 घंटे के लिए लगभग 35 प्रतिशत कम कर दी जाए, तो वे कैंसर कोशिकाओं में परिवर्तित हो जाती हैं। यदि कोशिकाओं को पर्याप्त ऑक्सीजन मिलती रहे, तो कैंसर का अस्तित्व संभव ही नहीं है। वारबर्ग ने संभावना जताई थी कि सेल्स में ऑक्सीजन को आकर्षित करने के लिए सल्फ़रयुक्त प्रोटीन और एक अज्ञात फैट ज़रूरी होता है। उन्होंने कैंसर कोशिका में ऑक्सीजन की आपूर्ति बढ़ाने के लिए कई परीक्षण किए परंतु वह असफल रहे।

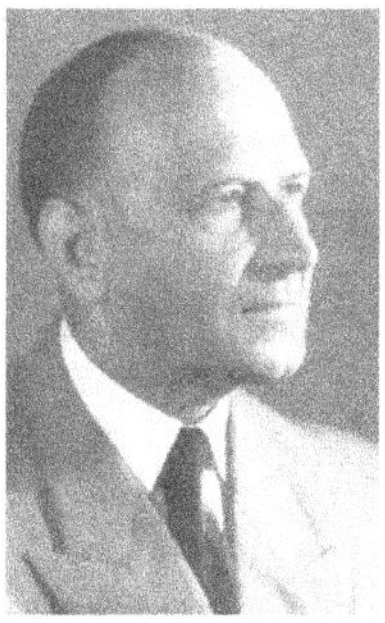

1949 में बडविग ने डॉ. कॉफमेन के साथ मिलकर पहली बार जीवित ऊतक में फैट को पहचानने की पेपर क्रोमेटोग्राफ़ी तकनीक विकसित की। इस तकनीक द्वारा यह स्पष्ट हुआ कि वह अज्ञात फैट इलेक्ट्रोन युक्त अत्यंत असंतृप्त लिनोलिक और अल्फा लिनोलेनिक एसिड (जिनका भरपूर स्त्रोत अलसी का तेल है) है। ये फैटी एसिड्स ऊर्जावान, सक्रिय और नेगेटिवली चार्ज्ड इलेक्ट्रोंस की अपार संपदा अपने दामन में समेटे रहते हैं। ये वजन में हल्के होते हैं और अपने मूल अणु से इनका

जुड़ाव और ढीला–ढाला होता है, जिसके फलस्वरूप ये मूल अणु से ऊपर उठ कर आवारा बादल की तरह तैरते रहते हैं। इसलिए बडविग ने इन्हें इलेक्ट्रोन बादल या पाई–इलेक्ट्रोंस की संज्ञा दी। यह सब बडविग ने पेपर क्रोमेटोग्राफ़ी द्वारा स्पष्ट देखा। ये दोनों आवश्यक वसा अम्ल हैं, शरीर में नहीं बनते हैं और इन्हें भोजन द्वारा ग्रहण करना ज़रूरी है। इस खोज से सारा विज्ञान जगत स्तब्ध था। कैंसर उपचार को नई दिशा मिल चुकी थी। इस तकनीक से यह भी स्पष्ट हो गया कि ट्रांसफैट युक्त वनस्पति और गर्म करके बनाए गए तेलों में ऊर्जावान इलेक्ट्रोंस अनुपस्थित थे और वे श्वसन विष साबित हुए। इस खोज के प्रतिवेदन "फैट अनुसंधान में नई दिशा" में प्रकाशित हुए थे। उन्होंने इस खोज से संबंधित लेख अन्य कई जरनल्स में भी खूब प्रचारित और प्रकाशित करवाए। यह खोज बहुत अहम थी।

डॉ. जॉहाना सिद्ध कर चुकी थी कि इलेक्ट्रोनयुक्त, अत्यंत असंतृप्त लिनोलेनिक और लिनोलिक एसिड कोशिकाओं में नई ऊर्जा भरते हैं और उनकी स्वस्थ भित्तियों का निर्माण करते हैं। ये ऊर्जावान और सक्रिय इलेक्ट्रोंस ही कोशिकाओं में ऑक्सीजन को आकर्षित करते हैं। इसके बाद उन्होंने पीछे मुडकर नहीं देखा और सीधे बीमार लोगों के रक्त के नमूने लिए और उनको अलसी का तेल तथा पनीर मिला कर देना शुरू किया। तीन महीने बाद फिर से उनके रक्त के नमूनों की जांच की। नतीजे सचमुच चौंका देने वाले थे। बडविग द्वारा एक महान खोज हो चुकी थी। कैंसर के इलाज में सफलता की पहली पताका लहराई जा चुकी थी।

लोगों के रक्त में फोस्फेटाइड्स और लाइपोप्रोटीन की मात्रा काफ़ी बढ़ गई थी और अस्वस्थ हरे–पीले पदार्थ की जगह लाल हीमोग्लोबिन ने ले ली थी। कैंसर के रोगी ऊर्जावान और स्वस्थ दिख रहे थे, उनकी गांठें छोटी हो गई थीं, वे कैंसर को परास्त कर रहे थे। उन्होंने अलसी के तेल और पनीर के जादुई और आश्चर्यजनक प्रभाव दुनिया के सामने सिद्ध कर दिए थे।

इस तरह 1952 में डॉ. जॉहाना ने ठंडी विधि से निकले अलसी के तेल व पनीर के मिश्रण, अपक्व जैविक आहार और अच्छी जीवन शैली को मिलाकर कैंसर के उपचार का तरीका विकसित किया, जो "बडविग प्रोटोकोल" के नाम से विख्यात हुआ। कई बड़े नेता और नोबल पुरस्कार समिति के सदस्य इन्हें नोबल पुरस्कार देना चाहते थे, पर उन्हें डर था कि इस उपचार के प्रचलित होने और मान्यता मिलने से 200 बिलियन डालर का कैंसर उपचार व्यवसाय (कीमोथैरेपी और रेडियोथेरेपी उपकरण बनाने वाले बहुराष्ट्रीय संस्थान) रातों–रात धराशाई हो जाएगा। इसलिए उन्हें कहा गया कि आपको कीमोथैरेपी और रेडियोथैरेपी को भी अपने उपचार में शामिल करना होगा। उन्होंने सशर्त दिए जानेवाले नोबल पुरस्कार को एक नहीं सात बार ठुकराया।

यह सब देखकर कैंसर व्यवसाय से जुड़े महंगी कैंसररोधी दवाइयां और रेडियोथैरेपी उपकरण बनानेवाले संस्थानों की नींद हराम हो रही थी। उन्हें डर था कि यदि यह उपचार प्रचलित होता है तो उनकी कैंसररोधी दवाईयां और कीमोथेरेपी उपकरण कौन ख़रीदेगा? इस कारण सभी बहुराष्ट्रीय संस्थानों ने उनके विरूद्ध कई षड़यंत्र रचे और नेताओं व सरकारी संस्थाओं के उच्चाधिकारियों को रिश्वत देकर डॉ. जॉहाना को प्रताड़ित करने के लिए बाध्य करते रहे। फलस्वरूप इन्हें अपना पद छोड़ना

पड़ा, इनसे सरकारी प्रयोगशाला छीन ली गई और इनके शोध पत्रों के प्रकाशन पर भी रोक लगा दी गई।

विभिन्न बहुराष्ट्रीय कंपनियों ने इनपर तीस से ज़्यादा मुक़दमें दायर किए। लेकिन डॉ. बडविग ने अपने बचाव हेतु सारे दस्तावेज स्वयं तैयार किए और अंततः सारे मुक़दमों मे जीत भी हासिल की। कई न्यायाधीशों ने बहुराष्ट्रीय कंपनियों को लताड़ लगाई और कहा कि डॉ. बडविग द्वारा प्रस्तुत किए गए शोध पत्र सही हैं, इनके प्रयोग वैज्ञानिक तथ्यों पर आधारित हैं, इनके द्वारा विकसित किया गया उपचार जनता के हित में है और आम जनता तक पहुंचना चाहिए। इसलिए इन्हें व्यर्थ परेशान नहीं किया जाना चाहिए। बहादुर जॉहाना 1952 से 2002 तक कैंसर के हज़ारों रोगियों का उपचार करती रहीं।

हिपोक्रेटस ने एक बार कहा था कि आधुनिक युग में भोजन ही दवा का काम करेगा और बडविग ने इस तथ्य को सिद्ध करके दिखलाया। कैंसर के अलावा बडविग उपचार से डायबिटीज़, उच्च रक्तचाप, आर्थ्राइटिस, हृदयाघात, अस्थमा, डिप्रेशन आदि बीमारियां भी ठीक हो जाती हैं। डॉ. जॉहाना के पास अमेरिका व अन्य देशों के डाक्टर मिलने आते थे, जो उनके उपचार की प्रशंसा भी करते थे, पर उनके उपचार से व्यावसायिक लाभ अर्जित करने हेतु आर्थिक सौदेबाजी की इच्छा व्यक्त करते थे। डा. जॉहाना स्वयं भी पूरी दुनिया का भ्रमण करती थीं। अपनी खोज के बारे में व्याख्यान देती थीं। उन्होंने जर्मन भाषा में कई पुस्तकें लिखी थीं, जिनमें "फैट सिंड्रोम", "डैथ आफ़ ए ट्यूमर", "फ्लेक्स आयल – अ ट्रू एड अगेन्स्ट आर्थ्राइटिस, हार्ट इंफार्कशन, कैंसर एंड अदर डिजीज़ेज", "ऑयल प्रोटीन कुक बुक", "कैंसर – द प्रोबलेम एंड सोल्यूशन" आदि मुख्य हैं।

स्टुटगर्ट रेडियो पर बडविग का साक्षात्कार

एक बार स्टुटगर्ट के साउथ जर्मन रेडियो स्टेशन पर 9 नवम्बर, 1967 (सोमवार) को रात्रि के पौने नौ बजे प्रसारित साक्षात्कार में डॉ. बडविग ने गर्व से कहा और जिसे पूरी दुनिया ने सुना, "यह अचरज की बात है कि मेरे उपचार द्वारा कैंसर कितनी तेज़ी से ठीक होता है। 84 वर्ष की एक महिला को आंत का कैंसर था, जिसके कारण आंत में रुकावट आ गई थी और आपातकालीन शल्यक्रिया होनी थी। मैंने उसका उपचार किया, जिससे कुछ ही दिनों में उसके कैंसर की आंख पूरी तरह हो गई, ऑपरेशन भी नहीं करना पड़ा और वह स्वस्थ हो गई। इसका ज़िक्र मैंने अपनी पुस्तक "द डैथ ऑफ ए ट्यूमर" की पृष्ठ संख्या 193–194 में किया है। मेरे उपचार से कैंसर के वे रोगी भी ठीक हो जाते हैं, जिन्हें रेडियोथैरेपी और कीमोथैरेपी से कोई लाभ नहीं होता है और जिन्हें यह कह कर छुट्टी दे दी जाती है कि अब उनका कोई इलाज संभव नहीं है। इन रोगियों में भी मेरी सफलता की दर 90% है।"

कैंसररोधी जॉहाना बडविग आहार–विहार

डॉ. बडविग आहार में प्रयुक्त खाद्य पदार्थ ताज़ा, इलेक्ट्रोनयुक्त और जैविक होने चाहिए। इस आहार में अधिकांश खाद्य पदार्थ सलाद और ज्यूस के रूप में लिए जाते

है, जिन्हें ताज़ा तैयार किया जाना चाहिए, ताकि रोगी को भरपूर इलेक्ट्रोंस मिलें। डॉ. बडविग ने इलेक्ट्रोंस और एंजाइम्स पर बहुत जो़र दिया है। अलसी के तेल में भरपूर इलेक्ट्रोंस होते हैं और डॉ. बडविग ने अन्य इलेक्ट्रोंनयुक्त और एंजाइम्स से भरपूर खाद्य–पदार्थ भी ज़्यादा से ज़्यादा लेने की सलाह दी है। इस डाइट को आप ध्यान से समझें, निर्देशों का पालन पूरी ईमानदारी और टेबलस्पून से करें। छोटी–छोटी बातें भी बड़ी महत्वपूर्ण होती हैं। जरा–सी ग़लती पूरे उपचार का संतुलन बिगाड़ सकती है।

अंतरिम या ट्रांजीशन आहार

कई रोगी विशेषकर वे, जिन्हें यकृत और अग्न्याशय का कैंसर होता है, शुरू में सम्पूर्ण बडविग आहार नहीं पचा पाते हैं। ऐसी स्थिति में डॉ. बडविग कुछ दिनों तक रोगियों को अंतरिम या ट्रांजीशन आहार लेने की सलाह देती थीं। इसके लिए बडविग ने तीन विकल्प बताए हैं।

रोगी हर घंटे थोड़े–से ओटमील सीरियल में एक चम्मच पिसी अलसी मिला कर लें।

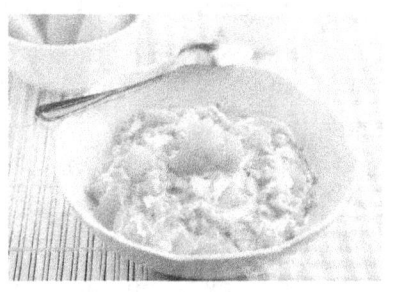

रोगी दिन में तीन बार ओटमील सूप में अलसी मिला कर सेवन करे। (इस सूप को बनाने के लिए एक पतीली मे 250 एमएल पानी लीजिए और तीन टेबलस्पून ओटमील डाल कर पकाइए। ओट पक जाने पर उसमें तीन टेबलस्पून ताज़ा पिसी अलसी मिलाइए और एक उबाल आने दीजिए। फिर आंच बंद करके दस मिनट तक ढककर रख दीजिए) अलसी मिले इस सूप को ख़ूब चबा–चबा कर खाना चाहिए, क्योंकि पाचन क्रिया मुंह में ही शुरू हो जाती है।

वह दिनभर में 250 ग्राम पिसी अलसी पपीता या अन्य फ्रूट ज्यूस में मिला कर कई बार में ले सकता है।

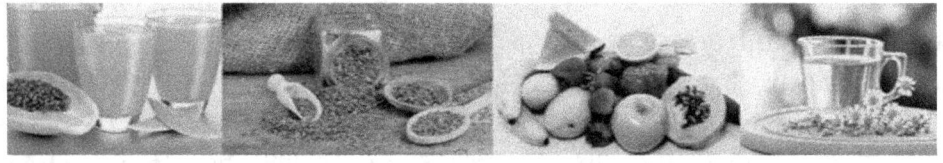

साथ ही दिन में तीन बार ग्रीन या हर्बल टी और फलों के ज्यूस 2–3 बार लिए जा सकते हैं। अंतरिम आहार में पपीता ख़ूब खि़लाना चाहिए। जैसे ही रोगी की पाचन क्रिया ठीक होने लगती है, उसे ओमखंड (अलसी के तेल और पनीर से बने व्यंजन) की छोटी खुराक देना शुरू करते हैं, और धीरे–धीरे मात्रा बढ़ा कर पूरा बडविग आहार शुरू कर दिया जाता है (Budwig – Cancer The Problem And The Solution 2005: p.36)।

प्रातःकाल 7 बजे – सॉवरक्रॉट

इस उपचार में सुबह सबसे पहले एक ग्लास सॉवरक्रॉट (ख़मीर की हुई बंदगोभी) का ज्यूस लेना चाहिए। इसमें भरपूर एंजाइम्स और विटामिन–सी होते हैं। साथ ही कई कैंसररोधी तत्व भी होते हैं, जिनमें आइसोथायोसाइनेट, लेक्टोबेसीलाई जैसे लेक्टोबेसिलाई प्लेंटेरम आदि प्रमुख हैं। लेक्टोबेसिलाई प्लेंटेरम बहुत महत्वपूर्ण और हितकारी जीवाणु है, जो ग्लुटाथायोन तथा सुपरऑक्साइड डिसम्युटेज जैसे उत्कृष्ट एंटीऑक्सीडेंट बनाने में मदद करता है। यह बहुत कम खाद्य–पदार्थों में मिलता है। लेक्टोबेसिलाई जटिल शर्करा (जैसे लेक्टोज़) तथा प्रोटीन के पाचन में मदद करते हैं, आहारतंत्र में हितकारी प्रोबायोटिक जीवाणुओं का विकास करते हैं और आंतों को स्वस्थ रखते हैं। सॉवरक्रॉट हमारे देश में नहीं मिलता है, परंतु इसे घर पर बंदगोभी को ख़मीर करके बनाया जा सकता है। इसे घर बनाना मुश्किल नहीं है। फिर भी डॉ. बडविग ने यह लिखा है कि सॉवरक्रॉट उपलब्ध न हो, तो रोगी एक ग्लास छाछ पी सकता है। छाछ भी घर पर मलाई–रहित दूध से बननी चाहिए। यह अवश्य ध्यान में रखें कि छाछ सॉवरक्रॉट जितनी गुणकारी नहीं है। इसके कुछ देर बाद रोगी को गेहूं के ज्वारे का रस भी पिला सकते हैं।

नाश्ता 8 बजे –

हर मुख्य आहार के आधे घंटे पहले रोगी को एक गर्म हर्बल या ग्रीन टी देनी चाहिए। यह नाश्ते में दिए जाने वाले अलसी और तेल से भरपूर ओमखंड के फूलने हेतु गर्म और तरल माध्यम प्रदान करती है। रोगी चाहे तो दिन में ऐसी 4–5 चाय पी सकता है। यह शरीर को गर्मी देती है और पाचन शक्ति बढ़ाती है। मीठा करने के लिए इसमें एक चम्मच प्राकृतिक शहद मिलाया जा सकता है, लेकिन दूध या चीनी नहीं मिलानी चाहिए। स्वाद के लिए इसमें नीबू का रस मिलाया जा सकता है। नीबू में विटामिन–सी होता है, जो चाय में विद्यमान एंटीऑक्सीडेंट्स के एब्जोर्बशन में मदद करता है। रोगी को ग्रीन टी, तुलसी की चाय, इसियक टी, पॉडार्को टी, रोज़हिप टी, पिपरमिंट टी या हिबिस्कस टी भी पिला सकते हैं। कभी–कभी ब्लैक टी भी पिलाई जा सकती है।

ओमखंड या ऑयल–प्रोटीन मूज़ली

इस आहार का सबसे मुख्य व्यंजन सूर्य की अपार ऊर्जा और इलेक्ट्रॉंस से भरपूर ओमखंड है, जो अलसी के तेल और घर पर बने लो–फैट कॉटेज चीज़ को मिला कर बनाया जाता है। बडविग गाढ़े क्रीम जैसा कॉटेज चीज़ या क्वाक्र प्रयोग करती थीं, जो हमारे यहां नहीं मिलता। हमारे यहां मिलने वाला पनीर बहुत ठोस होता है, जो ओमखंड बनाने के लिए बिलकुल उपयुक्त नहीं है। इसलिए गाढ़े क्रीम जैसा कॉटेज

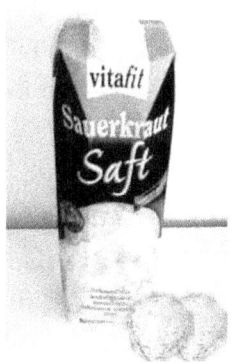

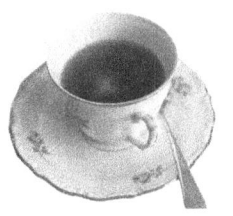

चीज हमें घर पर बनाना होगा, जिसे बनाने की विधि नीचे दे रहे हैं। पनीर बनाने के लिए गाय का प्राकतिक, लो–फैट, अनपाश्चराइज़्ड ऑर्गेनिक दूध सर्वोत्तम रहता है।

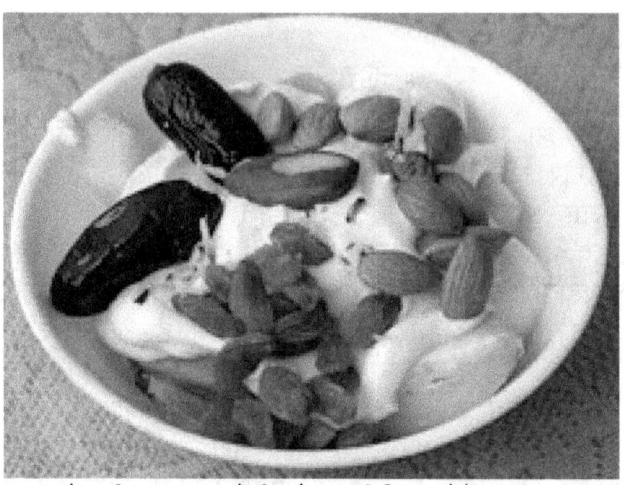

ओमखंड को अंग्रेजी में FOCC या ऑयल–प्रोटीन म्यूज़ली कहते हैं। ओमेगा–3 फैट से भरपूर इस व्यंजन में सूर्य ही नहीं अपितु तीनों लोक के इलेक्ट्रोंस को आकर्षित करने की क्षमता होती है, इसीलिए मैंने इसका नाम ओमखंड रखा है। इसे एकदम ताज़ा बनाएं और ध्यान रखें कि बनने के 15 मिनट के भीतर रोगी ख़ूब चबा–चबा कर बड़े प्यार से आनंद लेते हुए इसका सेवन करे। ओमखंड बनाने की विधि इस प्रकार है।

3 टेबलस्पून यानि 45 एम.एल. अलसी का तेल और 6 टेबलस्पून यानि लगभग 100–125 ग्राम पनीर को बिजली से चलने वाले हेंड ब्लेंडर द्‌वारा एक मिनट तक अच्छी तरह मिक्स करें। तेल और पनीर का मिश्रण क्रीम की तरह हो जाना चाहिए और तेल दिखाई नहीं देना चाहिए। यदि आपको लगे कि पनीर थोड़ा गाढ़ा है और ब्लेंड करने में दिक्कत आ सकती है, तो इसे पतला करने के लिए 1 या 2 टेबलस्पून दूध मिला कर पहले पनीर को अच्छी तरह ब्लेंड कर लें। फिर उसमें धीरे–धीरे अलसी का तेल मिला कर ब्लेंड करें। इस तरीक़े से तेल और पनीर की ब्लेंडिंग बहुत अच्छी होती है। पतला करने के लिए पानी या किसी ज्यूस का प्रयोग नहीं करें।

अब मिश्रण में 2 टेबलस्पून अलसी ताज़ा पीस कर मिलाएं। पीसने के बाद अलसी को 15 मिनट में प्रयोग कर लेना चाहिए।

इसके बाद मिश्रण में आधा या एक कप कटे हुए फल जैसे स्ट्रॉबेरी, रेसबेरी, ब्लूबेरी, चेरी, आम, अंगूर, सेब, नाशपाती, संतरा, अनार आदि मिलाएं। बडविग ने बेरी प्रजाति के फलों को प्रयोग करने पर ज़ोर दिया है, क्योंकि इनमें एलेजिक एसिड नामक कैंसररोधी तत्व होते हैं। ये फल हमारे देश में हमेशा उपलब्ध नहीं होते हैं। ऐसी स्थिति में आप अपने यहां मिलने वाले अन्य फलों का प्रयोग कर सकते हैं।

इस ओमखंड को आप कटे हुए मेवे जैसे बादाम, अखरोट, काजू, ब्राजील नट, पिश्ता, अंजीर, खुबानी, किशमिश, मुनक्के आदि सूखे मेवों से हमेशा सजाएं। एक ब्राजील नट से रोगी को दिनभर का सेलेनियम मिल जाता है। ध्यान रहे मूंगफली वर्जित है। रोस्टेड ऑर सॉल्टेड मेवे प्रयोग नहीं करें। मेवों में सल्फर युक्त प्रोटीन, आवश्यक वसा और विटामिन होते हैं, जो गर्म करने से ख़राब हो सकते हैं।

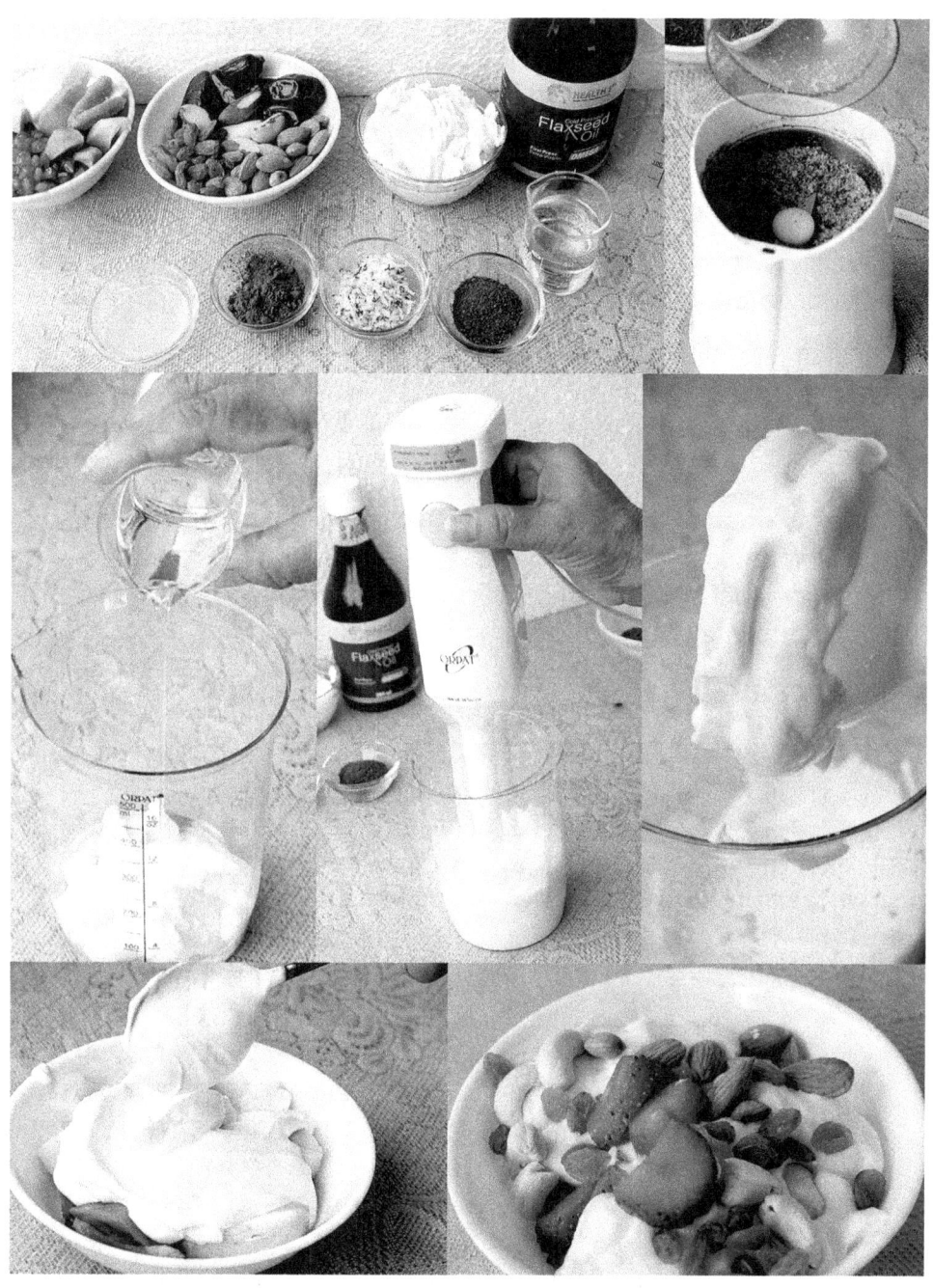

स्वाद के लिए ताज़ा वनीला, दालचीनी, कोको, कसा नारियल, सेब का सिरका या नींबू का रस मिला सकते हैं। मसालों और फलों को बदल—बदल कर आप स्वाद में विविधता और नवीनता ला सकते हैं।

डॉ. बडविग ने ओमखंड या चाय को मीठा करने के लिए प्राकृतिक और मिलावट रहित शहद के प्रयोग की सलाह दी है। यदि आपको ओमखंड में शहद मिलानी है तो उसे पनीर के साथ ही ब्लेंड करें, शहद मिलाने से ब्लेंडिंग बहुत अच्छी होती है। लेकिन ध्यान रहे कि प्रोसेस्ड यानि डिब्बाबंद शहद प्रयोग कभी नहीं करें। शहद किसी बहुत ही विश्वसनीय जगह से ख़रीदें। दिनभर में 5 चम्मच शहद लिया जा सकता है।

कुछ लोग ओमखंड को लेयर में सजाना पसंद करते हैं। इसके लिए सबसे पहले प्याले में पिसी अलसी को फैलाएं। अलसी के ऊपर कटे हुए फलों की एक लेयर बनाएं। फलों के ऊपर तेल और पनीर का मिश्रण डाल कर कटे हुए मेवोंऔर बचे हुए फलों से डेकांरेट करें। अंत में फ्लेवरिंग डाल कर रोगी को बड़े प्यार से सर्व करें।

यदि ओमखंड खाने से रोगी का जी घबराए या उबकाई आए तो उसमें पपीता मिलाइए। आप पपीता या अनन्नास का ज्यूस भी दे सकते हैं। पपीता में एंजाइम्स बहुत होते हैं, जो हाज़मा ठीक करते हैं, फैट्स को पचाते हैं और उबकाई में फ़ायदा करते हैं।

ओमखंड को बनाने के दस से पंद्रह मिनट के भीतर रोगी को ग्रहण कर लेना चाहिए। सामान्यतः ओमखंड लेने के बाद रोगी को कुछ और लेने की ज़रूरत नहीं पड़ती है, लेकिन यदि रोगी चाहे तो फल, सलाद, सूप, इडली, ओटमील या दलिया ले सकता है।

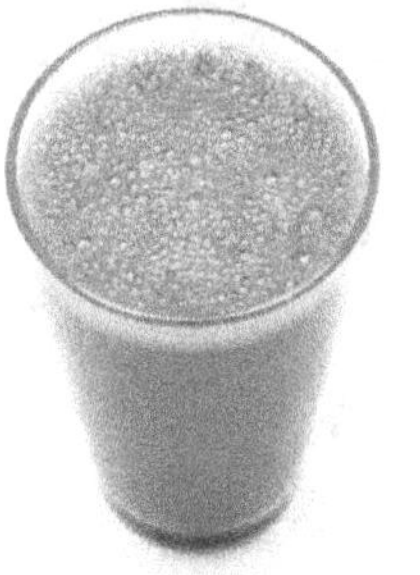

सब्ज़ियों का ज्यूस – 10 बजे

प्रातः दस बजे रोगी को ताज़ा सब्ज़ियों का ज्यूस निकाल कर पिलाना चाहिए। स्वाद के लिए एप्पल ज्यूस भी मिलाया जा सकता है। फल और सब्ज़ियों का रस निकालने के लिए आम मिलने वाले सेन्ट्रीफ्युगल ज्यूसर प्रयोग नहीं करें। बडविग ने हमेशा मेस्टिकेटिंग ज्यूसर प्रयोग करने की सलाह दी है। ये ज्यूसर फल एवं सब्ज़ियों को निचोड़कर उनका पूरा रस निकालते हैं और इस ज्यूस में फाइबर, एंजाइम्स, विटामिन और खनिज तत्व भी अधिक रहते हैं। इस तरह के ज्यूसर से ज्यूस भी ज़्यादा निकलता है। यह ज्यूसर धीरे–धीरे घूमता है, जिससे ऊष्मा तथा झाग कम पैदा होते हैं और पौष्टिकता भी अधिक रहती है।

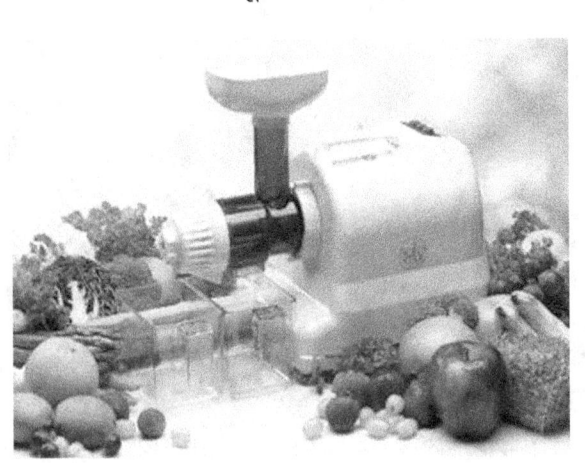

हमारे देश में अच्छे मेस्टिकेटिंग ज्यूसर नहीं मिल पाते हैं। Omega J8224 और Koryo KSJ 1501 काफी अच्छे ज्यूसर हैं, बहुत महंगे भी नहीं हैं। आप इन्हें www.aamazon.in या www.ebay.in से खरीद सकते हैं। ध्यान रखें कि

ज्यूसर 220 वोल्ट का हो। विदेशों में और भी कई अच्छे ज्यूसर उपलब्ध हैं, लेकिन बहुत महंगे हैं।

ज्यूस निकालने से पहले सब्ज़ियों को अच्छी तरह धोना जरूरी है। आजकल फलों और सब्ज़ियों पर कीटनाशक रसायनों का बहुत छिड़काव किया जाता है, कई फलों जैसे एप्पल पर वेक्स पॉलिश भी की जाती है। इसलिए इनके छिलके निकालकर ही ज्यूस निकालना चाहिए। आप सभी सब्ज़ियों जैसे गाजर, चुकंदर, मूली, लौकी, पालक, टमाटर, शलगम, बिच्छू बूटी (Stinging Nettle) आदि के ज्यूस प्रयोग कर सकते हैं, लेकिन बडविग ने कुछ स्वादिष्ट, पौष्टिक और कैंसररोधी सब्ज़ियों जैसे शतावर, चुकंदर और एप्पल, गाजर और एप्पल, चुकंदर और गाजर, अजमोद (Celery) और एप्पल, अजमोद और गाजर आदि के प्रयोग पर ज़्यादा ज़ोर दिया है। गाजर और चुकंदर यकृत को ताकत देते हैं और अत्यंत कैंसर रोधी होते हैं। चुकंदर का ज्यूस हमेशा गाजर, एप्पल आदि के ज्यूस में मिला कर देना चाहिए।

चाहें तो एक–दो घंटे के लिए फलों के ज्यूस छोटी बोतलों में निकाल कर फ़्रिज में रख सकते हैं। लेकिन बोतल में ज्यूस भरते समय ध्यान रखें कि बोतल पूरी भर जाए, फिर ढक्कन लगा कर फ़्रिज में रखें, क्योंकि हवा और प्रकाश ज्यूस को ख़राब कर सकते हैं, जिससे उनके विटामिन–सी, एंज़ाइम्स और दूसरे पोषक तत्व नष्ट हो जाते हैं। यदि बोतल पूरी नहीं भर पाएं तो थोड़ा पानी मिला लें, ताकि बोतल में हवा नहीं रहे और ज्यूस ख़राब न हो।

दोपहर का भोजन – 12 बजे–

नाश्ते की तरह दोपहर के खाने के आधा घंटा पहले भी एक गर्म हर्बल चाय लें।

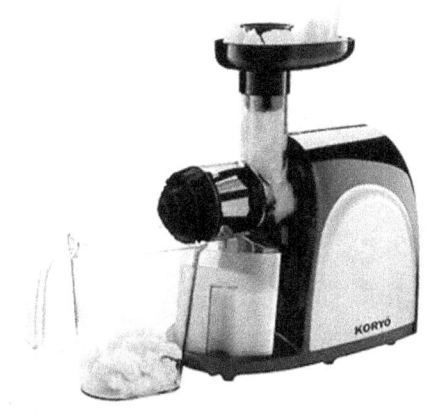

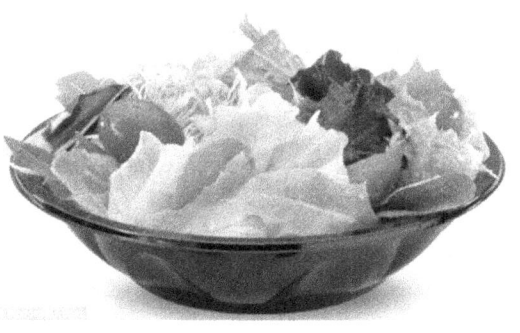

सलाद प्लेटर – भोजन की शुरूआत हमेशा सलाद से कीजिए। कच्ची या भाप में हल्की पकी सब्ज़ियां जैसे चुकंदर, शलगम, खीरा, अजमोद, सलाद पत्ता, डेंडेलियन, हॉर्सरेडिश, मूली, पालक, गाजर, बंदगोभी, गोभी, शिमला मिर्च, ब्रोकोली, प्याज़, टमाटर, शतावर आदि के सलाद को घर पर बनी मेयो ड्रेसिंग, ऑलियोलक्स या सिर्फ़ अलसी के तेल के साथ ले सकते हैं।

अलसी के तेल में हर बार पनीर मिलाना भी ज़रूरी नहीं है। एक या दो चम्मच अलसी का तेल बिना पनीर के भी लिया जा सकता है। सलाद ड्रेसिंग में शीतल विधि से निकला कद्दू (Pumpkin seed oil) का तेल भी काम में ले सकते हैं। अलसी के तेल में अंगूर, संतरा या एप्पल ज्यूस या शहद मिलाकर मीठी सलाद ड्रेसिंग बनाई जा सकती है। कुछ लोग 100 ग्राम दही में 2 टेबलस्पून अलसी का तेल और मनपसंद हर्ब्स मिला कर योगर्त ड्रेसिंग बना लेते हैं।

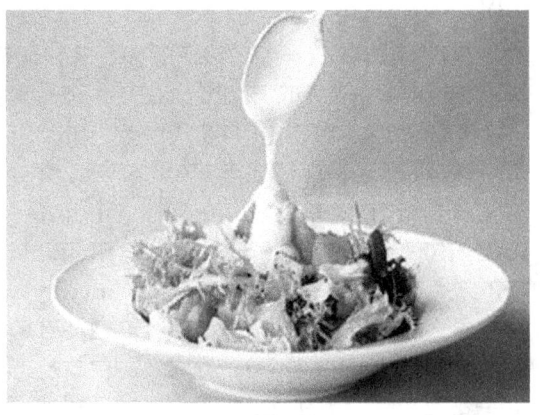

मेयो ड्रेसिंग – इसे बनाने के लिए दो टेबलस्पून अलसी के तेल व दो टेबलस्पून कॉटेज चीज़ के मिश्रण में दो टेबलस्पून सेब का सिरका या नीबू के रस और मनपसंद हर्ब्स डाल कर अच्छी तरह ब्लेंडर से मिलाएं। विविधता बनाए रखने के लिए आप कई तरह से ड्रेसिंग बना सकते हैं। फ्लेवरिंग के लिए हरा धनिया, करीपत्ता, राई, जीरा, हरी मिर्च, दालचीनी, काली मिर्च, सेंधा नमक और अन्य मसालों का चयन सूझबूझ से किया जा सकता है (Budwig, The Oil-Protein Diet Cookbook, 1994)।

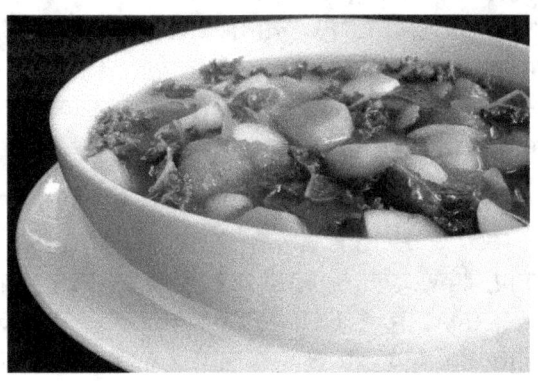

मेन कोर्स –

सलाद खाने के बाद रोगी को उबली या भाप में पकी सब्ज़ियां, ब्राउन राइस, कुट्टू (Buckwheat) के ग्राउट्स, दलिया, खिचड़ी, आलू आदि परोसिये। इनमें पकाते समय कोई तेल या घी काम में मत लीजिए। हां, परोसने से पहले ऑलियोलक्स और फ्लवेरिंग मिला सकते हैं। डॉ. बडविग ने सबसे अच्छा अन्न कुट्टू ¼Buckwheat½ को माना है। इसके बाद बाजरा, रागी, राजगिरा, भूरा चावल, गेहूं आदि आते हैं। रोगी को सभी सब्ज़ियां दी जा सकती हैं। रोगी को प्याज़ और लहसुन भी ख़ूब खिलाइए। साथ में चटनी (हरा धनिया, पुदीना, लहसुन या नारियल की), इडली, सांभर, दाल, कढ़ी, उपमा या

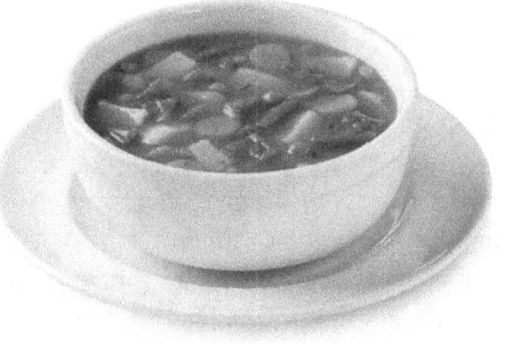

मल्टीग्रेन आटे की एक या दो रोटी ली जा सकती है। रोटी चुपड़ने के लिए भी ऑलियोलक्स प्रयोग करें। फैट्स के लिए मूल मंत्र हमेशा याद रखें कि किचन में कभी भी किसी तेल को गर्म नहीं करना चाहिए। ऑलियोलक्स को सिर्फ दो मिनट के लिए गर्म किया जा सकता है, उसके बाद की कुकिंग पानी डाल कर पूरी की जा सकती है। इसलिए दाल, कढ़ी, सांभर या रसीली सब्ज़ियों में भी पकाते समय कोई फैट प्रयोग नहीं करें, बाद में परोसते समय ऑलियोलक्स मिला सकते हैं। सूखी या भरवां सब्ज़ियां भी भाप में पका कर बनाई जा सकती है और परोसने के पहले ऑलियोलक्स मिला सकते हैं। भोजन हमेशा तनाव रहित होकर प्रसन्न मुद्रा में ख़ूब चबा–चबाकर करना चाहिए।

लंच डेज़र्ट – ओमखंड

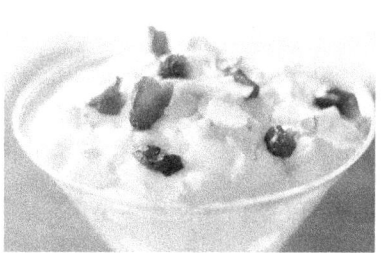

रोगी को नाश्ते की तरह ही ओमखंड का एक प्याला दिन के भोजन के बाद लंच–डेज़र्ट के रूप में देना नितांत आवश्यक है। यदि रोगी शुरू में अलसी के तेल की पूरी मात्रा पचा नहीं सके तो कम मात्रा से शुरू करें और धीरे–धीरे बढ़ा कर पूरी मात्रा देना शुरू करें। रोगी चाहे तो ओमखंड की दूसरी खुराक शाम के भोजन के साथ भी ले सकता है।

दोपहर बाद फलों के ज्यूस – 3 बजे

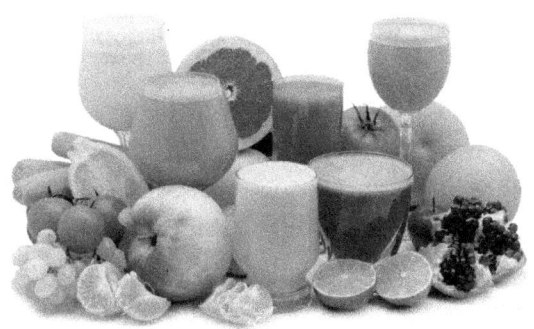

दोपहर बाद 3 बजे रोगी को एक ग्लास फलों का ज्यूस पिलाएं। बडविग ने ब्लूबेरी, चेरी, अंगूर, नाशपाती, अनन्नास, अनार, संतरा, मौसमी आदि सभी फलों का ज्यूस पीने की सलाह दी है। यदि ज्यूस ज़्यादा बन जाए और रोगी उसे पीना चाहे तो पी सकता है।

जहाँ तक संभव हो, फल और सब्ज़ियां जैविक और ताज़ा ख़रीदें। बडविग ने फलों के ज्यूस में 1 या 2 चम्मच ताज़ा पिसी अलसी मिला कर पीने की सलाह दी है। अलसी बहुत ही ज़रूरी है। रोगी को 30 ग्राम अलसी रोज़ खिलाना चाहिए। रोगी को रोज़ एक टीस्पून कलौंजी का तेल दिन में तीन बार अवश्य देना चाहिए, जिसे किसी भी ज्यूस के ग्लॉस में मिला कर लिया जा सकता है। बाज़ार में उपलब्ध ज्यूस कभी भी प्रयोग नहीं करें। इनमें चीनी और कई रसायन मिले होते हैं। इन्हें पाश्चराइज़ किया जाता है, जिससे इनके सारे एंजाइम्स और विटामिन नष्ट हो जाते हैं।

तीसरे पहर पपीते का ज्यूस – 3:30 बजे

3:30 बजे एक ग्लास पपीता या अनन्नास के ज्यूस में एक या दो चम्मच ताज़ा पिसी अलसी डाल कर रोगी को पिलाएं। इनमें भरपूर एंजाइम्स होते हैं, जो हाज़मा ठीक करते हैं, फैट्स को पचाते हैं और उबकाई को कम करते हैं।

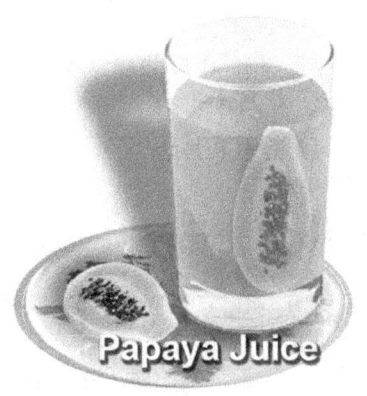
Papaya Juice

यदि रोगी डायबिटीज़ से पीड़ित है, तो भी उसे सभी फलों के ज्यूस देना चाहिए। यह आहार आपकी शुगर नहीं बढ़ाएगा, कई बार तो बडविग प्रोटोकोल लेने से रोगी की इंसुलिन भी छूट जाती है। इसलिए आप निश्चिंत होकर उपचार लें। डॉ. बडविग ने यह उपचार बहुत सूझबूझ से सभी पहलुओं पर ध्यान रखते हुए विकसित किया है।

सायंकालीन भोजन – 6 बजे

सायंकालीन भोजन हमेशा हल्का होना चाहिए और जल्दी कर लेना चाहिए। शाम 6 बजे का समय उपयुक्त रहता है। सब्ज़ियों का शोरबा या सूप, दालें, मसूर, राजमा, ब्राउन राइस या कुट्टू लिया जा सकता है। मसाले, प्याज़, लहसुन, हरा धनिया आदि का प्रयोग कर सकते हैं। पकने के बाद यीस्ट फ्लेक्स और ऑलियोलक्स डाल सकते हैं। स्वादिष्ट यीस्ट फ्लेक्स में विटामिन–बी कॉम्प्लेक्स होते हैं, जो शरीर को ताकत देते हैं। सभी सब्ज़ियों का सेवन कर सकते हैं। दालें और चावल बिना पॉलिश वाले काम में लें। इस आहार में मक्का और सोयबीन खाने के लिए मना किया गया है। डिनर के एक या दो घंटे बाद रोगी चाहे, तो एक ग्लास अंगूर आदि का ज्यूस या ऑर्गेनिक रेड वाइन ले सकता है।

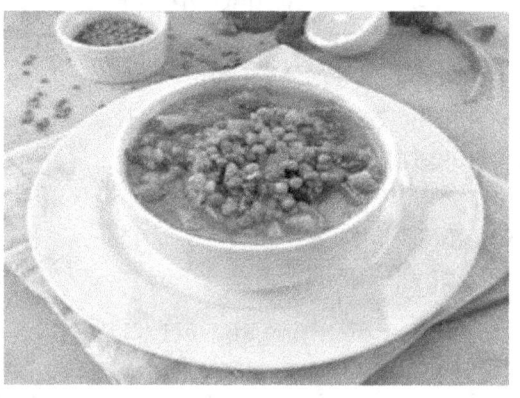

बडविग प्रोटोकोल के परहेज़

चलिए हम आपको इस उपचार के परहेज़ बतला देते हैं। परहेज़ भी उतने ही महत्वपूर्ण है जितनी महत्वपूर्ण यह आहार चिकित्सा है। इनकी पालना किए बिना कैंसर को जीतना मुश्किल ही नहीं, नामुमकिन है।

चीनी

कैंसर के रोगी को चीनी, गुड़, मिश्री, कृत्रिम शर्करा (एस्पार्टेम, जाइलिटोल आदि), चाकलेट, मिठाई, डिब्बाबंद फलों के रस या सॉफ्ट ड्रिंक कभी नहीं लेना चाहिए। याद रहे, चीनी कैंसर कोशिकाओं का पसंदीदा भोजन है।

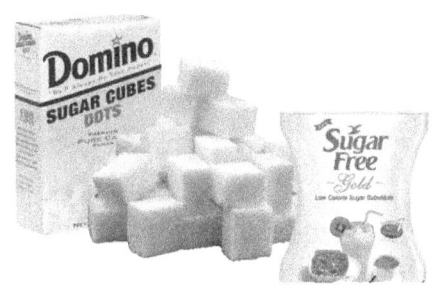

ट्रांस फैट, वनस्पति और रिफाइंड तेल

ट्रांस फैट, वनस्पति और रिफाइंड तेल से हमेशा परहेज़ करना है। इसका तात्पर्य यह हुआ कि आपको मिष्ठान्न भंडार, फास्ट फूड, रेस्टोरेंट, बेकरी, जनरल स्टोर और सुपरमार्केट में मिलनेवाले सभी खुले या पैकेट बंद बने–बनाए खाद्य पदार्थों से पूरी तरह परहेज़ रखना है। बाज़ार और फैक्ट्रियों में बनने वाले सभी खाद्य पदार्थ जैसे ब्रेड, केक, पेस्ट्री, कुकीज, बिस्कुट, मिठाइयां, नमकीन, कचौरी, समोसे, बर्गर, पिज्ज़ा, भटूरे आदि ट्रांसफैट से भरपूर रिफाइंड तेल या वनस्पति घी से बनाए जाते हैं। मार्जरीन, शोर्टनिंग, वेजीटेबल ऑयल या रिफाइंड ऑयल सभी हाइड्रोजनेटेड फैट के ही मुखौटे हैं। हाइड्रोजनेशन बहुत ही घातक प्रक्रिया है, जो तेलों और वसा की शेल्फ लाइफ बढ़ाने के लिए की जाती है, जिससे उनमें ट्रांसफैट बनते हैं, जैविक तथा पोषक गुण ख़त्म हो जाते हैं और शेष बचता है मृत, कैंसरकारी और पोषणहीन तरल प्लास्टिक तुल्य तेल।

तलना और तड़का लगाना बिलकुल बंद करना होगा

यह बिंदु बहुत महत्वपूर्ण है। कैंसर के रोगी का खाना पकाने के लिए वर्जिन नारियल का तेल या ऑलियोलक्स प्रयोग किया जाता है। कैंसर के रोगी के लिए आपको भोजन पकाने के तरीके़ में बदलाव लाना होगा। तड़का लगाना और तलना बंद करना होगा। याद रखें **तेल तड़का और कैंसर भड़का**। बेक करना, उबालना और भाप में पकाना खाना बनाने के अच्छे तरीक़े हैं। रसोई में आप कोई तेल गर्म नहीं करें। गर्म करने से तेलों के सारे ऊर्जावान इलेक्ट्रोंस और पोषक तत्व नष्ट हो जाते हैं और ख़तरनाक कैंसरकारी रसायन जैसे एक्रिलेमाइड आदि बन जाते हैं। सब्ज़ियां, सूप और अन्य व्यंजन बनाने के लिए आप प्याज़, लहसुन, हरी मिर्च, मसाले आदि को पानी में

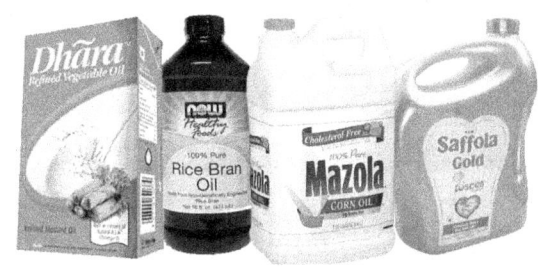

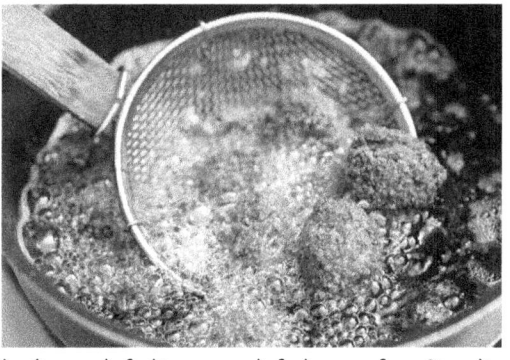

तलें और जब खाना पक जाए तो बाद में ऊपर से नारियल का तेल या ऑलियोलक्स डाल सकते हैं।

मांसाहार

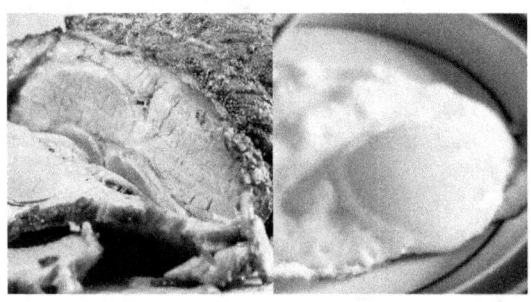

बडविग ने हर तरह का मांस, मछली और अंडा खाने के लिए मना किया है। प्रिज़र्व किया हुआ मांस तो विष के समान है। मीट को प्रिज़र्व करने के लिए उसे तेज़ आंच पर गर्म किया जाता है, ख़तरनाक एंटीबायोटिक, प्रिज़र्वेटिव, रंग और कृत्रिम स्वादवर्धक रसायन मिलाए जाते हैं।

रिफाइंड कार्बोहाइड्रेट

कैंसर के रोगी को विटामिन और फाइबर रहित रिफाइंड कार्बोहाइड्रेट जैसे मैदा, पॉलिश्ड चावल या धुली दालों का प्रयोग नहीं करना चाहिए। बाज़ार में उपलब्ध ब्रेड, बन, बिस्कुट, केक, पास्ता, भटूरा, समोसा आदि सभी मैदा के उत्पाद हैं।

बाज़ार में उपलब्ध सोयाबीन और दुग्ध उत्पाद

कैंसर के रोगी को घी, मक्खन, पैकेटबंद दुग्ध उत्पाद और सोयाबीन उत्पाद प्रयोग नहीं करना चाहिए। सोयासॉस का प्रयोग किया जा सकता है।

माइक्रोवेव और अल्युमीनियम

भोजन पकाने के लिए माइक्रोवेव का प्रयोग कभी भी नहीं करे। माइक्रोवेव खाने को विषैला और विकृत कर देती है, इसे प्रतिबंधित कर दिया जाना चाहिए। यदि आपके घर में माइक्रोवेव ऑवन है, तो उसे पैक करके अपने किसी दुश्मन को भैंट कर दीजिए। टेफ्लोन कोटेड, अल्युमीनियम और प्लास्टिक के बर्तन तथा अल्युमीनियम फोइल कभी भी काम में न लें। पकाने के लिए स्टेनलेस स्टील, लोहा, एनामेल, चीनी या कांच के बर्तन सबसे उपयुक्त रहते हैं।

कीमोथैरेपी और रेडियोथैरेपी

डॉ. बडविग कीमोथैरेपी और रेडियोथैरेपी के सख़्त ख़िलाफ थीं और मानती थीं कि यह कैंसर के मूल कारण पर प्रहार नहीं करती। उनके मतानुसार तो यह एक निरर्थक, दिशाहीन, कष्टदायक और मारक उपचार है, जो कैंसर कोशिकाओं को मारने के साथ–साथ शरीर की स्वस्थ कोशिकाओं को भी भारी क्षति पहुँचाता है, जिससे रोगी की

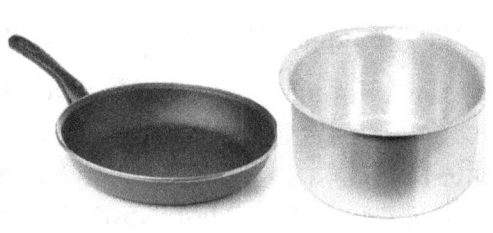

कैंसर को त्रस्त और ध्वस्त करने की क्षमता (Immunity) जर्जर हो जाती है। आपने भी देखा होगा कि अधिकतर रोगियों में एलोपैथी नाक़ामयाब ही रहती है। डॉ. बडविग कड़े और स्पष्ट शब्दों में गर्व से कहा करती थीं कि मेरा उपचार कैंसर के मुख्य कारण (कोशिका में ऑक्सीजन की कमी) पर प्रहार करता है, कैंसर कोशिकाओं में ऊर्जावान इलेक्ट्रोंस का संचार करता है, कोशिका को प्राणवायु (ऑक्सीजन) से भर देता है तथा कैंसर कोशिका फर्मेंटेशन (ऑक्सीजन के अभाव में ऊर्जा उत्पादन का जुगाड़ू तरीका) छोड़कर वायवीय सामान्य श्वसन (Normal Aerobic Respiration) द्वारा भरपूर ऊर्जा बनाने लगती है और कैंसर का अस्तित्व ख़त्म होने लगता है और उन्होंने इसे सिद्ध भी किया। वे एलोपैथी की दर्दनाशक व अन्य दवाओं और सिंथेटिक विटामिंस की जगह प्राकृतिक, आयुर्वेदिक और होम्योपैथी उपचार की अभिशंसा करती थी।

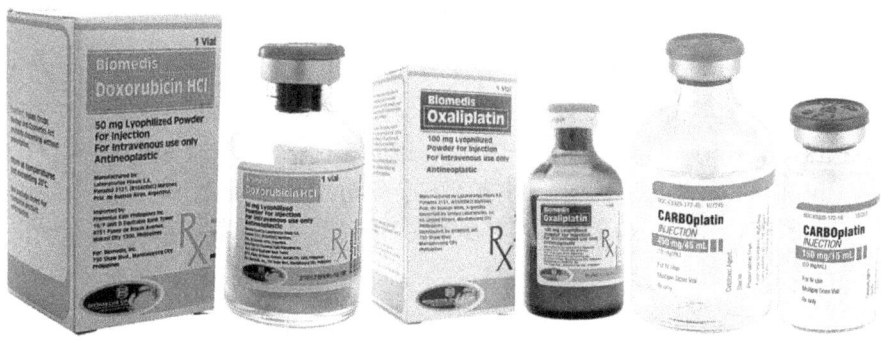

अन्य निषेध

बडविग उपचार में कीटनाशक, रसायन, सिंथेटिक कपड़ों, मच्छर मारने के स्प्रे, घातक रसायनों से बने सौंदर्य प्रसाधन, सनस्क्रीन लोशन, धूप के चश्में, बीड़ी, सिगरेट, तम्बाकू, गुटका, सिंथेटिक (नायलोन, एक्रिलिक, पॉलीएस्टर आदि) कपड़े, फ़ोम के गद्दे–तकिए आदि भी वर्जित हैं। सी.आर.टी. टीवी, मोबाइल फ़ोन से भी ख़तरनाक विकिरण निकलता है। हां, एल.सी.डी. या प्लाज़्मा टीवी सुरक्षित माने गए हैं। कैंसर के रोगी को तनाव, अवसाद और क्रोध छोड़ कर संतुष्ट, शांत और प्रसन्न रहने की आदत डाल लेनी चाहिए।

बासी कुछ न लें

बडविग आहार में रोगी को कोई भी बासी व्यंजन नहीं देना चाहिए। हर व्यंजन ताज़ा बनाना चाहिए।

बडविग आहार के महत्वपूर्ण बिंदु

प्राकृतिक मिठास

स्टेविया, प्राकृतिक शहद, फलों के ज्यूस से आप अपने भोजन और जीवन में मिठास ला सकते हैं। लेकिन ध्यान रहे कि प्रोसेस्ड शहद कभी प्रयोग नहीं करें और खुले शहद में मिलावट हो सकती है।

मसाले

सभी प्राकृतिक हर्ब्स और मसाले काम में लिए जा सकते हैं।

मेवे

मूंगफली के अलावा सभी मेवे या सूखे फल खाना चाहिए। कैंसर के रोगी को मेवे ख़ूब खाने चाहिए। मेवों में अच्छे आवश्यक वसा–अम्ल, विटामिन और सल्फ़रयुक्त प्रोटीन होते हैं। मेवों को कभी भी भूनना या पकाना नहीं चाहिए। गर्म करने से इनके बहुमूल्य पोषक तत्व नष्ट हो जाते हैं। बादाम, काजू, किशमिश आदि मेवों को रात भर पानी में भिगो कर सुबह प्रयोग करें, इससे उनका स्वाद और पोष्टिकता बढ़ जाती है।

भोजन जैविक

डॉ. बडविग ने स्पष्ट निर्देश दिए हैं कि कैंसर के रोगी को जैविक खाद्य पदार्थ प्रयोग करना चाहिए। लेकिन कई बार हमारे देश में हर जगह जैविक खाद्य नहीं मिल पाते हैं। महंगे होने के कारण भी कई रोगी जैविक खाद्य पदार्थ खरीद नहीं पाते हैं। कुछ ठोस और कड़ी सब्ज़ियां जैसे गाजर, मूली आदि में कीटनाशक और रसायनिक तत्व इनके गूदे या रेशों में होते हैं। यदि हमें इनका रस ही काम में लेना है, तो ज़्यादा फ़र्क़ नहीं पड़ता है, क्योंकि ज्यूसर गूदे और रेशों को तो बाहर फैंक देता है। दूसरी तरफ कुछ सब्ज़ियां और फल जैसे पालक, हरी मटर, शिमला मिर्च, हरी बींस, हरा प्याज़, आलू, सेब, आड़ू, नाशपाती, चेरी, स्ट्रॉबेरी, ब्लैकबेरी, रेसबेरी आदि हमेशा जैविक पैदावार की ही प्रयोग करना चाहिए क्योंकि आम बागवानी में इनपर कीटनाशक और प्रिज़रवेटिव्स का छिड़काव बहुत अधिक होता है।

ऐसे धोएं सब्ज़ियां –

जो फल और सब्ज़ियां आपको जैविक नहीं मिल पाते हैं, तो आप उन्हें निम्न तरीक़े से धोकर कुछ हद तक कीटनाशक और रसायनों से मुक्त कर सकते हैं। पहले आप फल और सब्ज़ियों को सादे पानी से धोएं। फिर एक पानी से भरे टब में 3 प्रतिशत हाइड्रोजन पराक्साइड का चौथाई ग्लास और 3 टेबलस्पून खाने का सोडा मिला कर अच्छी तरह मिला लें। इस बर्तन में फल और सब्ज़ियों को दस मिनट के लिए डाल दें। बाद में इन्हें साफ़ पानी से अच्छी तरह धोकर काम में ले सकते हैं।

निर्मल जल

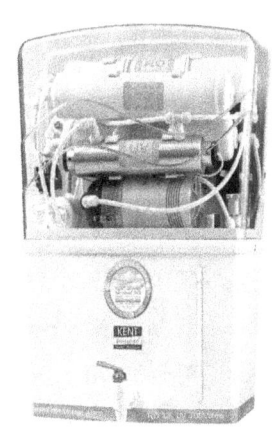

रोगी के पीने और भोजन बनाने के लिए स्वच्छ और निर्मल जल का प्रयोग करना चाहिए। निर्मल जल के लिए आप रिवर्स ओस्मोसिस (RO) तकनीक पर काम करनेवाला एक अच्छा वॉटर प्यूरीफ़ायर खरीद लें।

धूप–सेवन

रोज़ सूर्य की धूप का सेवन करना अनिवार्य है। जब रोगी बडविग का आवश्यक वसा से भरपूर आहार लेना शुरू करता है, तो दो या तीन दिन बाद ही उसको धूप में बैठना सुहाना लगने लगता है, सूर्य जीवन की शक्तियों को जादू की तरह उत्प्रेरित करने लगता है और शरीर दिव्य ऊर्जा से भर जाता है। इससे विटामिन–डी की प्राप्ति होती है। रोज़ाना दस–दस मिनट के लिए दो बार कपड़े उतार कर धूप में लेटना आवश्यक है। पांच मिनट सीधा लेटें और करवट बदलकर पांच मिनट उल्टे लेटें, ताकि शरीर के हर हिस्से को सूर्य के प्रकाश का लाभ मिले। धूप में लेटते समय किसी सन लोशन का प्रयोग न करें।

शांत और तनावमुक्त रहिये

बडविग ने मनुष्य को शरीर, आत्मा और मन के संगम से बनी एक इकाई माना है और स्पष्ट लिखा है कि कैंसर को परास्त करने के लिए ज़रूरी है कि हम इन तीनों को निरामय रखें। उन्होंने यह भी कहा है कि कैंसर के अधिकांश रोगी बतलाते हैं कि वे पिछले कुछ वर्षों में बड़े संताप से गुज़रे हैं, जैसे गहरा मानसिक या आर्थिक आघात, परिवार में किसी प्रिय सदस्य जैसे पति, पत्नी, औलाद या मित्र की मृत्यु, जीवन साथी या परिवार में किसी से कटु संबंध या अलगाव आदि। अवसाद और तनाव भी कैंसर का बड़ा सहयोगी कारक है। रोगी को प्राणायाम, ध्यान व संभव हो तो हल्का–फुल्का व्यायाम या योगा करना चाहिए। 10–15 मिनट तक आंखें बंद करके गहरी सांस लेना और सांस पर ध्यान स्थिर करना भी मन को बहुत शांति और सुकून देता है। थोड़ा–बहुत सुबह या शाम को टहलने निकलें, बगीचे में बैठ कर प्रकृति का आनंद लें। घर का वातावरण तनाव मुक्त, खुशनुमा, प्रेममय, आध्यात्मिक व सकारात्मक रहना चाहिए। आप मधुर संगीत सुनें, नाचें–गाएं, ख़ूब हंसें, खेलें–कूदें। क्रोध कभी न करें।

सप्ताह में दो–तीन बार स्टीम–बाथ या सोना–बाथ ले लेना चाहिए। जादू की थप्पी (Emotional Freedom Technique) से नकारात्मक भावनाओं, दर्द या अन्य तकलीफ़ें दूर हो सकती हैं।

योग निद्रा

योग निद्रा का मतलब है आध्यात्मिक नींद। इसे स्वप्न और जागरण के बीच की स्थिति मान सकते हैं। आप हमारे यहां से योग निद्रा का डी.वी.डी. प्राप्त कर सकते हैं।

अब आप जमीन या फिर अपने बिस्तर पर कोई कंबल या फर्श बिछाकर लेट जाईये। पीठ नीचे पेट उपर। दोनो हाथ बगल में, हथेलियां आसमान की ओर। दोनों पैरों के बीच सहज दूरी रखिये। शरीर को पूरा ढीला छोड़ दिजीए। अब आंखें बंद कर लीजिए और बंद ही रखिए।

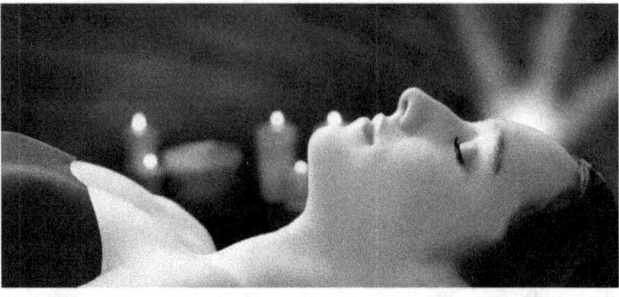

मन ही मन में दोहराईये कि मैं योगनिद्रा का अभ्यास करने जा रहा हूं। और इस अभ्यास से पूर्व मेरा शरीर पवित्र हो। मेरे विचार पवित्र हों। मेरा हृदय और भावनाएं पवित्र हों। मेरी प्राणशक्ति शुद्ध और ओजयुक्त हो।

आप योगनिद्रा करने जा रहे हैं। अब एक संकल्प कीजिए। आपके लिए अपने कैंसर के उपचार से अच्छा संकल्प क्या हो सकता है। योग निद्रा के समय किया जाने वाला संकल्प अवश्य ही फलीभूत होता है। संकल्प करें कि मुझे बडविग उपचार उपचार पर पूरा विश्वास है, मैंने इसको अच्छी तरह समझ लिया है और मेरी सोच पूरी तरह सकारात्मक है। मैं मानता हूँ कि यह कैंसर का सवोत्तम उपचार है। मैं इस उपचार को पूरी भावना, श्रद्धा और इच्छाशक्ति से ले रहा हूँ। मैं इसके परहेज और निर्देशों की पालना ईमानदारी से कर रहा हूँ। मैं शीघ्र ही अपने शरीर, मन और आत्मा को कैंसर से मुक्त करने जा रहा हूँ।

अब बंद आंखों से अपने पूरे शरीर का मानस दर्शन कीजिए। ध्यान रखना है कि जिन–जिन अंगों का मैं नाम ले रहा हूं, आप अपने मन को वहां ले जाएंगे।

दाहिने हाथ का अंगूठा, पहली अंगुली, दूसरी अंगुली, तीसरी अंगुली, चौथी अंगुली, हथेली, कलाई, कोहनी, भुजा, कंधा, दाहिनी बगल, कमर, जांघ, घुटना, पिंडली, टखना, एड़ी, तलुआ, दाहिने पैर का पंजा, दाहिने पैर का अंगूठा, पहली अंगुली, दूसरी अंगुली, तीसरी अंगुली, चौथी अंगुली।

अब बायें हाथ का अंगूठा, पहली अंगुली, दूसरी अंगुली, तीसरी अंगुली, चौथी अंगुली, हथेली, कलाई, कोहनी, भुजा, कंधा, बाईं बगल, कमर, जांघ, घुटना, पिंडली, टखना, एड़ी, तलुआ, बाएं पैर का पंजा, बाएं पैर का अंगूठा, पहली अंगुली, दूसरी अंगुली, तीसरी अंगुली, चौथी अंगुली।

अब पूरे शरीर का मानसिक स्मरण का करना है।

दाहिना हाथ पूरा। बायां हाथ पूरा। दोनों हाथ एक साथ। सीने का दाहिना हिस्सा। सीने का बायां हिस्सा। सीने का मध्य भाग। पूरा सीना एक साथ। पेट का ऊपरी हिस्सा। पेट का निचला हिस्सा। पूरा पेट एक साथ। पूरी पीठ। दाहिना पुट्ठा, बायां पुट्ठा। दोनों पुट्ठे एक साथ। रीढ़ की हड्डी ऊपर से नीचे तक। दाहिना नितंब। बायां नितंब। दाहिनी जांघ। बायीं जांघ। दाहिना पैर पूरा। बायां पैर पूरा। दोनो पैर एक साथ।

दाहिनी आंख, बायीं आंख। दाहिनी भौंह, बायीं भौंह। दोनों भौहों के बीच में मध्य भाग। पूरा माथा। दाहिना कान। बायां कान। दाहिना कपोल, बायां कपोल। दाहिनी नासिका रंध, बायीं नासिका रंध। ऊपर का होंठ, नीचे का होंठ। ठुड्डी। गर्दन। दाहिना कंधा, बांया कंधा। सिर के पीछे का हिस्सा जो अभी जमीन को छू रहा है। और पूरा सिर।

अपने पूरे शरीर को देखो। देखो कि तुम्हारा शरीर जमीन पर लेटा हुआ है। और शरीर और जमीन के बीच स्पर्श हो रहा है। अब शरीर और जमीन के बीच इस स्पर्शबिंदु को अनुभव करो। दाहिना पैर और जमीन। बायां पैर और जमीन। दोनों नितंब और जमीन। पीठ पूरी और जमीन। दोनों पुट्ठे और जमीन। दाहिना हाथ और जमीन। बायां हाथ और जमीन। सिर के पीछे का हिस्सा और जमीन।

जमीन के साथ शरीर को अनुभव करने से शरीर की जैसी भी स्थिति बने, इसी स्थिति में थोड़ी देर श्वास प्रश्वास करते रहो। और शरीर में होने वाली अनुभूतियों को अनुभव करो। हवा के स्पर्श को अनुभव करो। आस–पास किसी प्रकार की आवाज हो रही हो तो उसका अनुभव करो। शरीर की स्थिरता का अनुभव करो। मन की शांति का अनुभव करो।

अपने संकल्प को एक बार और दोहराइए। अब धीरे–धीरे आंखे खोलिए। योग निद्रा का यह सत्र पूरा हुआ।

शैम्पेन और रेड वाइन

बडविग ने “फैट सिंड्रोम” नामक पुस्तक के पृष्ठ संख्या 150 पर लिखा है कि कैंसर की अंतिम अवस्था से जूझ रहे रोगी दिन में दो बार तक शैम्पेन या रेड वाइन के ग्लास में अलसी मिला कर पी सकते हैं। हालांकि उन्होंने इसे प्रोटोकोल का आवश्यक हिस्सा नहीं माना है। उन्होंने कहा है कि मैं इसे बहुत ही अहम कारण से प्रयोग करती हूँ। यह गंभीर रोगी के बिगड़े हुए हाजमें को ठीक करती है, साथ में कैंसर की गहरी पीड़ा, तनाव और संताप में मरहम का काम करती है। ध्यान रहे कि शैम्पेन प्राकृतिक तथा जैविक हो और उनमें कोई भी रसायन या चीनी नहीं मिलाई गई हो।

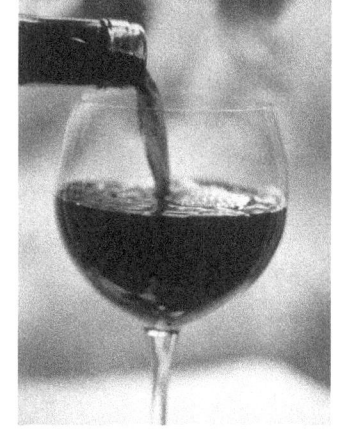

दांत रखें स्वस्थ

दांतों के इन्फेक्शन का तुरंत उपचार किया जाना चाहिए। यदि आपके किसी दांत का रूट केनाल ट्रीटमेंट हुआ है, तो अमलगम को तुरंत निकलवा लीजिए। इसमें बहुत घातक जीवाणु और टॉक्सिक तत्व जैसे मरकरी आदि होते हैं। यह भी कैंसर का एक बड़ा कारण है। कई बार दांतों की फिलिंग निकलवाने से एकदम फ़ायदा होता है।

अलसी और उसका तेल

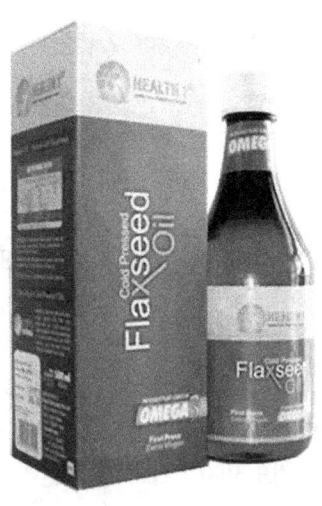

अलसी को हमेशा ताज़ा पीस कर प्रयोग करना चाहिए। पीसने के लिए आप एक छोटा कॉफी ग्राइंडर खरीद लें, इसमें एक या दो चम्मच अलसी भी आसानी से पिस जाती है। ध्यान रहे पीसने के बीस मिनट बाद अलसी ख़राब हो जाती है और इसके कैंसररोधी गुण नष्ट हो जाते हैं। इसलिए अलसी को पीसने के तुरंत बाद व्यंजन में मिला कर रोगी को खिला दें। पीसने के बाद ग्राइंडर के जार को अच्छी तरह साफ़ करने के बाद धोकर रखें। अलसी का तेल ठंडी विधि (Cold pressed) द्वारा निकला हुआ ही प्रयोग करें। मेरी जानकारी के अनुसार भारत में एक या दो कंपनियां ही अच्छा तेल बनाती हैं। अलसी का तेल 42^0 सेल्सियस पर ख़राब हो जाता है, इसलिए इसे कभी भी गर्म नहीं करना चाहिए और हमेशा फ़्रिज़ या डीप–फ़्रिज़ंर में ही रखना चाहिए। फ़्रिज़ में यह 4 महीने तक ख़राब नहीं होता है और डीप–फ़्रिज़ंर में रखा जाए तो इसकी गुणवत्ता 9 महीने तक बनी रहती है। यह तेल गर्मी, प्रकाश व हवा के संपर्क में आने पर ख़राब हो जाता है। इसलिए नामी कंपनियां तेल को गहरे रंग की शीशियों में नाइट्रोजन भरकर पैक करती हैं।

बडविग प्रोटोकोल कब तक लेना है

जो रोगी इस उपचार को श्रद्धा, विश्वास और पूर्णता से लेते हैं, उन्हें लगभग तीन महीने बाद फ़ायदा दिखने लगता है और एक वर्ष में रोगी का कैंसर लगभग ठीक हो जाता है, लेकिन कैंसर ठीक होने के बाद भी कम–से–कम पांच वर्ष तक रोगी को बडविग प्रोटोकोल लेते रहना चाहिए और जीवनशैली सात्विक रखना चाहिए। उसके बाद भी दिन में एक बार ओमखंड तो आजीवन लेना ही चाहिए। इस उपचार के बारे में कहा जाता है कि छोटी–छोटी बातें भी महत्वपूर्ण हैं और जरा–सी असावधानी इस उपचार के संतुलन को बिगाड़ सकती है। डॉ. बडविग ने स्पष्ट लिखा है कि यदि आपको मेरे उपचार से फ़ायदा नहीं हो, तो आप इस उपचार को दोष देने के बजाए यह देखें कि आप उपचार में कोई ग़लती तो नहीं कर रहे हैं।

ऑलियोलक्स या इलक्ट्रोन बटर

ऑलियोलक्स की रचना डॉ. बडविग ने बड़ी सूझबूझ से की है। ऑलियोलक्स का मतलब (Oleolux - Oleo = oil & Lux = Light) सूर्य की ऊर्जा से भरपूर तेल है। प्याज़ और लहसुन में सल्फ़रयुक्त प्रोटीन होते हैं, जो अलसी के तेल को ख़राब होने से बचाते हैं। नारियल के तेल में संतृप्त वसा अम्ल होते हैं, जिनमें मध्यम लंबाई की कार्बन लड़ होती है। नारियल का तेल स्वास्थ्यवर्धक, कैंसररोधी एवं वायरसरोधी होता

है और कॉलेस्ट्रोल भी नहीं बढ़ाता। इसे हृदय रोग के लिए कल्याणकारी माना गया है। इसे एड्स के उपचार में भी प्रयोग किया जाता है। नारियल का तेल गर्म करने पर ख़राब नहीं होता है। पकाने, भूनने, तलने और तड़का लगाने के लिए यह सर्वश्रेष्ठ तेल माना गया है। ऑलियोलक्स मक्खन का अच्छा विकल्प है। डॉ. बडविग ने अपनी बेस्ट–सेलर ऑयल प्रोटीन कुक–बुक में ऑलियोलक्स का ख़ूब प्रयोग किया है। इसे दो–तीन मिनट तक गर्म किया जा सकता है। इसे आप रोटी चुपड़ने, सब्जी या शोरबा बनाने, सलाद में डालने या हल्का–फुल्का तलने या तड़का लगाने के काम में ले सकते हैं।

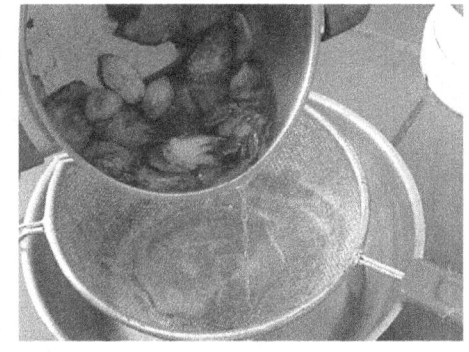

सामग्री –

वर्जिन नारियल का तेल	250 ग्राम
अलसी का तेल	125 ग्राम
मध्यम आकार का एक प्याज़ (लगभग 100 ग्राम)	एक
लहसुन की छिली कलियां	दस
फ्राइंग पेन या पतीली	एक
चौड़े मुंह वाली कांच की शीशी	एक

बनाने की विधि –

ऑलियोलक्स बनाने के लिए एक फ्राइंग पेन या स्टील की पतीली में 250 ग्राम वर्जिन नारियल का तेल डाल कर चूल्हे पर गर्म करें। एक मध्यम आकार के प्याज़ के चार टुकड़े काटकर तेल में डालकर धीमी आंच पर तलिए। 10 मिनट बाद उसमें 10 लहसुन की छिली कलियां डाल कर तलना जारी रखिए। 3 मिनट बाद जब प्याज़ और लहसुन ब्राउन हो जाए तो गैस बंद कर दीजिए और प्याज़ लहसुन को अलग कर दीजिए। नारियल का तेल ठंडा होने पर 125 ग्राम अलसी के तेल में मिला दीजिए और किसी चौड़े मुंहवाली कांच की शीशी में डाल कर फ्रिज़ में रख दीजिए। इसे आप 15–20 दिन तक काम में ले सकते हैं।

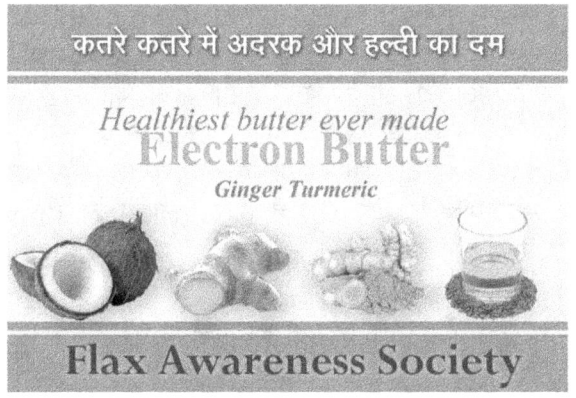

कॉटेज चीज, क्वार्क या पनीर

सल्फरयुक्त प्रोटीन का भरपूर खजाना

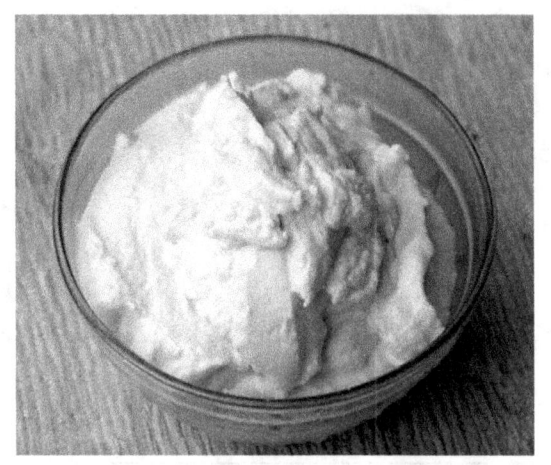

पनीर में सल्फ़रयुक्त अमाइनो एसिड्स होते हैं और यह अलसी के तेल के साथ मिलाने पर उसे पानी में घुलनशील बनाता है और यह मिश्रण कोशिकाओं में ऑक्सीजन को आकर्षित करता है। आज अमेरिका का नेशनल कैंसर इंस्टीट्यूट भी कह रहा है कि पनीर में विद्यमान सल्फर शरीर का विषहरण करता है और कैंसर कोशिकाओं की संवृद्धि (Growth) को बाधित करता है।

पनीर में दो ऐसे तत्व भी होते है जो कैंसर से लड़ने में शरीर की सहायता करते हैं। पहला है सल्फर और दूसरा तत्व होता है डेक्स्ट्रोरोटेटरी लेक्टिक एसिड जो कोशिकाओं को क्षारीय (लगभग 7.4) बनाए रखता है। कैंसर अम्लीय माध्यम में फलता फूलता है और जैसे ही कोशिकाओं का पीएच क्षारीय होता है कैंसर का दम घुटने लगता है। दूसरा पीएच सामान्य होते ही एडरीनेलिन का स्त्राव बढ़ता है जो कोशिकाओं में ग्लुकोज़ की मात्रा कम करता है। इससे हमें कैंसर से निजात पाने में मदद मिलती है।

पनीर में मौजूद डेक्स्ट्रो–रोटेटरी लेक्टिक एसिड कैंसर कोशिकाओं में उत्पन्न होने वाले खलनायक लीवोरोटेटरी लेक्टिक एसिड को निष्क्रिय कर देता है। लीवोरोटेटरी लेक्टिक एसिड कैंसर कोशिकाओं के विभाजन को गति देता है। इसलिए कैंसर के उपचार में यह बहुत अहम बात है।

तीसरा, पनीर के तरल भाग में लेक्टोफेरिन और लेक्टोफेरिसिन होते है जो वायरस और कीटाणुरोधी है। कोशिकाओं में कीटाणु, वायरस, यीस्ट या फंगस का प्रवेश कोशिका की सामान्य ऑक्सीजन–जनित श्वसन क्रिया को बाधित करता है और सामान्य कोशिकाए कैंसर कोशिकाओं में परिवर्तित होने लगती है। अतः कीटाणु, वायरस, यीस्ट आदि के ख़त्म होने से कैंसर का अस्तित्व ख़त्म होने लगता है।

अंत में पनीर शरीर की रोग–प्रतिरोधक क्षमता बढ़ाने मे सहायक कोशिकाओं जैसे लिम्फोसाइट, माक्रोफाज और मोनोसाइट आदि की वृद्धि करता है। आज बडविग प्रोटोकोल विश्व की सबसे अच्छी आहार–चिकित्सा मानी जाती है, जो ख़तरनाक और जानलेवा मस्तिष्क और यकृत के कैंसर का भी सफलतापूर्वक उपचार करती है। अंदर की बात तो यह है कि अमेरिका की सरकार भी पनीर और अलसी के तेल के कैंसररोधी प्रभावों पर गुपचुप शोध कर रही है और क्लिनिकल ट्रायल तक पहुँच चुकी है।

डॉ. बडविग ओमखंड या FOCC बनाने के लिए लो–फैट ऑर्गेनिक क्वार्क का प्रयोग करती थीं। क्वार्क जर्मनी में बहुत प्रचलित है। यह गाढ़े क्रीम जैसा कल्चर्ड पनीर होता है और इसमें बहुत प्रोबायोटिक्स होते हैं। लो–फैट पनीर प्रयोग करने के पीछे प्रमुख कारण यह है कि संभवतः बडविग अपने रोगी को सेचुरेटेड फैट नहीं देना चाहती। बडविग को पनीर से सल्फरयुक्त प्रोटीन चाहिए और इलेक्ट्रोन्स से भरपूर अलसी के तेल से फैट चाहिए। बडविग लो–फैट कॉटेज चीज भी प्रयोग करती थी। कॉटेज चीज भी गाढ़े क्रीम जैसा पनीर होता है, परंतु यह कल्चर्ड नहीं होता। क्वार्क और कॉटेज चीज में यही छोटा सा बुनियादी फर्क है। बडविग कहती थीं कि आप दही से ओमखंड नहीं बना सकते, क्योंकि यह पतला होता है और इसमें प्रोटीन का प्रतिशत कम होता है। हां आप इसे कपड़े में बांधकर लटका सकते हैं। इससे दही का पानी निकल जाएगा और यह योगर्त चीज़ बन जाएगा। इससे आप अच्छा ओमखंड बना सकते हैं। योगर्त चीज़ और क्वार्क में मोटे तौर पर कोई फर्क नहीं होता। अमेरिका और यूरोप में हर जगह ऑर्गेनिक लो–फैट कॉटेज चीज़ मिल जाता है।

हमारे देश में ठोस पनीर मिलता है और उसमें भी पता नहीं किस–किस चीज की मिलावट की जाती है। ओमखंड बनाने के लिए यह बिलकुल भी उपयुक्त नहीं है। यहॉ आपको अपना चीज़ खुद बनाना पड़ेगा। इसके लिए आपको गाय का प्राकृतिक, अनपाश्चराइज्ड, लो–फैट दूध चाहिए। चीज़ बनाने के लिए बकरी का दूध भी अच्छा विकल्प है।

चीज़ बनाने के लिए पहले आप एक या डेढ़ लीटर दूध को उबाल कर ठंडा कर लें, जिससे दूध पर मलाई की तह बन जाएगी। इस मलाई को अलग कर लें। इसके बाद आप दूध को दोबारा गर्म करें। उबाल आने पर दो टेबलस्पून नीबू का रस डाल कर दूध को फाडें। फाड़ने के बाद दूध को एक बड़ी चलनी में डाल दें। फाड़ने के लिए आप छाछ, दही या सिरका भी प्रयोग कर सकते हैं। इससे पानी (व्हे) अलग हो जाएगा और चीज चलनी में रह जाएगा। 2–4 मिनट में पनीर थोड़ा ठंडा होते ही एक मिक्सिंग बाउल में डाल कर हेंड ब्लेंडर से अच्छी तरह ब्लेंड कर लें। यदि पनीर गाढ़ा लगे तो थोड़ा सा दूध या दही मिला कर फिर ब्लेंड करें और बिलकुल चिकना क्रीम जैसा चीज तैंयार कर लें। यदि आप पनीर को 2–4 मिनट बाद ही ब्लेंड नहीं करेंगे तो उसमें दाने पड़ जाएंगे और क्रीम जैसा चीज़ नहीं बनेगा। बढ़िया ओमखंड बनाने के लिए हमें चिकना पनीर चाहिए। इस दूध से आपको 200 से 300 ग्राम पनीर बन जाएगा। आप चाहें तो ज्यादा पनीर बना कर फ्रिज में रख सकते हैं। यदि आपको गाय का ताज़ा दूध नहीं मिले तो जो भी दूध मिले वही प्रयोग करें।

ORPAT
500
ml
16
oz
400
12
300
8
200
100
4

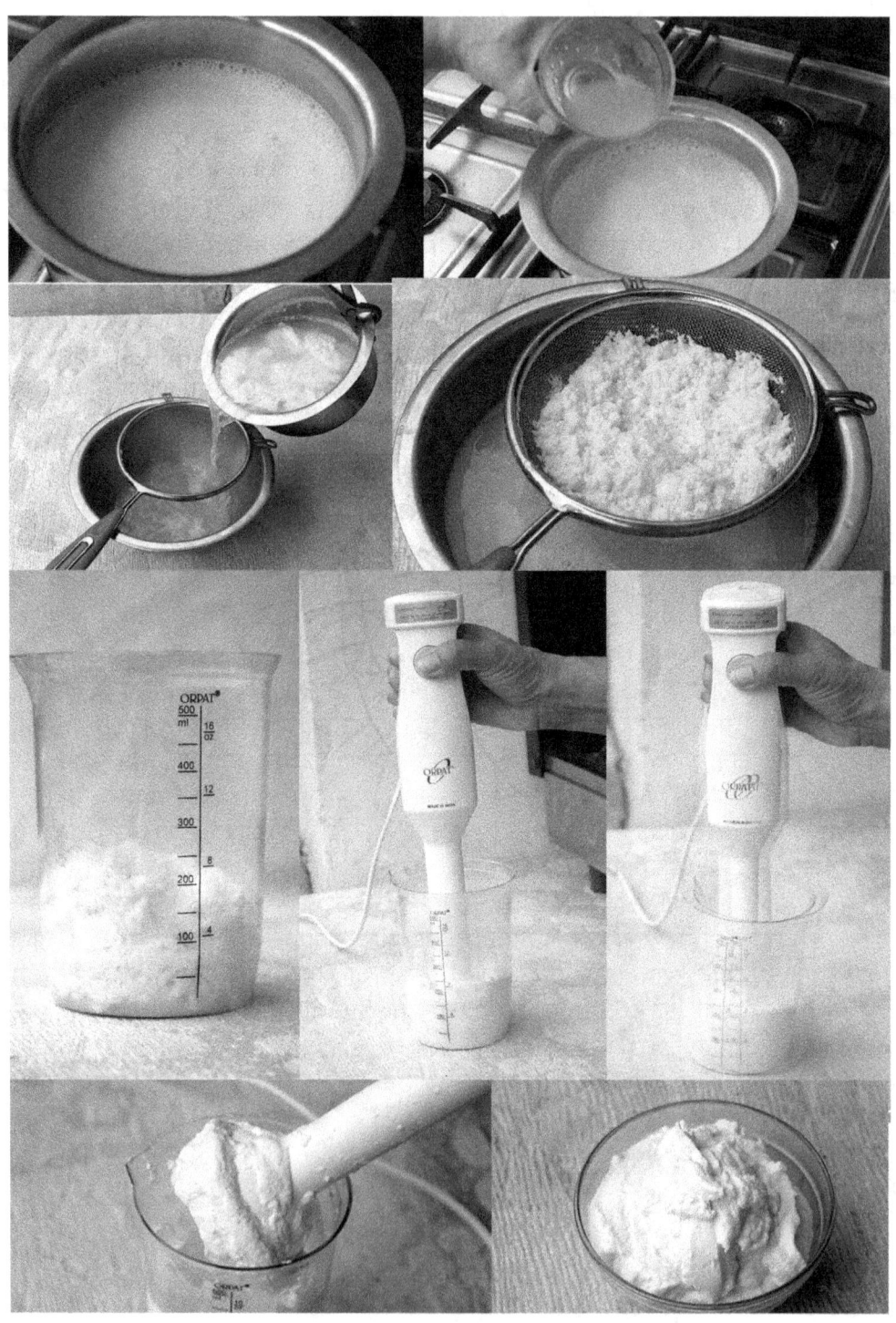

लिनोमेल

लिनोमेल भी डॉ. बडविग की वैज्ञानिक परिकल्पना है। लिनोमेल Linomel का मतलब (Linum = Linseed Mel = Honey) शहद में लिपटी अलसी है। डॉ. बडविग ने पिसी अलसी की जगह लिनोमेल प्रयोग करने की सलाह दी है। लिनोमेल बनाने के लिए अलसी को पीस कर उसके हर दाने के चारों तरफ प्राकृतिक शहद की एक पतली सी परत चढ़ा दी जाती है। जिससे अलसी लंबे समय तक ख़राब नहीं होती है। इसमें थोड़ा सा मिल्क पाउडर भी मिलाया जाता है और वह भी अलसी को सुरक्षित रखता है। लिनोमेल सिर्फ़ जर्मनी में ही मिलता है। लेकिन आप चाहें तो इसे घर पर बना सकते हैं। इसे बनाने के लिए आप 6 चम्मच अलसी के पाउडर में 1 चम्मच शहद डाल कर चम्मच द्वारा अच्छी तरह मिलाते रहे, जब तक आप आश्वस्त न हो जाएं कि अलसी के हर कण पर शहद की परत चढ़ चुकी है। यह शहद की परत अलसी को हवा के संपर्क में नहीं आने देती, जिससे वह ख़राब नहीं होती। कम पड़े तो थोड़ा शहद और मिला सकते हैं।

बडविग का जादुई एलडी तेल

सन् 1968 में डॉ. बडविग ने कैंसर के उपचार के लिए एक विशेष तरह का इलेक्ट्रोन डिफ्रेंशियल तेल विकसित किया था, जिसे वह अंग्रेजी में ELDI Oil या एलडी तेल कहती थीं। यह तेल उन्होंने विभिन्न तेलों में प्रकाश के अवशोषण की सहीसही स्पेक्ट्रोस्कोपिक गणना करके बनाया था। इस तेल में पाई–इलेक्ट्रोल के बादलों से भरपूर अल्फा–लिनोलेनिक अम्ल (ALA omega-3 fatty acid) व लिनोलिक अम्ल (LA omega-6) के साथ प्राकृतिक विटामिन–ई, ऐथेरिक तेल एवं सल्फ़हाइड्रिल ग्रुप मिलाए जाते हैं।

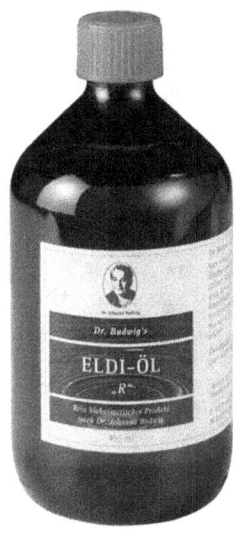

डॉ. बडविग का मानना है कि मानव का जीवन खाद्य बीजों में सूर्य से प्राप्त हुए भरपूर इलेक्ट्रोंस की ऊर्जा पर निर्भर करता है। इसका ज़िक्र उन्होंने "कैंसर–द प्रोबलेम एंड द सोल्यूशन" और अन्य पुस्तकों में किया है। उन्होंने लिखा है, "कैंसर सम्पूर्ण शरीर का रोग है, न कि किसी अंग विशेष का। संपूर्ण शरीर और कैंसर के मुख्य कारण का उपचार करके ही हम इस रोग से मुक्ति पा सकते हैं। अलसी का तेल व पनीर कैंसर की गांठ और मेटास्टेसिस (स्थलांतर) को शरीर की रक्षा–प्रणाली द्वारा ठीक करता है। इस प्रक्रिया को और गति देने के लिए मैंने मालिश एवं बाहरी लेप (External Application) हेतु इलेक्ट्रोन्स से भरपूर सक्रिय एलडी तेल विकसित किया है। इलेक्ट्रोंस हमारी कोशिकाओं की श्वसन क्रिया और हिमोग्लोबिन के निर्माण में सहायता करते हैं।"

डॉ. बडविग आगे कहती हैं– "मेरे उपचार का मुख्य आधार सूर्य की ऊर्जा है, एलडी तेल (ELDI Oil) इसी ऊर्जा का स्वरूप है। इसे त्वचा पर लगाया जाता है, ताकि शरीर पर सूर्य की उपचारक तरंगों का ज़्यादा–से–ज़्यादा अवशोषण हो। सन् 1968 से मैं त्वचा पर मालिश के लिए तथा विशेष अंगों पर ऑयल पेक के लिए एलडी तेल का ख़ूब प्रयोग कर रही हूँ। आवश्यकता पड़ने पर मैं इसको एनीमा के द्वारा भी देती हूँ। कैंसर में दी जानेवाली औषधियां कोशिका के विकास को बाधित करती हैं तथा जीवन को आतंकित करती हैं। इसी तरह कृत्रिम और मृत फैट जैसे रिफाइंड तेल या हाइड्रोजनेटेड फैट कोशिकीय श्वसन क्रिया को अवरुद्ध करते हैं और रोगी को पीड़ा देते हैं। मेरे द्वारा निर्मित एलडी तेल ठीक इनके विपरीत कार्य करता है और रोगी को आश्चर्यजनक लाभ होता है। अमेरिका के पेन इंस्टीट्यूट ने मेरे बारे कहीं लिखा है कि यह सनकी औरत (क्रेज़ी वूमन) पता नहीं इस तेल में क्या मिलाती है, जो जादुई काम यह तेल करता है, वो हमारी दर्दनाशक दवाएं भी नहीं कर पाती हैं।"

सन् 1968 के बाद प्रकाशित हुई सभी पुस्तकों में बडविग ने लिखा है कि वह 1968 के बाद लगभग सभी रोगियों में एलडी तेल का प्रयोग ख़ूब करती थीं। 1968 में उन्होंने रूबी लेज़र द्वारा भी उपचार शुरू किया था। आप इस बात पर ध्यान दें कि डॉ. बडविग का उपचार एलडी तेल की खोज के पहले भी काफ़ी सफल हुआ करता था। इसलिए जो रोगी महंगा एलडी तेल नहीं खरीद सकते, वे इसकी जगह ठंडी विधि से निकला अलसी का तेल भी प्रयोग कर सकते हैं। अलसी का तेल भी लगभग एलडी तेल जैसा ही काम करता है।

आप इसे घर पर नहीं बना सकते। इसका सूत्र गुप्त रखा गया है। इसे बेचनेवाले भी नहीं जानते हैं कि इसमें क्या–क्या और कितनी मात्रा में मिलाया जाता है। मुझे भी सिर्फ़ इतना ही मालूम है कि इसमें अलसी और व्हीटजर्म ऑयल होता है, जो इसकी शीशी पर भी लिखा होता है, लेकिन शीशी पर इनकी मात्रा नहीं लिखी होती है। इनके अलावा इसमें एथेरिक तेल और सल्फ़हाइड्रिल ग्रुप भी होते हैं। एलडी तेल में इनके अलावा कुछ अन्य तत्व भी मिलाए जाते हैं, जिन्हें कोई नहीं जानता है।

एलडी तेल की क़िस्में–

एलडी तेल सात प्रकार के होते हैं। Eldi Oil R सबसे ज़्यादा प्रयोग में लिया जाता है और सबसे सस्ता है। एलडी तेल 95 ml की छोटी शीशियों में भी मिलता है। ये महंगी होती हैं और इनमें ख़ुशबू भी मिली होती है।

ये निम्न प्रकार की होती हैं।

- एलडी फ़ोटो एक्टिव सिर्फ़ चेहरे के लिए
- एलडी रोज़ स्त्रियों के लिए
- एलडी टार्ट न्यू पुरुषों के लिए
- एलडी एच एक्टिव सिर्फ़ सीने (हृदय) के लिए

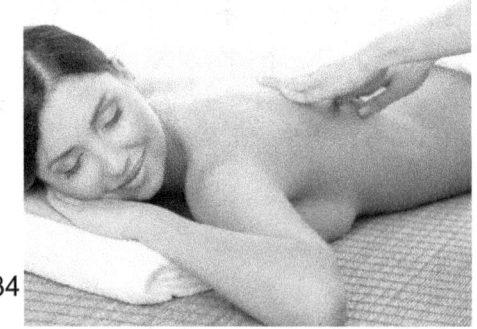

- एलडी बालसमिक साजे सिर्फ़ आयल पेक के लिए
- एलडी तेल जर्मनी के ऑनलाइन स्टोर से मंगवाया जा सकता है।

मालिश और उसके फ़ायदे

प्राचीनकाल से ही मालिश कैंसर के उपचार का एक हिस्सा रहा है। शमां जल रही हो, हल्का संगीत बज रहा हो, अगरबत्ती की खुशबू से फिज़ा महक रही हो, ऐसे में अलसी से मालिश करवाना शरीर, मन और आत्मा को शांति और सुकून देता है, कैंसर के रोगी को अलसी की मालिश से कई फायदे होते हैं।

मालिश से नकारात्मक भावनाएं बाहर निकलती हैं, मन तनावमुक्त होता है और शरीर में ऊर्जा का संचार होता है। रक्षा प्रणाली मज़बूत होती है और दर्द में राहत मिलती है, क्योंकि मालिश से शरीर में लिम्फोसाइट्स और प्राकृतिक दर्द निवारक "एंडोर्फिन्स" का स्त्राव बढ़ता है।

मालिश से शरीर का लसिका तंत्र या लिम्फेटिक सिस्टम उत्प्रेरित होता है, जिससे शरीर से दूषित पदार्थ बाहर निकलते हैं। लिम्फेटिक सिस्टम पूरे शरीर में फैला लसिका ग्रंथियों और महीन वाहिकाओं का एक जाल होता है, जो कोशिकाओं को पोषक तत्व पहुंचाता है और दूषित पदार्थ बाहर निकालता है। यह एक प्रकार से हमारे शरीर के कचरे को बाहर निकालने का काम करता है। इस तंत्र में हृदय की भांति कोई पंप जैसी संरचना नहीं होती, बल्कि इसमें द्रव्य का परिवहन श्वसन या मांस–पेशियों की हरकत पर निर्भर करता है। मालिश से शरीर के दूषित कण बाहर निकलते हैं।

मालिश करने के निर्देश

अलसी के तेल से दिन में दो बार पूरे शरीर पर मालिश करें। कंधों, छाती, ग्रोइन, कांख (Arm Pit) और अन्य संवेदनशील स्थान जैसे आमाशय, यकृत आदि पर ज़्यादा अच्छी तरह मालिश करें। तेल लगाने के बाद 15–20 मिनट तक धूप में लेटे रहें। इसके बाद बिना साबुन के गर्म पानी से शावर लें। यह गर्म पानी त्वचा के छिद्र खोल देगा और त्वचा में गहराई तक तेल का अवशोषण होगा। इसके बाद 10 मिनट रुक कर अच्छी तरह साबुन लगाकर दूसरी बार शावर लें और साफ़ तौलिए से बदन पोंछकर 15–20 मिनट तक विश्राम करें। लंबे समय में इससे बहुत अच्छे परिणाम मिलेंगे।

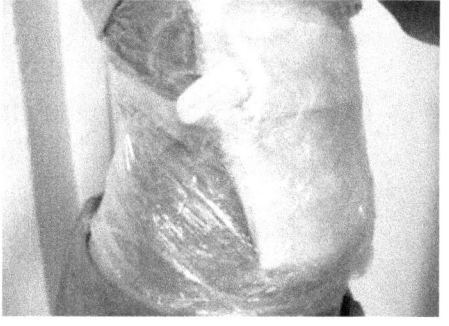

आयल पेक लगाने के निर्देश

ऑयल पेक स्थानीय तकलीफ़ों और स्थलांतर (मेटास्टेसिस) के लिए ठीक रहते हैं। एक साफ़ मोटा सूती कपड़ा लें। उसे अंग के नाप के अनुसार काट लें। इसे तेल में गीला करके उस अंग पर रखें, इसे ऊपर से पतले प्लास्टिक से ढकें और क्रेप बेन्डेज से बांध दें। रात भर बंधा रखे, सुबह खोलकर धो लें। रातभर तेल अपना काम करता रहेगा। ऑयल पेक का प्रयोग हफ़्तों

तक करें। इसके लिए अलसी या अरंडी का तेल काम में लें। ऑयल पेक स्थानीय तकलीफ़ों के लिए ठीक रहते हैं।

अलसी के तेल का रिटेंशन एनीमा

कैंसर के गंभीर रोगियों को रोज़ अलसी के तेल का एनीमा देना चाहिए। डॉ. बडविग ने एनीमा के लिए स्पष्ट निर्देश नहीं दिए हैं। अतः रोगी की स्थिति के अनुसार अपने विवेक से निर्णय लें। तेल का रिटेंशन एनीमा बहुत सुकून और आराम देता है। बडविग कैंसर की अंतिम अवस्था से जूझ रहे गंभीर रोगियों को यह एनीमा देती थीं और उन्हें बहुत चमत्कारी लाभ होता था। यह दो चरणों में दिया जाता है। पहले मलाशय की सफाई हेतु पानी का एनीमा देते हैं और उसके बाद तेल का रिटेंशन एनीमा दिया जाता है। दोनों एनीमा के लिए उपकरण अलग–अलग रखें।

आवश्यक सामग्री

- एनीमा उपकरण – प्लास्टिक या स्टील का उपयुक्त रहता है।
- घड़ी, टीवी का रिमोट कंट्रोल
- तरल खाली करने के लिए कोई जग या पतीली।
- तौलिया, टॉवल स्टैंड या ड्रिप स्टैंड और टिश्यू ।
- डिस्टिल्ड या आर.ओ.प्यूरिफायर का साफ़ पानी और अलसी का तेल।

एनीमा के लिए सामान्य निर्देश

- आप तेल में अपनी अंगुली डालकर देख लें, न तो तेल ठंडा लगना चाहिए और न गर्म।
- एनीमा लेने का स्थान स्नानागार या पास का कोई कमरा होना चाहिए ताकि यदि आपको शौच लगे तो भागना नहीं पड़े। स्नानागार बड़ा हो और उसमें लेटने की जगह हो, तो वह सबसे उपयुक्त स्थान है।
- एनीमा केन शरीर से 2 से 3 फुट ऊंचाई पर लटकाना चाहिए। एनीमा केन में तेल भरने के बाद नोजल की घुंडी को खोलकर थोड़ा तरल बहा देना चाहिए ताकि ट्यूब में हवा का कोई बुलबुला नहीं रहे। इसके बाद नोज़ल की घुंडी को पुनः बंद कर दें। कई बार ट्यूब में हवा के बुलबुले रह जाते हैं और तेल के बहाव में रुकावट पैदा करते हैं।
- मलद्वार में डालने से पहले नोज़ल पर के.वाई.जेली या तेल लगा लेना चाहिए ताकि मलद्वार में कोई खरोंच और दर्द नहीं हो।
- जब सारी तैयारी हो जाए, तो एनीमा लेने के लिए रोगी को दाहिनी करवट लेकर उकड़ूं होकर लिटा दीजिए। कूल्हे के नीचे तकिया भी रख दें।
- अब नोज़ल धीरे–धीरे मलद्वार में घुसाएं और घुंडी खोल दें। एनीमा लेते समय यदि कोई तक़लीफ या दर्द हो, तो घुंडी को बंद करदें और थोड़ी देर बाद जब दर्द मिट जाए तो पुनः प्रयास करें। जब पूरा तेल मलाशय में चला जाए तो नोज़ल को बंद करके धीरे से निकाल लें।

पानी का एनीमा

इसके लिए 500-1000 एम.एल. (2–4 कप) डिस्टिल्ड या आर.ओ. प्यूरीफ़ायर का साफ़ पानी काम में लें। जैसे ही एनीमा केन का पूरा पानी मलाशय में चला जाए, तो आप धीरे से खड़े हो जाएं और कामोड पर लगभग 10 मिनट तक सुकून से बैठ जाएं। मलाशय को आहिस्ता से खाली होने दें।

अलसी के तेल का एनीमा

इसके लिए 200–250 एम.एल. अलसी का तेल प्रयोग करें। पानी का एनीमा लेने के तुरंत बाद तेल का एनीमा लेना चाहिए। तेल थोड़ा गाढ़ा होता है और धीरे–धीरे निकलता है। इसलिए एनीमा केन को थोड़ा ऊंचा लटकाना चाहिए। ट्यूब में से हवा के बुलबुले निकलने में भी 5 मिनट तक लग जाते हैं। जब पूरा तेल मलाशय में चला जाए तो रोगी को दाहिनी करवट लेकर 12–15 मिनट तक शांति से लेटे रहना चाहिए। इसके बाद आहिस्ता से बाईं करवट लेकर 12–15 मिनट के लिए पुनः लेटे रहना चाहिए। शुरू में तेल को इतनी देर रोक पाना संभव नहीं होता है, लेकिन कुछ दिनों में तेल को रोक पाने का अभ्यास हो जाता है। लेकिन कभी भी तेल को रोकने के लिए बहुत ज़्यादा ताकत नहीं लगाना चाहिए। अधिकांश रोगी एनीमा लेते समय संगीत सुनना या टीवी देखना पसन्द करते हैं। एनीमा के बाद रोगी को अखबार या कोई पत्रिका लेकर 10–15 मिनट के लिए कामोड पर सुकून से बैठे रहने चाहिए।

असरदायक उपचार

आप सोच रहे होगें कि डॉ. जॉहाना की उपचार पद्धति इतनी असरदायक व चमत्कारी है, तो यह इतनी प्रचलित क्यों नहीं है यह वास्तव में इंसानी लालच की पराकाष्ठा है। सोचिए, यदि कैंसर के सारे रोगी अलसी के तेल व पनीर से ही ठीक होने लगें, तो कैंसर की मंहगी दवाईयां व रेडियोथेरेपी उपकरण बनाने वाली बहुराष्ट्रीय कंपनियों का कितना बड़ा आर्थिक नुकसान होगा। इसलिए उन्होंने किसी भी हद तक जाकर डॉ. जॉहाना के उपचार को आम आदमी तक नहीं पहुंचने दिया। मेडीकल पाठ्यक्रम में उनके उपचार को कभी भी शामिल नहीं होने दिया।

यह हम पृथ्वीवासियों का दुर्भाग्य है कि हमारे यहां शरीर के लिए घातक व बीमारियां पैदा करनेवाले वनस्पति घी बनाने के लिए पॉल सेबेटियर और विक्टर ग्रिगनार्ड को 1912 में नोबल पुरस्कार दे दिया जाता है और कैंसर जैसी जान लेवा बीमारी के इलाज की खोज करने वाली डॉ. जॉहाना इस पुरस्कार से वंचित रह जाती है। क्या कैंसर के उन करोड़ों रोगियों, जो इस उपचार से ठीक हो सकते थे, की आत्माएं इन लालची बहुराष्ट्रीय कंपनियों को कभी क्षमा कर पाएंगीं ??? लेकिन आज यह जानकारी हमारे पास है और हम इसे कैंसर के हर रोगी तक पहुँचाने का संकल्प लेते हैं। डॉ. जॉहाना का उपचार श्री कृष्ण भगवान का वो सुदर्शन चक्र है, जिससे किसी भी कैंसर का बच पाना मुश्किल है।

कॉफी एनीमा

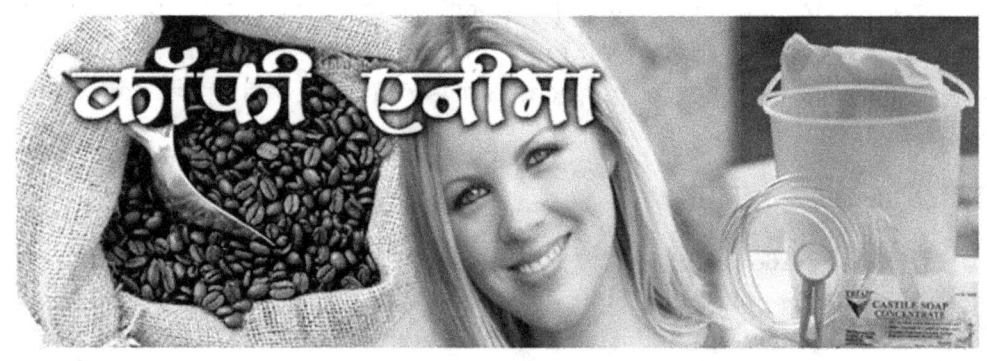

बड़ी आंत (Descending Colon) का आखिरी हिस्सा अंग्रेजी के S अक्षर की तरह घूमता है, जिसे हम सिग्मोयड कोलोन कहते हैं। सिग्मोयड कोलोन रेक्टम में ख़त्म होता है। सिग्मोयड कोलोन तक आते–आते मल से सारे पोषक तत्व रक्त में अवशोषित हो जाते हैं और बचता है बदबूदार और सड़े हुए अपशिष्ट (टॉक्सिंस) से भरपूर मल।

कॉफी एनीमा बडविग आहार का दर्द–निवारण और यकृत के डिटॉक्सिफिकेशन (Detoxification) हेतु प्रमुख उपचार है। इसे सर्वप्रथम 1930 में डॉ. मेक्स गरसन ने कैंसर के उपचार के लिए विकसित किया था। जब हम कॉफी एनीमा लेते हैं, तो कॉफी में विद्यमान कैफीन सिग्मोयड कोलोन से सीधा यकृत में पहुँचता है और शक्तिशाली विष–नाशक का कार्य करता है। कैफीन यकृत और पित्ताशय को ज़्यादा पित्त स्त्राव करने के लिए प्रोत्साहित करता है तथा यकृत और आंतों में विद्यमान शरीर के टॉक्सिन, पोलीएमीन, अमोनिया और मुक्त–मूलकों को निष्क्रिय करता है। कॉफी में थियोफाइलीन और थियोब्रोमीन होते हैं, जो पित्त वाहिकाओं का विस्तारण कर कैंसर पैदा करने वाले दूषित तत्वों का विसर्जन सहज बनाते हैं और प्रदाह (Inflammation) को शांत करते हैं। 1981 में डॉ. ली. वेटनबर्ग और साथियों ने सिद्ध किया था कि कॉफी में विद्यमान केवियोल और केफेस्टोल पामिटेट एंजाइम ग्लुटाथायोन एस–ट्रांसफरेज तंत्र को प्रोत्साहित करते हैं। यह तंत्र यकृत में ग्लुटाथायोन का निर्माण करता है जो प्रभावशाली एंटीऑक्सीडेंट है और कैंसरकारी मुक्त–मूलक और दूषित पदार्थों को निष्क्रिय करता है। कॉफी एनीमा इस तंत्र की गतिविधि में 600% –700% तक की वृद्धि करता है।

कॉफी एनीमा को 12–14 मिनट तक रोका जाता है। इतने समय में शरीर का रक्त यकृत की वाहिका तंत्र में तीन बार चक्कर लगा लेता है, अतः रक्त का बढ़िया शोधन भी हो जाता है। सामान्यतः कॉफी एनीमा रोज़ाना लेना चाहिए। यदि दर्द हमेशा बना रहता हो तो दिन में एक से ज़्यादा बार भी ले सकते हैं। बाद में सप्ताह में एक या दो बार ले सकते हैं। डॉ. गरसन तो अपने उपचार में पूरे दिन में सात बार कॉफी एनीमा में लेने की सलाह देते हैं।

आवश्यक सामग्री

- प्लास्टिक या स्टील का एनीमा पॉट या किट।
- कॉफी उबालने के लिए स्टील की पतीली।
- ऑर्गेनिक कॉफी बींस जिन्हें ताज़ा पीसकर प्रयोग करें।
- कॉफी पीसने के लिए कॉफी ग्राइंडर।
- स्टील की चलनी।
- साफ़ पानी – क्लोरीन युक्त पानी को 10 मिनट तक उबाल कर प्रयोग किया जा सकता है।

एनीमा लेने का तरीका

- एक स्टील की पतीली में लगभग 600–700 साफ़ पानी उबालने के लिए गैस पर रख दें। उबाल आने पर पतीली में 3 से 5 टेबलस्पून पिसी हुई जैविक कॉफी डालकर 12–13 मिनट तक मध्यम आंच पर उबालिए और गैस बंद कर दीजिए। अब इसे कुछ देर तक ठंडा होने दीजिए। कॉफी में अंगुली डाल कर तसल्ली कर लीजिए कि इसका तापमान शरीर के तापमान से ज़्यादा न हो।
- अब कॉफी को स्टील की चलनी से छान कर एनीमा केन में भर लीजिए। कॉफी की मात्रा दो कप से ज्यादा नहीं होना चाहिए। फिर एनीमा केन के नोजल की घुंडी खोलकर ट्यूब की पूरी हवा को निकल जाने दीजिए और हवा निकल जाने पर ट्यूब की घुंडी पुनः बंद कर दीजिए। ध्यान रहे ट्यूब में हवा के बुलबुले नहीं रहने चाहिए। अब फर्श या पलंग पर पुराना तौलिया बिछा लीजिए। तौलिए के नीचे प्लास्टिक की शीट बिछाई जा सकती है, ताकि फर्श या पलंग पर कॉफी के निशान न लगें। एक पुराना तकिया सिर के नीचे रख सकते हैं।
- अब एनीमा केन को दो या तीन फुट ऊंचाई पर टॉवल स्टैंड से लटका दीजिए। ज़्यादा उंचाई पर लटकाने से कॉफी के बहाव का प्रेशर ज़्यादा रहेगा और ट्यूब भी छोटी पड़ सकती है। कॉफी आहिस्ता से अंदर जानी चाहिए। आपको ध्यान रखना चाहिए कि कॉफी रेक्टम और सिग्मोयड कोलोन से आगे नहीं जाए।
- अब रोगी को पीठ के बल या दाईं करवट लिटाकर एनीमा के नोजल पर वेसलीन या के. वाई. जेली लगा कर धीरे से मलद्वार में घुसा कर घुंडी खोल दीजिए। यदि थोड़ा कष्ट या दर्द हो तो थोड़ी देर के लिए घुंडी बंद कर दीजिए, दर्द ठीक हो जाने पर पुनः

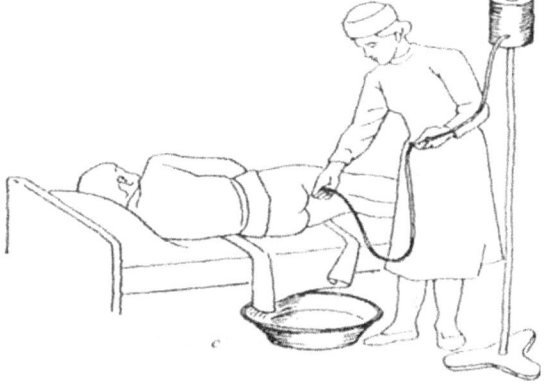

घुंडी खोल दीजिए। कॉफी (अधिकतम मात्रा दो कप रहे) अंदर जाने के बाद घुंडी पुनः बंद करके और नोजल बाहर निकाल लीजिए। अब चुपचाप बिना हिले–डुले लेटे रहिये। कॉफी को कम से कम 12 से 14 मिनट तक रोकिए और फिर मलाशय को खाली कर लीजिए। कई बार एनीमा लेते ही ज़ोर से शौच लगती है, तो बिना विलम्ब किए शौच से निवृत्त हो लीजिए। इससे मलाशय की सफाई हो जाती है और अगली बार आप कॉफी को ज़्यादा देर तक रोक पाते हैं। कभी भी एनीमा को रोकने के लिए बहुत अधिक ताकत मत लगाइए। अब मलाशय को खाली कर लीजिए और मलद्वार को अच्छी तरह धो लीजिए।

- पूरी प्रक्रिया समाप्त होने पर सारे सामानों को गर्म पानी या एंटीसेप्टिक द्रव से अच्छी तरह धोकर सूखने रख दीजिए।
- यदि एनीमा लेने से आपकी धड़कन तेज़ या अनियमित हो जाए या कोई और तकलीफ़ हो, तो कुछ दिनों के लिए एनीमा मत लीजिए। शुद्ध जैविक कॉफी ही प्रयोग करें और पानी भी साफ़ हो।
- यदि एनीमा लेने पर किसी भी तरह की शारीरिक तकलीफ़ हो, तो अपने चिकित्सक से परामर्श करें।
- यदि आप नियमित कॉफी एनीमा ले रहे हैं, तो पोटेशियम अधिक लेना चाहिए। इसके लिए सब्ज़ियों का रस ख़ूब पीना चाहिए।

इप्सम साल्ट बाथ

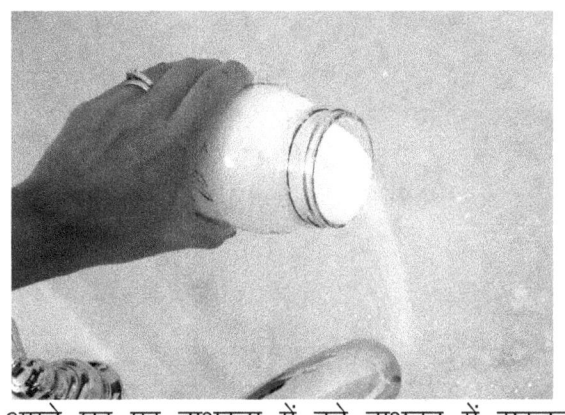

आयुर्वेद और प्राकृतिक चिकित्सा में शरीर के निर्विषीकरण के लिए कई तरह के स्नान करवाए जाते हैं। त्वचा को हमारा तीसरा गुर्दा कहा जाता है। शरीर में जमा विषैले पदार्थों को पसीने के माध्यम से विसर्जन किया जाता है। कैंसर के रोगियों के लिए इप्सम (Magnesium sulphate) बहुत लाभदायक माना गया है। बाथ रोगी अपने घर पर बाथरूम में बने बाथटब में सरलता से ले सकता है। इससे दर्द और तनाव दूर होता है। इसे शुरू में रोज़ लेना चाहिए।

इप्सम बाथ का निर्धारित समय 40 मिनट बताया गया है। पहले 20 मिनट में शरीर के टॉक्सिंस बाहर निकलते हैं और बाद के 20 मिनटों में मेग्नीशियम आदि खनिज तत्व शरीर में अवशोषित होते हैं। सबसे पहले टब में गर्म पानी भर लीजिए। संभव हो तो पानी की टोंटी में क्लोरीन फिल्टर लगा लीजिए। अब टब में दो कप या थोड़ा ज़्यादा इप्सम साल्ट और इतना ही खाने का सोडा (Sodium bicarbonate) अच्छी तरह मिला लीजिए। सोडा पानी को मृदु बनाता है, शरीर में मेग्नीशियम का अवशोषण बढ़ाता है और क्लोरीन को निष्क्रिय करता है। इसमें एक टेबलस्पून से तिहाई कप पिसी हुई सौंठ भी मिला सकते हैं। इससे पसीना बहुत आता है। यह शरीर को गर्मी देती है और कभी–कभी त्वचा लाल तक हो जाती है। ऐसी स्थिति में सौंठ की मात्रा कम कर देना चाहिए। स्नान को सुखद और ख़ुशनुमा बनाने के लिए इसमें 20 बूंद यूकेलिप्टिस, टी–ट्री या लेवेंडर, आयल भी मिला सकते हैं। यूकेलिप्टिस या चाय का तेल टॉक्सिंस के विसर्जन में भी मदद करता है। टब में लेटने के कुछ मिनटों में पसीना आएगा। जितनी ज़्यादा देर पसीना आएगा उतना ही अच्छा है। लगभग 20 मिनट बाद या बहुत गर्मी लगने लगने पर टब में थोड़ा ठंडा पानी मिलाएं और पानी को धीरे–धीरे ठंडा करें तथा बाकी बचे 20 मिनट ठंडे पानी में लेटे रहें। ध्यान रहे कि टब से सावधानीपूर्वक बाहर निकलें, क्योंकि पसीना आने के कारण हल्के से चक्कर भी आ सकते हैं। यह बिलकुल सामान्य बात है। बेहतर होगा कि आप घर के किसी सदस्य के हाथ का सहारा लेकर बाहर निकलें।

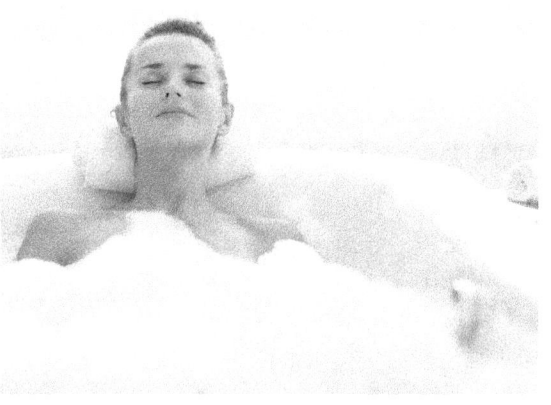

इस स्नान के बाद नींद आती है। बेहतर होगा आप टब से बाहर निकल कर कंबल ओढ़कर बिस्तर में थोड़ी देर आराम कर लें, ताकि थोड़े देर पसीना और आता रहे।

सोडा बाइकार्ब बाथ

लोथर हरनाइसे ने सोडा बाइकार्ब बाथ पर बहुत ज़ोर दिया है। रोगी को रोज़ाना 30–40 मिनट तक सोडा बाइकार्ब बाथ लेना चाहिए। कुछ रोगी तो दिन में दो बार भी लेते हैं। इसके लिए टब में गर्म पानी भर कर दो कप सोडा बाइकार्ब मिला लीजिए। इससे शरीर की अम्लता कम होती है और अम्लीय माध्यम में फलने–फूलने वाली कैंसर कोशिकाओं का दम घुटने लगता है।

अजवाइन की चाय (Oregano Tea)

यह भी लसिका–तंत्र के डिटॉक्सीफिकेशन के लिए बढ़िया समाधान है। कम से कम तीन सप्ताह तक अजवाइन के सूखे पत्तों की तीन कप चाय रोज़ पीना चाहिए। इसे बनाने के लिए तीन टीस्पून अजवायन के पत्ते साढ़े तीन कप पानी में डाल कर 10–12 मिनट तक धीमी आंच पर गर्म करें और छान कर पीएं। उच्च–रक्तचाप वाले रोगी यह चाय एक कप से ज़्यादा नहीं पीएं और रक्तचाप को नियंत्रित रखें।

उलटी या जी घबराने का प्राकृतिक उपचार

कुछ रोगियों को प्रारंभ में सुबह–सुबह ओमखंड लेने पर उलटी या जी घबराने की शिकायत होती है। इस स्थिति में वे सुबह का ओमखंड शाम को भी ले सकते हैं। उलटी और जी घबराए तो ओमखंड लेने के ठीक बाद नीबू का रस या एक कप पपीता बहुत प्रभावकारी परिणाम देता है।

- **इप्सम सॉल्ट** – चौथाई टीस्पून इप्सम सॉल्ट को एक ग्लास पानी में मिलाकर लें और दिनभर थोड़ा–थोड़ा पीते रहने से भी उलटी में आराम मिलता है। लौंग या ओ.आर.एस. भी उलटी में राहत देता है।
- **हर्ब्स** – ब्लैक होरहाउंड (बेलोटा नाइग्रा) और जर्मन केमोमाइल (मेट्रीकेरिया रेक्युटिटा) बहुत मदद करती हैं। दोनों ही आंतों को रिलेक्स करती हैं। जर्मन केमोमाइल प्रदाहरोधी है, दर्दनाशक है, रिलेक्सेंट है और उलटी में तुरंत फायदा करती है। जिंजर भी उलटी में बेहद कारगर मानी जाती है।
- **एक्यूप्रेशर** – उलटी का एक्यूप्रेशर पॉइंट मेंडिबल या जबड़े के ठीक पीछे और कान के नीचे होता है। इसे इस तरह आगे की तरफ दबाएं जैसे आप जबड़े को आगे पुश कर रहे हों।
- एक्यूपंचर
- ई.एफ.टी.
- **होम्योपैथी**– एपीका (Ipeca) की बहुत ही डायल्यूटेड डोज़ उबकाई और उलटी में बढ़िया काम करती है।
- कीगोंग
- गाइडेड इमेजरी
- संगीत
- हिप्नोसिस, हिप्नोथेरेपी और बायोफीडबेक
- कलर थेरेपी

43

पेट के एड्हीज़न्स का उपचार

शल्य के बाद पेट में प्रायः एड्हीज़न्स बन जाते हैं, जो पेट दर्द का कारक बनते हैं। इनको लिए निम्न उपचार करने चाहिए।

- **एम.एस.एम.** (Methyl sulfonyl methane) – एम.एस.एम. स्कार टिश्यू को मुलायम बनाता है, और कई बार उसे पूरी तरह पिघला देता है। यह अच्छा दर्दनाशक है और एड्हीजन्स के दर्द भी ठीक कर देता है।

- **केस्टर ऑयल पेक** – यदि रोज केस्टर ऑयल पेक एक घंटे लगाया जाए तो दो महीने में पेट के स्कार टिश्यू घुल कर साफ हो जाते हैं।

- **फूट रिफ्लेक्सियोलोजी** – हर्बलिस्ट एरिका की मशहूर पुस्तक "द हीलिंग आर्ट ऑफ टुमारो" में विल्हेम ह्यूज़र के बारे लिखा गया है, जिसकी पांच सर्जरी हुई थी और वह एड्हीजन्स के दर्द और वेदना से बड़ा व्यथित था। कोई उपचार उसे राहत नहीं दे पा रहा था। उसने खुद फूट रिफ्लेक्सियोलोजी उपचार किया। एड्हीजन्स का रक्त–प्रवाह सही बने रहना जरूरी है, तभी स्कार लचीले बनेंगे और ठीक होंगे। चार महीने बाद उसके एड्हीजन्स ठीक हो गए और सारी तकलीफ में फ़ायदा हुआ। वह अच्छा आहार, बी–पोलन और सिलिका भी नियमित लेता रहा।

- **केली आइडेम रेसिपी** – केली आइडेम हेबेनेरो मिर्च और लहसुन को एक ग्लास पानी के साथ खाली पेट दिन में तीन बार लेने की सलाह दी है। इसके साथ जाइमसेंस की एक या दो गोलियां भी दिन में तीन बार लेनी है। जाइमसेंस एंजाइम्स की गोली है, जो ऑनलाइन खरीदी जा सकती है। आहार में पपीता और पाइनएप्पल का प्रयोग खूब करें।

- **ई.एफ.टी.** – दर्द में फायदा करेगी।

रिबाउंडर – कोशिका की व्यायाम शाला

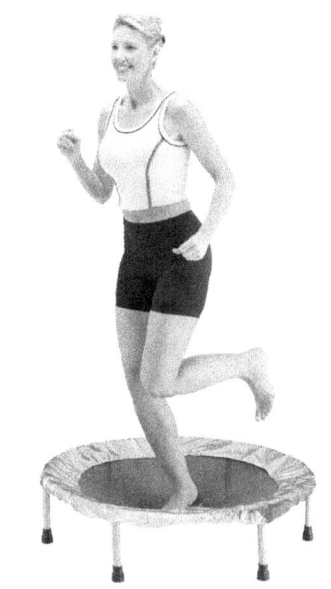

कैंसर के रोगियों के लिए रोज़ 2 या 3 मिनट के लिए रिबाउंडर या मिनिट्रेम्पोलाइन पर उछलने से शरीर के दूषित पदार्थ बाहर निकलते हैं। जब आप रिबाउंडर पर उछलते हैं, तो कुछ क्षणों के लिए आप हवा में तैर रहे होते हैं, तब आपकी कोशिकाओं में पानी का दबाव कम हो जाता है और कोशिकाओं में पोषक तत्व प्रवेश करते हैं, दूषित पदार्थ बाहर आते हैं। इस तरह शरीर की हर कोशिका का व्यायाम हो जाता है। उछलने पर लिम्फेटिक तंत्र में गुरुत्वाकर्षण का खिंचाव 2 से 4 गुना हो जाता है, जिससे वे शरीर का चयापचय कचरा और दूषित तत्व जैसे टॉक्सिंस, मृत कोशिकाएं, कैंसर कोशिकाएं, नाइट्रोजनयुक्त दूषित पदार्थ, प्रोटीन के निरर्थक अवशेष, वसा के कण, कीटाणु, विषाणु, भारी धातुओं के अणु आदि उत्सर्जित कर देते हैं। स्तन कैंसर से पीड़ित स्त्रियों के लिए रस्सी कूदना भी रिबाउंडर का अच्छा विकल्प है। (Schmid- Healing Cancer Naturally)

दर्द–निवारक उपचार

कैंसर के रोगी को कभी–न–कभी शरीर के विभिन्न हिस्सों में दर्द होता ही है, कई बार दर्द इतना असहनीय होता है कि रोगी पीड़ा से छटपटाता है और सारे उपचार नाकामयाब हो जाते हैं। मैं आपको दर्द के कुछ प्राकृतिक उपचार नीचे दे रहा हूँ।

- **अलसी के तेल** और पनीर का मिश्रण (ओमखंड)
- **एलडी तेल** डॉ. बडविग द्वारा विकसित
- **स्पार्कलिंग वाइन या शैम्पेन** ताज़ा पिसी अलसी के साथ
- **कंबूचा** – एक पेय पदार्थ है जो मीठी ब्लैक टी को फर्मेंट करके तैयार किया जाता है। चाय को फर्मेंट करने के लिए जीवाणु और यीस्ट से बना एक विशेष तरह का जावन काम में लिया जाता है जिसे स्कूबी कहते हैं। कंबूचा में 50 से अधिक प्रोबायोटिक्स, अमाइनो एसिड, और विटामिन्स होते हैं। स्कूबी को स्टार्टिंग कल्चर या मदर आदि कहते हैं। ब्लैक टी में चीनी मिलाना जरूरी होता है, क्यों कि फर्मेंटेशन के लिए चीनी मिलाना जरूरी होता है।

चमत्कारी चेरी – यह कैंसररोधी है और नाड़ियों की रक्षक है। मीटी और खट्टी दोनों तरह की चेरी में बहुत फाइबर, विटामिन–सी और पोटेशियम होता है। खट्टी चेरी में विटामिन–ए भी होता है। चेरी में विद्‌यमान फाइटोन्यूट्रिएंट्स इसे रंग और एंटीऑक्सीडेंट क्षमता प्रदान करते हैं। एंथोसायनिन नामक एंटीऑक्सीडेंट तत्व इसे लाल रंगत देता है। एंथोसायनिन शक्तिशाली प्रदाहरोधी और दर्द निवारक है। इसमें विद्‌यमान हाइड्रोक्सिसिनेमिक एसिड और पेरिलिल अल्कॉहल भी बेहद अच्छे एंटीऑक्सीडेंट हैं।

खट्टी चेरी शरीर में मेलाटोनिन नामक हार्मोन का स्तर बढ़ाती है। मेलाटोनिन शीर्ष ग्रंथि (pineal gland) में बनता है और शरीर के निद्रा और जागरण चक्र (regulation of the sleep snd wake cycle) को नियंत्रित करता है। यह एक शक्तिशाली एंटीऑक्सीडेंट है, मस्तिष्क का संरक्षक है और इम्युनिटी को बढ़ाता है।

- **टेम्पे और फर्मेंटेड सोय उत्पाद**
- **एप्पल सायडर विनेगार**
  - एक ग्लास ठंडा पानी 8 ओंस
  - एक कप एप्पल सायडर विनेगार
  - एक टेबलस्पून शहद

अच्छी तरह हिला पर धीरे–धीरे चुस्कियां लेकर पिएं।

- **न्यूट्रीशनल यीस्ट फ्लेक्स (नर्व फूड)** – विटामिन बी ग्रुप का बहुत अच्छा और प्राकृतिक स्त्रोत है। बडविग हमेशा इसे लेने की सलाह देती है। नाड़ियों के संक्रमण (Neuritis) के कारण होने वाले दर्द में यह प्रभावशाली है।

जड़-बूटिया और सप्लीमेंट्स

- एसियक चाय
- एलोवेरा
- मारिया ट्रेबन का हर्बल उपचार
- नोनी ज्यूस
- मशरूम – माइटेके (83% मरीजों में अच्छा असर करता है), कोर्डायसेप्स, शीटाकी और रीशी
- डीएल–फिनाइलएनेलीन
- टीएन ज़ियान पेस्ट
- पर्पल कोन फ्लॉवर
- लोबेलिया
- पॉडार्को टी
- एंजेलिका
- गोल्डनसील की जड़ की पुल्टिस
- एकीनेसिया (यह एंटीबेक्टीरियल, एंटीवायरल, एंटीपेरेसाइटिक है और लिम्फ के प्रवाह को उत्साहित करती है)
- मिसलटो
- चेपरेल
- **टरमेरिक (नेनो–करक्यूमिन)**, बरडक और जिंजर इंफ्लेमेशन से होने वाले दर्द में शानदार तरीके से काम करती है।
- **बोसवीलिया सेराटा**, व्हाइट विलो बार्क, जिंजर, ग्रीन लिप्ड मसेल एक्सट्रेक्ट (green and lipped mussel extract) – ये भी इन्फ्लेमेशन से होने वाले दर्द में काम करते हैं और इन्फ्लेमेट्री तत्व ल्यूकोट्राइस के निर्माण को बाधित करते हैं।
- ब्रोमीलेन (पाइनएप्पल)
- **अजवाइन का तेल** (Oregano Oil) यह अफीम जैसा शक्तिशाली और चमत्कारी दर्द–निवारक है।
- साइनस बस्टर नेजल स्प्रे
- तेज मिर्च पाउडर पानी के साथ
- एमिग्डेलिन लेट्रियल विटामिन बी–17

ऊर्जा संबंधी उपचार

- ई.एफ.टी. (इमोशनल फ्रीडम टेक्नीक)
- विज्वलाइजेशन, मेडीटेशन, योगनिद्रा और रिलेक्शेशन टेक्नीक
- लाफ्टर थेरेपी
- प्रार्थना

- ताई ची या की गोंग – दर्द ही नहीं, दो डिग्री तक बुखार भी कम कर देता है।
- रिफ्लेक्सियोलोजी और मसाज पैर व हाथ
- एक्यूपंचर और रेकी
- बायोप्ट्रोन लाइट थेरेपी
- कायनेसियोलोजी
- बायोटेप
- टेन्स थेरेपी (Transcutaneous Electrical Nerve Stimulation)

विभिन्न डिटॉक्स उपचार

- शरीर का क्षारीय रखने हेतु ताजा ज्यूस और क्षारीय भोजन
- सोडा बाइकार्ब बेहद उम्दा क्षारीय पदार्थ है
- कॉफी एनीमा और अन्य डीटॉक्स उपचार
- डेंटल डीटॉक्स
- केस्टर ऑयल पेक्स
- इप्सम और अन्य बाथ
- पानी
- चारकोल

विविध

- शहद के पेक
- होम्योपैथी एकोनिटम (1M or 10M dose)
- व्यायाम
- एम.एस.एम.

सोडा बाइकार्ब दर्द–निवारक के रूप में

सोडा बाइकार्ब एक क्षारीय पदार्थ है, जो कैंसर समेत कई विकारों के उपचार में प्रयुक्त होता है। यह एक शानदार प्राकृतिक दर्द–निवारक है। डॉ. ट्युलियो सिमोंचिनी ने अपने कैंसर रोगियों के लिए कई बाइकार्बोनेट प्रोटोकोल विकसित किए हैं। वह सोडा बाइकार्ब को इंट्रावीनस इंजेक्शन के रूप में देते हैं और सीधे ट्यूमर में भी इंजेक्ट करते हैं। साथ में वह दर्द–निवारण और शरीर को क्षारीय बनाए रखने हेतु एक टीस्पून सोडा पानी में मिलाकर देते हैं।

हड्डियों के दर्द का उपचार

हड्डियों के दर्द में कड़वी खुबानी और कद्दू (जिंक) के बीज बहुत प्रभावशाली माने जाते हैं। खुबानी की मात्रा एक बीज प्रति पांच किलो शरीर के वजन के हिसाब से रखी जाती है। खुबानी और एक टीस्पून कद्दू के बीजों को ग्राइंडर में पीस कर पानी

के साथ पिला देना चाहिए। जिंक विटामिन बी–17 के वाहन का कार्य करता है और उसे कार्यस्थल तक पहुंचाता है। साथ में पपीता और पाइनएपल ख़ूब पिलाना चाहिए। (Schmid- Healing Cancer Naturally)

कैंसर के गंभीर रोगियों में बडविग प्रोटोकोल

कैंसर की अंतिम अवस्था के रोगी या जो बहुत ही कमजोर हो चुके हैं, प्रायः बहुत कम भोजन खा पाते हैं। ऐसे रोगियों के लिए बडविग ने निम्न लिखित निर्देश दिए हैं।

- **मसाज और एनीमा** – दिन में दो बार अलसी के तेल या एलडी ऑयल से पूरे शरीर का मसाज करें और अलसी के तेल या एलडी ऑयल का एनीमा दें। कॉफी एनीमा और सोडा बाइकार्ब बाथ भी जरूरी है।
- **फल और सब्जियों के ताजा ज्यूस** पिलाएं। संभव हो सके तो ओमखंड भी शुरू कर दें।
- **सूर्य चिकित्सा** – जितनी अधिक से अधिक संभव हो।
- **शैम्पेन** – गंभीर रोगी के लिए अमृत के समान है। कैंसर के गंभीर और कमजोर रोगियों के लिए बडविग ने खासतौर पर शैम्पेन या वाइन के दो या तीन ग्लास पीने की सलाह दी है। शैम्पेन और वाइन गंभीर रोगी के बिगड़े हुए हाज़में को ठीक करती है, साथ ही कैंसर की गहरी पीड़ा, तनाव और संताप में मरहम का काम करती है। अल्कॉहल शरीर को तुरंत ऊर्जा देता है, लेकिन यह ग्लूकोज़ की भांति कैंसर कोशिकाओं को कोई पोषण नहीं देता। इस तरह अल्कॉहल शरीर के लिए ऊर्जा का अच्छा स्त्रोत है, लेकिन ट्यूमर को कोई ऊर्जा नहीं देता। अल्कॉहल से रोगी की भूख एकदम बढ़ती है।

  उपरोक्त उपचार रोगी को सुपरचार्ज करते हैं। उसे अधिक से अधिक समय धूप में बिताना चाहिए और नंगे पैर रहना चाहिए ताकि धरती मां भी उसे अपनी शक्ति देकर अनुग्रहीत करे।

लिम्फएडीमा – उपचार

कैंसर में कई बार लिम्फएडीमा हो जाता है। ब्रेस्ट कैंसर की अंतिम अवस्था या शल्य के बाद बांह और स्तन में सूजन और लिम्फएडीमा आम लक्षण है। इसका उपचार आसान नहीं है। बेंडेजिंग, कंप्रेशन गार्मेंट्स, स्किन केयर और व्यायाम इसके आम उपचार हैं। कई तरह के शल्य भी किए जाते हैं, लेकिन कोई खास फायदा होता नहीं है। आप निम्न प्राकृतिक कर सकते हैं।

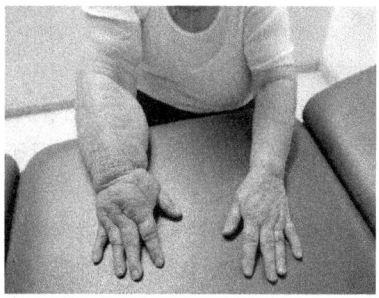

- **डीटॉक्स** – बहुत जरूरी है, नियमित डीटॉक्स बाथ जैसे इप्सम बाथ लें।
- इलेक्ट्रो–मेगनेटिक रेडियेशन से बचें।
- **लिम्फ के प्रवाह को बढ़ाएं** – रिबाउंडर, मसाज, जहॉ सूजन हो उस हिस्से को ऊपर उठाकर रखें और एंजाइम की गोलियां (जैसे वोबोज़ाइम) खाएं।
- आहार – बडविग डाइट
- **पूरक तत्व** जैसे **ब्रोमेलान** (पाइनएप्पल में भरपूर होता है) और **ग्रेपसीड एक्सट्रेक्ट** ऑलिगोमीट्रिक प्रोएंथोसायनिडिन (OPCs) दीजिए। ब्रोमेलान सूजन दूर करता है और प्रदाही इम्यून तत्वों को निष्क्रिय करता है।
- बंदगोभी के पत्तों का पेक
- हरी सब्जियां और पेय जैसे व्हीट ग्रास, सेलरी, पार्सले और स्पाइरूलिना आदि मदद करेंगे।
- **हर्ब्स** – बूचर्स ब्रूम, जिंजर टी और स्वीट क्लोवर मरहम में कॉमारिन तत्व होता है जो लिम्फ–प्रवाह और हीलिंग को प्रोत्साहित करता है। रेड क्लोवर, मेथी और हॉर्स चेस्टनट भी काम करते हैं।
- **होम्योपैथी** (जैसे सीरम एग्विले), ई.एफ.टी., कीगोंग, एक्यूपंचर आदि उपचार ऊर्जा के प्रवाह में आई रुकावट दूर करते हैं।
- हीलिंग स्टोन्स और लाल प्रकाश

सॉवरक्रॉट – प्रोबायोटिक्स का सागर

बंदगोभी ब्रेसीकेसिया परिवार का सदस्य है। ब्रॉकोली, फूलगोभी, ब्रुसल्स स्प्राउट्स, सरसों, केल, कोलार्ड, शलगम, बॉकचोइ आदि इस परिवार के अन्य सदस्य हैं। उपरोक्त सभी सब्ज़ियों में कैंसररोधी तत्व होते हैं। अक्टूबर 2002 में कृषि और भोजन रसायनशास्त्र, फिनलैंड के जरनल में प्रकाशित शोध–पत्र के अनुसार बंदगोभी को ख़मीर करने पर उनके ग्लुकोसाइनोलेट आइसोथायोसायनेट में विघटित हो जाते हैं, जो शक्तिशाली कैंसररोधी हैं। शोध–पत्र की लेखिका इवा लिज़ा रेहानेन के अनुसार अपक्व या पकी बंदगोभी की अपेक्षा ख़मीर की हुई बंदगोभी में ज़्यादा कैंसररोधी गुण होते हैं।

अमेरिका के नेशनल कैंसर इंस्टीट्यूट के जरनल की वेब साइट पर निम्न जानकारियां उपलब्ध हैं।

सॉवरक्रॉट में कैंसर–रोधी तत्व

फिनलैंड की अनुसंधानकर्ता इवा लिज़ा रेहानेन और साथियों ने सॉवरक्रॉट में कैंसर–रोधी तत्वों का पता लगाया है। इवा के अनुसार बंदगोभी को ख़मीर करने पर कुछ एंजाइम्स बनते हैं, जो उनके ग्लुकोसाइनोलेट को विघटित कर आइसोथायोसायनेट बनाते हैं। कुछ वर्षों पहले जानवरों पर हुए परीक्षणों से सिद्ध हुआ था कि आइसोथायोसायनेट स्तन, आंत, फेफड़े और यकृत के कैंसर की संवृद्धि को शिथिल करते हैं। मनुष्य में आइसोथायोसायनेट के कैंसररोधी प्रभाव को सुनिश्चित करने के लिए और शोध होने चाहिए।

पाचनक्रिया में सहायक है सॉवरक्रॉट

कैंसररोधी होने के साथ–साथ सॉवरक्रॉट पाचनक्रिया में बहुत सहायक हैं। इसे ख़मीर करने की प्रक्रिया में लेक्टोबेसीलस जीवाणु पैदा होते हैं, जो पाचन में सहायक हैं, विटामिन की मात्रा बढ़ाते हैं, विभिन्न लाभदायक एंजाइम बनाते हैं और पाचन–पथ में मित्र जीवाणुओं की सेना में वृद्धि करते हैं। हर स्वास्थ्य समस्या या रोग में पाचन का बहुत महत्व है। ख़मीर की हुई बंदगोभी में लेक्टिक एसिड तथा प्रोबायोटिक जीवाणु होते हैं, जो पाचन में सहायक हैं और कीटाणुओं का सफ़ाया करते हैं। लेक्टिक एसिड कीटाणु ई–कोलाई और फफूंद जैसे केंडिडा एल्बिकेंस के विकास को बाधित करते हैं, हालांकि लेक्टिक एसिड प्रोबायोटिक जीवाणुओं के विकास को बाधित नहीं करते। सॉवरक्रॉट सेवन करने से आहारपथ की लाभदायक जीवाणु सेना सशक्त और संतुलित रहती है। सॉवरक्रॉट में एक दुर्लभ जीवाणु लेक्टोबेसीलस प्लांटेरम भी पाया जाता है, जो पाचन के लिए बहुत ही अहम जीवाणु है। यह अन्य मित्र जीवाणुओं की सहायता से महान एंटीऑक्सीडेंट ग्लुटाथायोन और सुपरऑक्साइड डिसम्युटेज बनाता है। ये दोनों कठिन दुग्ध शर्करा लेक्टोज को आसानी से पचा लेते हैं। यह अन्नों में पाए जाने वाले कुपोषक तत्व फाइटिक एसिड और सोयाबीन में मौजूद ट्रिप्सिन इन्हिबीटर्स को निष्क्रिय कर देते हैं। सॉवरक्रॉट प्रोटीन के विघटन और पाचन में भी सहायक हैं। यह मस्तिष्क

को शांति देता है। सॉवरक्रॉट सदियों से कैंसर और अपच के उपचार में प्रयोग किया जाता रहा है।

सॉवरक्रॉट का विज्ञान

सॉवरक्रॉट बंदगोभी के फर्मेंटेशन द्वारा तैयार होता है। फर्मेंटेशन एक जीवरसायन प्रक्रिया है, जिसमें जीवाणुओं द्वारा कार्बोहाइड्रेट का अवायवीय अथवा आंशिक अवायवीय ऑक्सीकरण होता है, जो लेक्टोबेसीलाई (LAB) द्वारा संपन्न होता है। सॉवरक्रॉट में लेक्टिक एसिड बनाने वाले जीवाणु बंदगोभी को जल्दी–जल्दी फर्मेंट करना शुरू कर देते हैं। ये लेक्टोबेसीलाई (LAB) पीएच कम करते हैं, माध्यम को अम्लीय बनाते हैं और यह अम्लीय माध्यम अनावश्यक हानिकारक जीवाणुओं के लिए उपयुक्त नहीं होता। सॉवरक्रॉट बनाते समय हमारा मुख्य उद्देश्य लेक्टोबेसीलाई के विकास हेतु उपयुक्त वातावरण बनाए रखना होता है।

आमतौर पर ऑक्सीजन की उपस्थिति में लेक्टोबेसीलाई को फलने–फूलने में बड़ी परेशानी होती है। इनकी कुछ प्रजातियां जैसे माइक्रोएरोफिल्स लेक्टोबेसीलाई और ल्युकोनोस्टोक सॉवरक्रॉट के लिए बहुत अहम मानी जाती हैं। इन प्रजातियों को अपने जीवनयापन के लिए थोड़ी सी ऑक्सीजन की भी ज़रूरत होती है, लेकिन इसका मतलब यह नहीं है कि हमें सॉवरक्रॉट को ढकने की आवश्यकता नहीं होगी। जार में जो थोड़ीसी ऑक्सीजन बचती है, वह इनके लिए पर्याप्त होती है।

सॉवरक्रॉट की अवस्थाएं

सॉवरक्रॉट के फर्मेंट होने की पूरी प्रक्रिया को हम तीन अवस्थाओं में विभाजित कर सकते हैं।

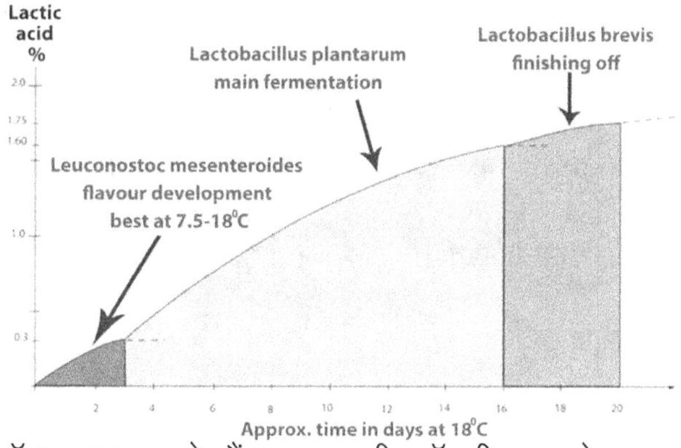

प्रथम अवस्था

फर्मेंटेशन की शुरुआत ल्युकोनोस्टोक मेजेंट्रॉयड्स जीवाणु करते हैं। ये कार्बन डाईऑक्साइड बनाते हैं, जार की ऑक्सीजन को बाहर निकाल देते हैं और अंदर ऑक्सीजन रहित वातावरण तैयार करते हैं। जैसे ही लेक्टिक एसिड का स्तर 0-25 और 0.3% के बीच पहुँचता है, ल्युकोनोस्टोक मेजेंटरॉयड्स निष्क्रिय हो जाते हैं और मरने लगते हैं। हालांकि इनसे बने एंजाइम्स कार्य करते रहते हैं। यह अवस्था तापक्रम के अनुसार एक से तीन दिन में पूरी होती है।

द्वितीय अवस्था

लेक्टोबेसीलस प्लांटेरम और क्युकमेरिस फर्मेंटेशन को आगे बढ़ाते हैं, जब तक लेक्टिक एसिड का स्तर I-5-2% तक पहुँचता है। नमक का ज़्यादा होना और

तापक्रम बहुत कम हो तो इन जीवाणुओं की कार्य क्षमता बाधित होती है। यह अवस्था तापक्रम के अनुसार 10-30 दिन में पूरी होती है।

तृतीय अवस्था

लेक्टोबेसीलस ब्रेविस (और कुछ वैज्ञानिकों के अनुसार लेक्टोबेसीलस पेंटोएसिटिक्स) फर्मेंटेशन की क्रिया को पूरा करते हैं। लेक्टिक एसिड का स्तर 2-2.5% पहुंचने पर जीवाणुओं का कार्य पूरा हो जाता है और फर्मेंटेशन बंद हो जाता है। यह अवस्था एक सप्ताह से कम में पूरी हो जाती है। जब जार में बुलबुले उठना बंद हो जाए तो आप समझ सकते हैं कि सॉवरक्रॉट बनने की प्रक्रिया पूरी हो चुकी है।

कुछ अहम पहलू

सॉवरक्रॉट बनाने का तरीका बहुत सरल है और यदि नमक की सही मात्रा प्रयोग की गई है, तो अच्छा सॉवरक्रॉट तैयार हो जाता है। लेकिन कुछ पहलुओं पर चर्चा करना ज़रूरी है, जो सॉवरक्रॉट की प्रक्रिया को प्रभावित करते हैं।

नमी

यदि जार में ब्राइन या नमकीन पानी की मात्रा कम हो तो सॉवरक्रॉट को ख़राब करने वाले जीवाणुओं के पैदा होने की संभावना बढ़ जाती है। ब्राइन कम होने की स्थिति में जार की सतह पर अनावश्यक वायवीय जीवाणु और यीस्ट पैदा हो जाते हैं। ये दुर्गंध भी पैदा कर सकते हैं और क्रॉट को बदरंगा बना सकते हैं। कुछ लोगों को इनसे ऐलर्जी भी हो सकती है।

हालांकि यदि क्रॉट की सतह पर यीस्ट (scum) जम जाए तो उसे आराम से अलग किया जा सकता है और क्रॉट को कोई नुकसान भी नहीं होता, लेकिन फफूंद या मोल्ड नहीं बनना चाहिए। मोल्ड को बढ़ने के लिए ऑक्सीजन की ज़रूरत होती है, इसलिए ध्यान रखें कि जार में ऑक्सीजन की मात्रा न्यूनतम बनी रहे।

ऑक्सीजन

द्वितीय अवस्था में लेक्टोबेसीलस प्लांटेरम मुख्यकर्ता है, जो ऑक्सीजन की अनुपस्थिति में ही अच्छी तरह काम कर पाता है। अवायवीय स्थिति में यह बंदगोभी को बेहतरीन तरीक़े से फर्मेंट करता है और लेक्टिक एसिड बनाता है, लेकिन ऑक्सीजन की उपस्थिति में तो यह एसीटिक एसिड (विनेगार) बनाने लगेगा, मोल्ड बनने की पूरी संभावना बनी रहेगी और विटामिन–सी भी नहीं बनेगा। इसलिए ऑक्सीजन रहित वातावरण बनाए रखना ज़रूरी है। यदि क्रॉट की सतह पर बार–बार मोल्ड बन रहा है तो समझ लीजिए कि जार में ऑक्सीजन की मात्रा अधिक है। ऑक्सीजन की उपस्थिति में गुलाबी यीस्ट भी अधिक बनती है और क्रॉट भी नरम बनता है। आपको ब्राइन से भी ज़्यादा छेड–छाड़ नहीं करना चाहिए, क्योंकि इससे भी हवा अंदर जाएगी और फालतू जीवाणु पैदा होंगे।

तापक्रम

फर्मेंटेशन की पहली अवस्था में ल्युकोनोस्टोक मेजेंट्रॉयड्स जीवाणु 65-72° F पर बढ़िया काम करता है, लेकिन थोड़ा ऊपर नीचे चल जाता है। दूसरी और तीसरी अवस्था में सभी जीवाणु 72°–90° F तापक्रम पर कार्य करते हैं। यह बात आपके ज़हन में रखना ज़रूरी है। इन जीवाणुओं को सही तापक्रम उपलब्ध करवाना आपका पहला दायित्व होना चाहिए। तापक्रम एंजाइम्स की गतिविधि को भी प्रभावित करता है। 115° F पर एंजाइम्स नष्ट हो जाते हैं।

पोषक तत्व

सॉवरक्रॉट में नमक की मात्रा 2-3% होनी चाहिए। यदि इससे ज़्यादा नमक होगा तो लेक्टोबेसीलाई पनप नहीं पाएगे। मोटे तौर पर याद रखिये कि एक किलो बंदगोभी में एक टेबलस्पून नमक उपयुक्त रहता है। रिफाइंड नमक प्रयोग कभी नहीं करें, सेंधा नमक या शुद्ध समुद्री नमक ही प्रयोग करें। यह भी ज़रूरी है कि बंदगोभी में नमक अच्छी तरह मिला लिया जाए।

पीएच

किसी भी पदार्थ में हाइड्रोजन ऑयन के स्तर को पीएच कहते हैं। सॉवरक्रॉट का पीएच 4,6 या और कम होना चाहिए। यह अम्लीय व्यंजन है और इसलिए खट्टा होता है। इस अम्लीय पीएच पर यह ख़राब नहीं होता। लेक्टोबेसीलाई को अम्लीय माध्यम बहुत पसंद है। यीस्ट और मोल्ड भी अम्लीय माध्यम में ही पैदा होते हैं, लेकिन इन्हें ऑक्सीजन की ज़रूरत होती है। इसलिए याद रखें इनसे बचने का सबसे आसान तरीका यही है कि जार में ऑक्सीजन की मात्रा न्यूनतम बनाएं रखें।

सॉवरक्रॉट बनाने की विधियां

पहली विधि – साधारण सॉवरक्रॉट

सामग्री –

- ख़मीर करने के लिए उपयुक्त कांच या चीनी मिट्टी का बड़ा जार।
- काटने के लिए चोपिंग बोर्ड और चाकू।
- बंदगोभी को कूटने के लिए लकड़ी का दस्ता या पॉटेटो मेशर, स्टील का बाउल और एक बड़ा पतीला।
- बंदगोभी को दबाने के लिए वजन जैसे पानी से भरा कोई

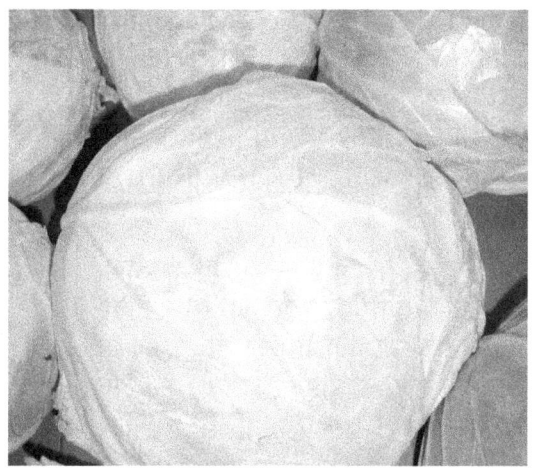

जार या पॉलीथीन की थैली।

- तराजू और जार को ढकने के लिए साफ़ तौलिया।
- 1.5 किलो बंदगोभी (बाहर के कुछ पत्ते और अंदर का डंठल निकालने के बाद)।
- सेंधा या प्राकृतिक समुद्री नमक और एक टेबल स्पून काला जीरा। नमक की मात्रा 2-3 प्रतिशत रखी जाती है।

विधि –

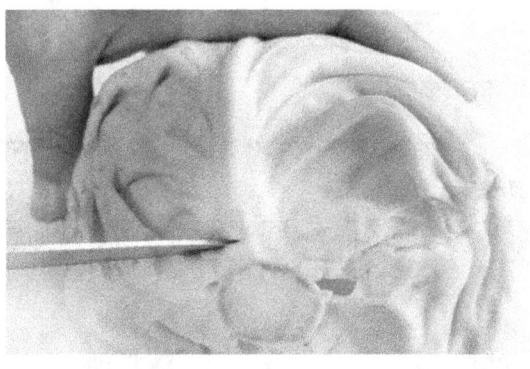

पहले तो बंदगोभी के दो तीन बाहरी गंदे पत्ते निकाल कर डस्टबिन में डाल दीजिए। फिर दो तीन साफ़ पत्ते और निकाल कर अलग रख लीजिए। ये बाद में काम आएंगे। अब बंदगोभी के दो टुकड़े कीजिए। बंदगोभी को बीच से थोड़ा हट कर काटिए, आसानी रहेगी। बस अब बंदगोभी को बिलकुल बारीक–बारीक काटते जाइये। बंदगोभी को जितना बारीक काटेंगे, उतना ही अच्छा है और यह पानी भी ज़्यादा छोड़ेगी। इस तरह सारी बंदगोभी

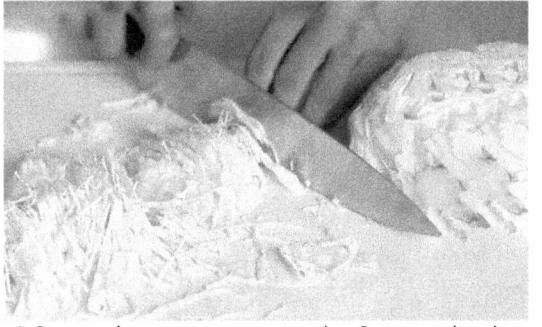

को बारीक काट लीजिए। बीच के डंठल के भी बारीक टुकड़े कर लीजिए, इसमें भी बहुत पोषक तत्व होते हैं। आप बंदगोभी को कद्दूकस भी कर सकते हैं। यदि आपके पास बिजली से चलने वाला फूड प्रोसेसर या श्रेडर है, तो आपका काम बहुत आसान हो जाएगा।

अब कटी हुई बंदगोभी को तोल लीजिए और लगभग 2% के हिसाब से सेंधा नमक भी तोल कर अलग से एक कटोरी में रख लीजिए। कुछ लोग तोलने के झंझट से बचना चाहते हैं, वे एक किलो बंदगोभी के लिए एक टेबलस्पून नमक प्रयोग कर लेते हैं। इसके बाद एक बड़े पतीले में बारीक कटी हुई बंदगोभी और नमक को अच्छी तरह मिला कर 1-2 घंटे के लिए रख दीजिए। इससे बंदगोभी बहुत पानी छोड़ेगी और आगे का काम आसान हो जाएगा।

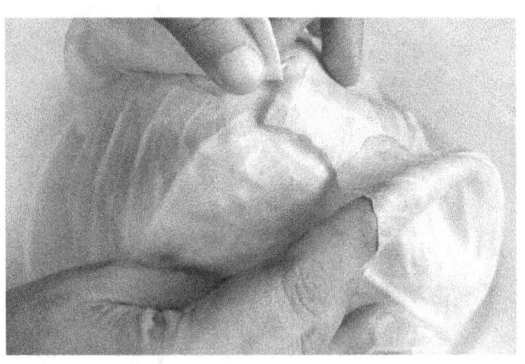

इसके बाद पतीले से थोड़ीसी कटी हुई बंदगोभी लेकर जार में डालिए और मुट्ठी या किसी लकड़ी के दस्ते से अच्छी तरह दबाइए। दबाने के लिए आप पोटेटो मेशर का भी प्रयोग कर

सकते हैं। नमक के कारण बंदगोभी और पानी छोड़ेगी। अब फिर से थोड़ी कटी हुई बंदगोभी जार में डालिए और लकड़ी के दस्ते से दबाते जाइये। यह मेहनत का काम है। इस तरह जार के तीन–चौथाई भाग तक बंदगोभी को दबा–दबाकर भर लीजिए। ध्यान रहे चौथाई जार खाली रहे।

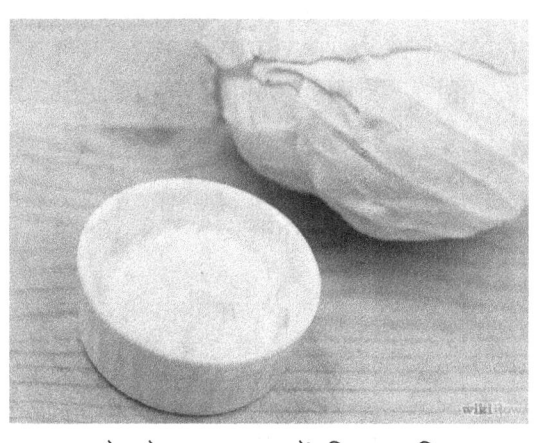

ध्यान रहे जार में पानी (ब्राइन) का स्तर बंदगोभी से एक या दो इंच ऊपर तक पहुँच जाना चाहिए। नमक मिले पानी को ब्राइन कहते हैं, यदि ब्राइन कम हो तो आप जार में फिल्टर किया हुआ पानी मिला सकते हैं, ताकि बंदगोभी अच्छी तरह ब्राइन में डूब जाए। अब क्रॉट के ऊपर बचे हुए बंदगोभी के पत्ते रख दीजिए। क्रॉट को दबाने के लिए जार में एक पॉलिथीन की थैली रखिये और उसमें साफ़ पानी भर कर बांध दीजिए। पानी से भरी पॉलिथीन की थैली क्रॉट को दबा कर रखेगी और जार में हवा भी बहुत कम बचेगी। क्रॉट को दबाने के लिए चीनी या कांच की प्लेट भी काम में ले सकते हैं। प्लेट जार के मुँह से

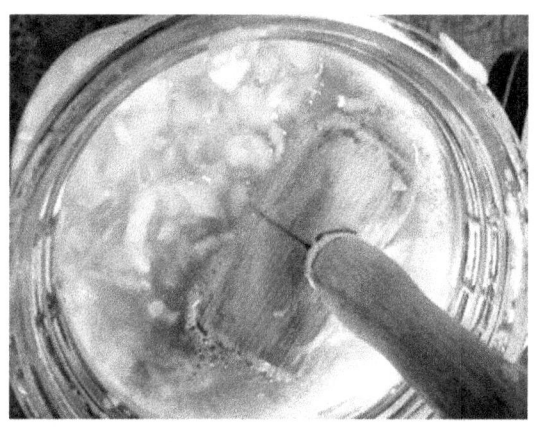

थोड़ीसी छोटी हो, ताकि वह बंदगोभी को ढक सके और उसे निकालने में परेशानी भी नहीं हो। अंत में जार को ढक्कन से बंद करके किसी ठंडी जगह पर एक थाली में रख दीजिए। जार को थाली में इसलिए रखते हैं क्योंकि कई बार जार से ब्राइन बाहर निकल जाता है। जार को किसी साफ़ तौलिए से भी ढक देना चाहिए, ताकि धूल आदि अंदर नहीं जा सके।

हर एक–दो दिन में जार को खोल कर देखते रहिए। बंदगोभी हमेशा ब्राइन में डूबी रहनी चाहिए। यदि ब्राइन का लेवल कम हो तो थोड़ा नमक मिला पानी मिला लें। यदि कोई गंदगी या झाग दिखाई दे तो अलग कर दीजिए। अच्छा सॉवरक्रॉट बनाने के लिए उपयुक्त तापमान 65-720 F (18-22^0 C) माना गया है। सॉवरक्रॉट 3-4 सप्ताह में तैयार हो जाता है।

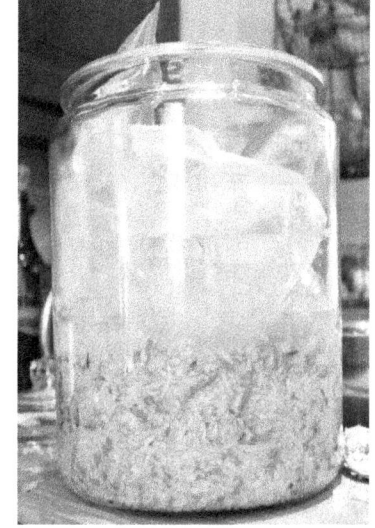

सॉवरक्रॉट तैयार होने का समय तापमान पर

निर्भर करता है। यदि तापक्रम कम हो तो अच्छा सॉवरक्रॉट बनता है। यदि तापक्रम अधिक हो तो अच्छा सॉवरक्रॉट नहीं बन पाता, क्योंकि लेक्टोबेसीलाई अच्छी तरह पनप नहीं पाते और ठीक से फर्मेंटेशन नहीं हो पाता है।

- यदि बाहरी तापमान 90-96° F (32-36° C) हो तो सॉवरक्रॉट तैयार होने में 10 दिन लगेंगे।
- यदि बाहरी तापमान 65° F (18° C) हो तो सॉवरक्रॉट तैयार होने में 20 दिन लगेंगे।
- परंतु यदि बाहरी तापमान 55° F (13° C) से कम है तो सॉवरक्रॉट बनने में 6 महीने भी लग सकते हैं या शायद ख़मीर उठे ही नहीं।

www.yahoo.com के flaxseedoil2 ग्रुप की संपादिका सांद्रा ऑलसन ने सॉवरक्रॉट तैयार होने का सही समय 5 सप्ताह माना है। हमें 7–10 दिन में संतोषप्रद ख़मीर हो जाता है, अतः 7–10 दिन बाद इसका सेवन शुरू कर देना चाहिए। नए लागों को 7 दिन बाद ही सॉवरक्रॉट का प्रयोग शुरू कर देना चाहिए। हालांकि पूरा ख़मीर होने में 5 सप्ताह का समय लगता है और स्वाद भी उम्दा होने लगता है। सॉवरक्रॉट में नया स्वाद लाने के लिए आप कसी हुई गाजर, काला जीरा, रेड केबेज, लहसुन, सेब, अनन्नास आदि भी मिला सकते हैं।

दूसरी विधि आसान विधि – अन्नानास युक्त सॉवरक्रॉट

सामग्री – छह कप बारीक कटी हुई बंदगोभी, चौथाई कप अनन्नास का रस या बारीक कटा हुआ अनन्नास (या सेब का रस), काला जीरा और 2% सेंधा नमक।

विधि –

ऊपर दी गई विधि के अनुसार उपरोक्त मिश्रण को अच्छी तरह मिला कर एक जार में ख़ूब दबा–दबा कर ऊपर तक भर दीजिए। ध्यान रहे क्रॉट में हवा नहीं रहे और बंदगोभी अच्छी तरह ब्राइन में डूब जाए। यदि ब्राइन कम हो तो थोड़ा पानी डालकर ढक्कन बंद कर दीजिए। अब जार को छह दिन के लिए किसी ठंडी जगह पर एक थाली में रख दीजिए। इस विधि में क्रॉट के ऊपर गंदगी या फफूंद नहीं जमती। इसलिए इसे बार बार देखने और गंदगी हटाने का झंझट नहीं रहता बस तैयार होते ही ढक्कन खोलिए और लजीज सॉवरक्रॉट का लुत्फ़ लीजिए। स्वाद में बदलाव के लिए इसमें कसी हुई चुकंदर या गाजर भी मिलाई जा सकती है।

मोनिका द्वारा विकसित सॉवरक्रॉट

इस विधि में सॉवरक्रॉट को चीनी मिटटी से बने एक खास तरह के हार्श पॉट का प्रयोग किया जाता है। इसकी संरचना बड़ी अनूठी है। इसे एयरटाइट बनाने के लिए वाटरसील टेकनीक का प्रयोग किया गया है और क्रॉट को दबाने के लिए दो अर्ध–चंद्राकार पत्थर दिए जाते हैं। इसमें बाहर की हवा अंदर नहीं जा सकती, इसलिए

सॉवरक्रॉट ख़राब होने की संभावना नहीं रहती। सॉवरक्रॉट बनाने के लिए हार्श पॉट सबसे अच्छा उपकरण है लेकिन यह हार्श पॉट हर जगह उपलब्ध नहीं होता।

- 5 लीटर के बर्तन के लिए आपको 5.5 से 6 पौंड बंदगोभी (आकार के अनुसार ढाई से तीन बड़े नग) चाहिए। हार्श पॉट और पत्थर को साफ़ कीजिये और उबलते पानी से धोकर सुखा लीजिए। थोड़ा उबला पानी अलग रख लीजिए, जो आगे काम आएगा।

- पहले तो बंदगोभी के दो तीन बाहरी पत्ते निकाल कर डस्ट बिन में डाल दीजिए। फिर दो तीन साफ़ पत्ते और निकाल कर अलग रख लीजिए। ये बाद में काम आएंगे। अब बंदगोभी के दो टुकड़े कीजिये। बंदगोभी को बीच से थोड़ा हट कर काटिए, आसानी रहेगी। बस अब बंदगोभी को बिलकुल बारीक—बारीक काटिए। बंदगोभी को जितना बारीक काटेंगे उतना ही अच्छा है और यह पानी भी ज़्यादा छोड़ेगी। इसी तरह सारी बंदगोभी को काट लीजिए। बीच के डंठल के भी बारीक टुकड़े कर लीजिए, इसमें भी बहुत पोषक तत्व होते हैं। आप बंदगोभी को कद्दूकस भी कर सकते हैं।

- अब कटी हुई बंदगोभी को तोल लीजिए और लगभग 2% के हिसाब से सेंधा नमक भी तोल कर अलग से एक कटोरी में रख लीजिए। इसके बाद एक बड़े पतीले में बारीक कटी हुई बंदगोभी और नमक को अच्छी तरह मिला कर 1—2 घंटे के लिए रख दीजिए। इससे बंदगोभी बहुत पानी छोड़ेगी और आगे का काम आसान हो जाएगा।

- इसके बाद कटी हुई बंदगोभी को हार्श पॉट में किसी लकड़ी के दस्ते या पोटेटो मेशर से दबा—दबा कर भरते जाइये। जब हार्श पॉट बंदगोभी से 80% भर जाए तो दबाने के लिए क्रॉट के ऊपर दोनों पत्थर रख दीजिए। उसमें बचा हुआ साफ़ पानी भी भर दीजिए ताकि पानी का लेवल पत्थर से एक—दो इंच ऊपर रहे।

- अब हार्श पॉट का ढक्कन बंद कर दीजिए। ढक्कन के चारों तरह बनी नाली में साफ़ पानी भर दीजिए, ताकि आधा ढक्कन पानी में डूब जाए। हार्श पॉट को चार सप्ताह के लिए एक ठंडी जगह पर रख दीजिए, इस बीच इसे कभी नहीं खोलें। यह सुनिश्चित करले कि ढक्कन के चारों तरह बनी नाली में पानी का लेवल दिखता देता रहे। यदि पानी का लेवल कम होने लगे तो इसका मतलब यह है कि पॉट

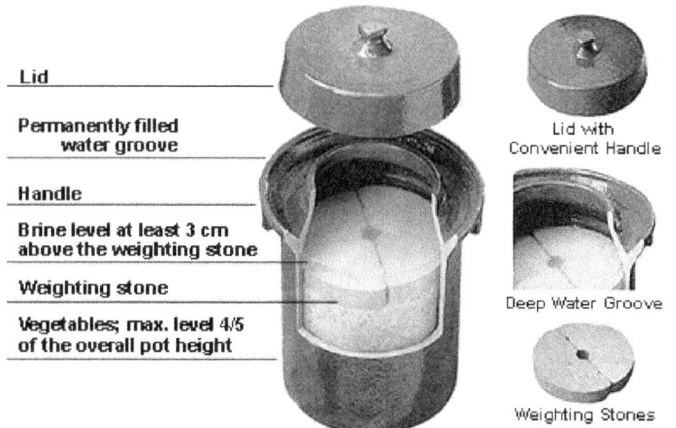

Lid

Permanently filled water groove

Handle

Brine level at least 3 cm above the weighting stone

Weighting stone

Vegetables; max. level 4/5 of the overall pot height

Lid with Convenient Handle

Deep Water Groove

Weighting Stones

में निर्वात पैदा हो रहा है। अमूमन ऐसा तीन सप्ताह के बाद होता है और ऐसी स्थिति में आप ढक्कन को आहिस्ता से थोड़ा ऊपर उठा कर हवा अंदर जाने दीजिए और पुनः ढक्कन को अपनी जगह रख दीजिए।

- जब पॉट का ढक्कन खोलना हो तो पहले ढक्कन के चारो तरह भरा पानी सावधानी से किसी वेक्यूम बल्ब से खाली करें और सॉवरक्रॉट को निकाल लें। यदि पॉट में क्रॉट का रंग हरा या काला पड़ जाए तो समझ लीजिए कोई गड़बड़ है अन्यथा सब ठीक है। क्रॉट में गंदे मौजे जैसी गंध आ सकती है, जो सामान्य है। यदि तेज़ सर्दी पड़ रही हो तो पॉट को छह सप्ताह तक रख सकते हैं। मोनिका के अनुसार पॉट को 3 से 4 महीने तक रख सकते हैं और समय के साथ स्वाद में भी सुधार आने लगता है।
- अंत में हार्श पॉट और पत्थरों को गर्म पानी से अच्छी तरह रगड़–रगड़ कर धो कर सुखा लीजिए। सूखने के बाद पत्थरों को टिश्यू में लपेट कर किसी दराज या अलमारी में रख दीजिए। इन्हें पॉट में नहीं रखें क्योंकि फफूंद लगने का ख़तरा रहता है। धोने के लिए साबुन का प्रयोग कभी नहीं करें।

तापमान नियंत्रण के किए देसी जुगाड़ – मटके से बनाएं वाटरबाथ

सॉवरक्रॉट बनाने के लिए उपयुक्त तापमान 18-22° C है, लेकिन हमारे देश में यह तापमान केवल सर्दियों में 2–3 महीने ही रहता है। फिर हम पूरे वर्ष सॉवरक्रॉट कैसे बनाएंगे। तापमान को 18-22° C बनाए रखना मुश्किल काम है। इसके लिए हमने एक तरीका विकसित किया है। हम एक मिट्टी का बड़ा मटका लेकर, उसके ऊपर का एक तिहाई हिस्सा काट कर अलग कर लेते हैं। मटके का निचले हिस्से में पानी भरकर वाटरबाथ बना लेते हैं। सॉवरक्रॉट के जार को हम इस वाटरबाथ में रखेंगे। जाहिर है मटके का पानी ठंडा रहेगा और उसका तापमान 18-22° C के आसपास ही रहेगा। इस तरह हम पूरे साल अच्छा सॉवरक्रॉट बना सकते हैं।

सॉवरक्रॉट का रस निकालना

आप मेस्टीकेटिंग ज्यूसर से सॉवरक्रॉट का ज्यूस निकाल कर शीशियों में भर कर फ़्रिज में रख दीजिए। इसके लिए आप वही ज्यूसर काम में ले सकते हैं, जिससे आप फल और सब्ज़ियों का ज्यूस निकालते हैं। आप चाहें तो ज्यूस में बचा हुआ ब्राइन भी मिला सकते हैं, हालांकि इसमें ज़्यादा पोषक तत्व नहीं होते हैं। यह फ़्रिज में कई हफ्तों तक ख़राब नहीं होता है, इसलिए आप एक महीने का सॉवरक्रॉट बना कर फ़्रिज में सकते हैं।

एसीएक चाय

जो कैंसर को करे बॉय और डायबिटीज़ को भगाए

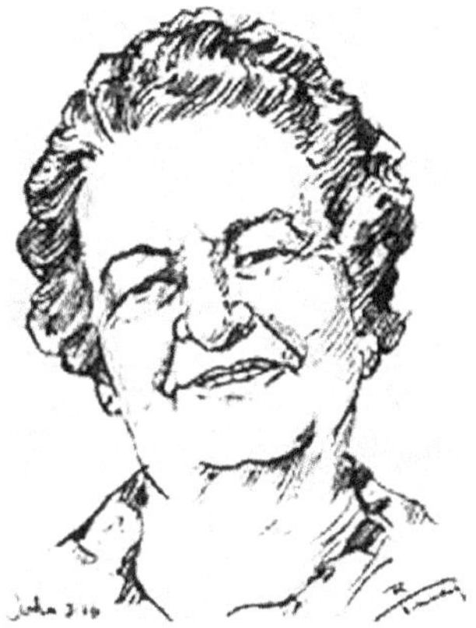

1922 में उत्तरी ओंतारियो, कनाडा की नर्स रेने केस ने एक दिन नदी के किनारे किसी स्त्री को नहाते हुए देखा, जिसके एक स्तन पर काफी बड़े स्कार टिश्यू बने हुए थे। पूछने पर उसने बताया कि तीस साल पहले उसे स्तन कैंसर हो गया था, जिसके लिए एक हिंदुस्तानी वैद्य ने कुछ जड़ी–बूटियों का काढ़ा पीने को दिया था। इस काढ़े से उसका कैंसर बिलकुल ठीक हो गया। केस ने उससे विस्तार से बात की और उन जड़ी–बूटियों के नाम और काढ़ा बनाने की विधि डायरी में लिख ली।

इसके बाद केस ने पीछे मुड़ कर नहीं देखा। उसको तो अपने जीवन का मकसद मिल चुका था। उसने अपना पूरा जीवन इस जादुई चाय पर रिसर्च करने और कैंसर के मरीजों की सेवा में लगा दिया। उसने इस चाय के फॉर्मूले में कई बदलाव करके देखे। इसमें कुछ दूसरी जड़ी बूटियों को भी मिला कर देखा। परंतु अंततः चार जड़ी बूटियों वाली चाय ही सबसे अच्छी साबित हुई। उसने अपने सरनेम केस (Caisse) की स्पेलिंग को उल्टा करके एसियक (Essiac) शब्द बनाया और यही नाम इस चाय को दे दिया।

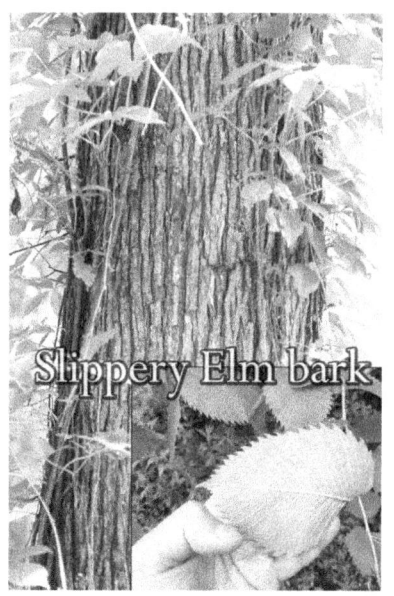

Slippery Elm bark

कैंसर को करे बॉय

सन् 1924 में केस की चाची को स्टोमक कैंसर हुआ और डॉक्टर्स ने कहा कि वह मुश्किल से 6 महीने जी पाएगी। केस ने एसियक चाय से चाची का उपचार किया और वह कैंसरमुक्त हो कर 21 साल जीवित रही।

इसके बाद में रेने केस की मां को भी लीवर में खतरनाक कैंसर हुआ और डॉक्टर्स ने कहा कि वह कुछ ही दिनों की मेहमान है। लेकिन केस ने अपनी मां का उपचार भी इसी चाय से किया और वह 18 साल तक स्वस्थ जीवन जीवित रही।

केस ने ब्रेसब्रिज, ओंतारियो में कैंसर क्लीनिक शुरू की और सन् 1934 से सन् 1942 तक मरीज़ों का उपचार करती रही। पूरे कनाडा के डॉक्टर्स उसके पास अपने

मरीज भेजने लगे। कई सर्जन और विशेषज्ञ उसकी क्लीनिक में आते, उसके मरीजों से मिलते और उनकी केस हिस्ट्रीज़ का अवलोकन करते।

बनाने की विधि

एसियक चाय बनाने का तरीका भी खास अहमियत रखता है। यह एक तरह का काढ़ा है, जिसे बरडक, शीप सोरल (जड़ समेत), स्लिपरी एल्म, टर्की रुबार्ब की जड़ से तैयार किया जाता है। कुछ निर्माता इसके केप्सूल और टिंचर भी बेचते हैं, लेकिन वे काम नहीं करते। जैविक और ताज़ा जड़ी बूटियां खरीद कर अपनी चाय बनाना ही अच्छा रहता है।

Herb	Weight		Form	Recipe %
Burdock root	1.5 lb	680g	pea-size cut	53%
Sheep sorrel with roots	1 lb.	453g	powdered	36%
Slippery Elm bark	4 oz.	113g	powdered	9%
Turkey rhubarb root	1 oz.	28.3g	powdered	2%

- कांच की दो बड़ी बोतलें साबुन और गर्म पानी से धोकर सूखने के लिए रख दें।
- एक स्टील की पतीली में डेढ़ लीटर शुद्ध क्लोरीन रहित या डिस्टिल्ड पानी में 15 ग्राम जड़ी बूटियां दस मिनट तक तेज़ आंच पर उबालें।
- उसके बाद गैस बंद करें और पतीली को ढक कर चूल्हे पर रात भर रखा रहने दें।
- दूसरे दिन सुबह काढ़े को फिर गर्म करें और जब भाप निकलने लगे तो गैस बंद कर दें। फिर इसे ठंडा होने के लिए रख दें।
- धीरे से चाय को साफ कांच की बोतल में भर कर किसी ठंडी जगह या फ्रिज़ में रख दें। बचा हुआ गूदा पुलटिस के काम में ले सकते हैं। 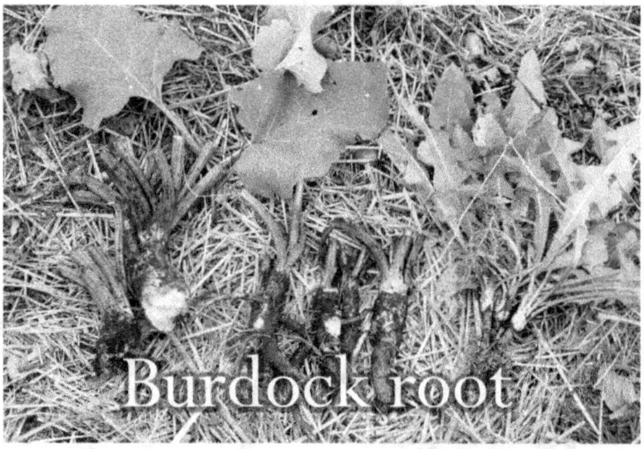
- ध्यान रखे कि जंगली प्रजाति की शीप सोरल प्रयोग करें। यलो डोक या गार्डन सोरल का प्रयोग नहीं करें। यदि आपको अच्छी चाय बनानी है तो बेहतर यही होगा कि आप जड़ी-बूटिया खुद पैदा करें।

मात्रा

शुरू में 30 एमएल चाय को 60 एम.एल. गर्म पानी में मिला कर सोने के पहले धीरे-धीरे सिप करें। इसका स्वाद बहुत अच्छा नहीं होता, पर थोड़े दिनों में आदत पड़

जाती है। सात दिन बाद मात्रा दोगुनी कर देना चाहिए। कीमो लेने वाले मरीजों के लिए चाय की मात्रा इससे भी ज्यादा बढ़ाई जा सकती है। कुछ अनुसंधानकर्ता कैंसर में इसकी मात्रा बढ़ाना पसंद करते हैं। इस चाय के एक घंटे पहले और एक घंटे बाद तक कुछ नहीं खाना चाहिए। इस मात्रा को कम से कम 5 महीने तक लेना चाहिए, उसके बाद मात्रा कम की जा सकती है।

एसियक के फ़ायदे

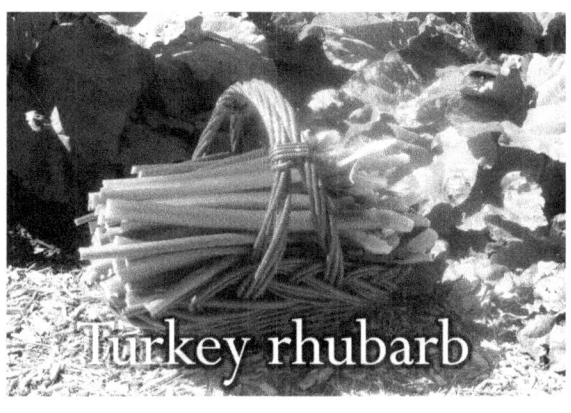
Turkey rhubarb

रेने केस के अनुसार यह चाय इम्युनिटी बढ़ाती है, भूख खुल जाती है, दर्द मिट जाता है और रोगी की हालत में सुधार होने लगता है। कैंसर की गाठें छोटी होने लगती है और मरीज़ ठीक होने लगता है। एसियक शरीर के रक्षातंत्र को मज़बूत करती है। नियमित एसियक चाय के सेवन से कैंसर के मरीज स्वस्थ और लंबा जीवन प्राप्त करते हैं। एसियक शरीर के टॉक्सिन्स को बाहर निकालती है और लीवर तथा पेनक्रियास की कोशिकाओं का पुनः निर्माण करती है।

- रक्त का शोधन करती है।
- एंजाइम्स को सक्रिय रखती है
- कोशिका का रखरखाव करती है और विषैले पदार्थों का उत्सर्जन करती है।
- कॉलेस्टेरोल को नियंत्रण में रखती है।
- हड्डियां, जोड़, लिगामेंट और फेफड़ों को मज़बूत बनाती है।
- मस्तिष्क और स्नायु तंत्र को पोषण देती है।
- फेफड़ों से म्यूकस को बाहर निकालती है।
- शरीर से भारी धातुओं जैसे एल्युमीनियम, मरकरी आदि का उत्सर्जन करती है।

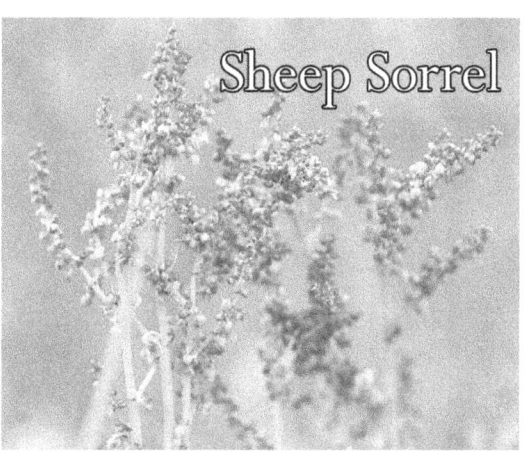
Sheep Sorrel

- लाल रक्त कोशिका का निर्माण करती है।
- रेडियेशन से शरीर की रक्षा करती है।
- आहार पथ के परजीवियों का सफ़ाया करती है।
- हृदय, गुर्दे और जिगर में

63

चिकनाई को जमने नहीं देती।

- जिगर को लेसीथिन का निर्माण करने के लिए प्रेरित करती है, जिससे नाड़ियों का बाहरी खोल तैयार होता है।

डॉयबिटीज को भगाए

एक मरीज को कोलोन कैंसर के साथ डायबिटीज़ भी थी। एसियक उपचार से उसके कैंसर के साथ–साथ डायबिटीज़ भी ठीक हो गई। इस बात की कनाडा में बहुत चर्चा हुई, और यह बात डॉ. बैंटिंग (जिन्होंने इंसुलिन की खोज की थी) तक जा पहुँची। वह बहुत उत्साहित हुए और रेने केस के साथ मिल कर रिसर्च करने का मन बना बैठे। बैंटिंग को पूरा विश्वास था कि एसियक चाय में पेनक्रियास को पुनर्जीवित करने की क्षमता है। उन्होंने यह भी पता कर लिया था कि सदियों से डायबिटीज़ के इलाज में बरडक की जड़ का प्रयोग किया जा रहा था। बैंटिंग चाहते थे कि रेने अपनी कैंसर क्लीनिक बंद कर दे। लेकिन रेने अपनी कैंसर क्लीनिक बंद नहीं कर सकी और यह शोध कभी संपन्न नहीं हो पाई।

बडविग संग यह चाय, चमत्कार हो जाए

कैंसर के मरीजों को बडविग प्रोटोकोल के साथ यह चाय देना सोने पर सुहागा है। अधिकांश वैकल्पिक कैंसर विशेषज्ञ इस चाय को बडविग प्रोटोकोल के साथ देते हैं और बहुत अच्छे परिणाम प्राप्त करते हैं। नोबल पुरस्कार के लिए सात बार चयनित, डॉ. जोहाना बडविग द्वारा विकसित अलसी के तेल, पनीर, फलों के रस और स्वस्थ आहार–विहार पर आधारित उपचार सभी प्रकार के कैंसर में 90 प्रतिशत सफलता देता है। उन्होंने इस उपचार से वर्षो तक हजारों रोगियों का सफलतापूर्वक उपचार किया, जिसे देखकर पूरा विश्व स्तब्ध है। कैंसर की अंतिम अवस्था से जूझ रहे रोगियों में भी यह उपचार जादुई असर करता है। आप इस उपचार को सही तरह से पूर्णता और श्रद्धा के साथ लें, इसके हर निर्देश हर परहेज़ का पूरी तरह पालन करें। यदि जीतने की तमन्ना है, कैंसर को परास्त करने का जज़्बा है तो किसी भी कैंसर पर विजय प्राप्त की जा सकती है।

बिच्छू बूटी या स्टिंगिंग नेटल

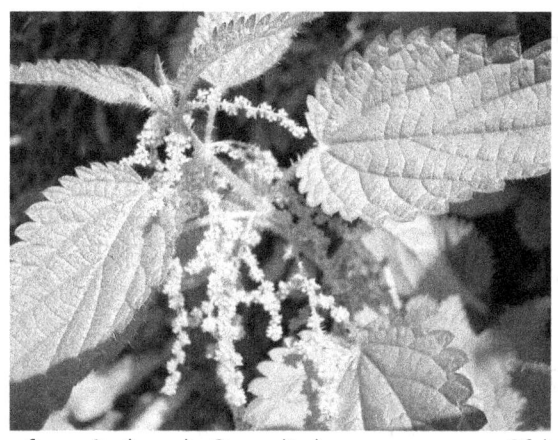

बिच्छूबूटी या स्टिंगिंग नेटल (Stinging Nettle) का वानस्पतिक नाम अर्टिका डायोइका Urtica dioica है। यह बहुत काम की जड़ी–बूटी है। इसे संस्कृत में वृष्चिक और हिंदी में बिच्छू घास, कली और कंदाद्ली भी कहते हैं। यह कैंसर और अन्य रोगों के उपचार में बहुत उपयागी है। बिच्छूबूटी यूरोप, एशिया, उत्तरी अमेरिका और उत्तरी अफ्रीका में पाई जाती है। पूरे विश्व में नेटल समुदाय, अर्टिकेसिया, की 500 उपजातियां पाई जाती हैं। भारत में यह जंगली पौधे के रूप में अपने आप पैदा हो जाती है और पहाड़ी क्षेत्रों में बहुतायत से पाई जाती है। इसकी तासीर गर्म होती है और इसका स्वाद कुछ–कुछ पालक की तरह होता है।

इसका प्रयोग स्थानीय लोग प्रायः पशुओं के चारे के रूप में करते हैं। इसका प्रयोग दंड देने के लिए भी किया जाता है। बिच्छू घास को पानी में भिगाकर लगाने के दंड से अपराधी को नानी याद आने लगती है। उत्तराखंड के कई इलाकों में शराबियों को सुधारने के लिए बिच्छू धास का सहारा लिया जाता है। शनिदेव के प्रकोप से बचने और उन्हें पटाने के लिए भी बिच्छू धास का प्रयोग ज्योतिषी बताते हैं।

यह 3–7 फुट लंबा एक विचित्र, उपयोगी और औषधीय पौधा है। सर्दियों में यह सूख कर जमीन पर गिर जाता है। सर्दी के बाद जड़ों से फिर नया पौधा निकल आता है। इसकी पत्तियां हरी, मुलायम और 3–15 सैमी लंबी होती हैं, जिसके किनारे दांतेदार होते हैं। पत्तियों का आधार हृदय जैसा तथा सिरा लंबा और नुकीला होता है। तने से पत्तियां जोड़े में आमने–सामने निकलती हैं। हर पत्ती के आधार पर अंडाकार अनुक्रम पत्रों (Stipules) का एक जोड़ा होता है, जो इस पौधे की खास पहचान मानी जाती है।

इसमें जून से सितंबर के महीने में हरे या भूरे रंग के छोटे–छोटे फूल आते हैं, जो घने गुच्छों के रूप में निकलते हैं। इसके तने और पत्तियों में छोटे–छोटे असंख्य कांटे होते हैं। छूने पर इनके नुकीले सिरे त्वचा में घुस जाते हैं और शरीर में एसीटाइलकोलीन, हिस्टेमीन, 5–एचटी या सीरोटोनिन और संभवतः फोरमिक एसिड आदि रसायन छोड़ देते हैं। इस कारण इस पौधे को छूने मात्र से असहनीय जलन और खुजली महसूस होती है और दाने निकल आते हैं, ऐसा लगता है जैसे बिच्छू ने काट लिया हो। इसलिए इसे खुजली वाला पौधा भी कहते हैं। कई बार यह जलन और वेदना कुछ मिनट से लेकर एक हफ्ते तक परेशान कर सकती है।

औषधीय उपयोग

इसमें विटामिन A, B, D, आइरन, कैल्सियम और मैगनीज प्रचुर मात्रा में होता है। बिच्छू या स्टिंगिंग नेटल बूटी गर्म, वात–कफनाशक और पित्त को बढ़ाने वाली होती है। यह एस्ट्रिंजेंट, एंटीऐलर्जिक, संक्रमणरोधी, मूत्रवर्धक, स्वास्थ्यवर्धक, दर्दनाशक, कैंसररोधी, कृमिनाशक, एंटीडायबीटिक, एंटीहिस्टेमीन, एक्सपेक्टोरेंट, एंटीस्पाज़्मोडिक और दुग्धवर्धक मानी जाती है। यह निम्न विकारों में बहुत कारगर साबित हुई है।

- **कैंसर** – कई शोधकर्ताओं ने अपने प्रयोगों में यह पाया है कि इसकी ताज़ा पत्तियों में कैंसररोधी गुण होते हैं और इसकी पत्तियों में एंटीऑक्सीडेंट्स, विटामिंस और पोटेशियम प्रचुर मात्रा में होते हैं। इसलिए यह कैंसर, दुर्बल रक्षाप्रणाली और हृदय रोग के उपचार में उत्कृष्ट मानी गई है। डॉ. बुडविग ने अपने कैंसर उपचार में इसके सेवन की सलाह दी है।
- इसमें पर्याप्त खनिज, विटामिन–के होते हैं, इसलिए यह गर्भावस्था में भी लाभदायक है और रक्तस्त्राव से बचाती है। यह भ्रूण को ताकत देती है। यह प्रसव के समय दर्द में राहत देती है। यह दुग्धवर्धक है। यह पी.एम.एस., मेनोरेज़िया, फाइब्रॉयड, डिसमेनोरिया आदि में बहुत उपयागी है।
- इसकी जड़ और पत्तियां सर्दी, जुकाम, बुखार, ब्रोंकाइटिस, क्षयरोग, अस्थमा और श्वासकष्ट में राहत देती हैं। यह श्वासनलियों को फैलाती है। यह फेफड़ों में जमा बलग़म बाहर निकालती है। इसके गरारे करने से मुँह और गले की ख़ारिश और सूजन कम होती है।
- यह मूत्रवर्धक है, इसलिए इसका काढ़ा पीने से मूत्र ज्यादा बनता है, सूजन और मूत्राशय के संक्रमण में फ़ायदा मिलता है। इसके प्रयोग से गुर्दे तथा मूत्राशय की छोटी पथरियां टूट कर निकल जाती हैं।
- यह पेट के कीड़ों को मार देती है और पेटदर्द दूर करती है।
- इसके बीज का रस पीने से शरीर में एकत्रित टॉक्सिंस और चयापचय अपशिष्ट बाहर निकल जाते हैं।
- इसकी पत्तियों या जड़ का काढ़ा जली हुई त्वचा, फ़िश्चुला और गेंग्रीन की ड्रेसिंग में प्रयोग की जाता है। यह त्वचा के संक्रमण, स्केबीज़ और खुजली में भी फ़ायदेमंद है।
- इसका काढ़ा दस्त, पेचिश, बवासीर, नक़सीर और शरीर में कहीं भी होने वाले रक्तस्त्राव में बहुत फ़ायदेमंद है।
- इसकी पत्तियां पाचन रोग जैसे गैस, उबकाई, म्यूकस कोलाइटिस में लाभदायक हैं।
- यह मुंह और गले के संक्रमण का उपचार करता है।
- यह थायरॉइड गोइटर और मोटापे में उपयागी है।
- इसकी पत्तियां उच्च रक्तचाप और ऐनीमिया में फ़ायदेमंद हैं।

- यह रक्त का शोधन करती है और शरीर के चयापचय अपशिष्ट और टॉक्सिंस का विसर्जन करती है। यह लिम्फेटिक सिस्टम को उत्साहित करती है और रक्त के शोधन में गुर्दे की सहायता करती है।
- इसके प्रयोग से गंजे लोगों के बाल आने शुरू हो जाते हैं, रूसी मिट जाती है और बाल काले भी हो जाते हैं। यह मसूड़ों के संक्रमण और दांतो पर जमे प्लॉक के उपचार में कारगर है। इसके पत्तों की चाय मुंह की दुर्गंध दूर करती है। शैम्पू, कंडीशनर, टूथपेस्ट बनाने वाली कंपनियां नेटल का ख़ूब प्रयोग कर रही हैं।
- यह प्राकृतिक दर्दनाशक है और रूमेटिज़्म, आर्थ्राइटिस और गाउट में बहुत असरदार है।
- इससे बना टॉनिक कमजोरी दूर करता है।
- यह विवर्धित प्रोस्टेट, एल्झाइमर, एब्सिस, हरपीज़, एग्ज़ीमा, मुँहासे, नशामुक्ति के लिए भी प्रयोग की जाती है।

डेंडेलियन – शेर के दंत करे कैंसर का अंत

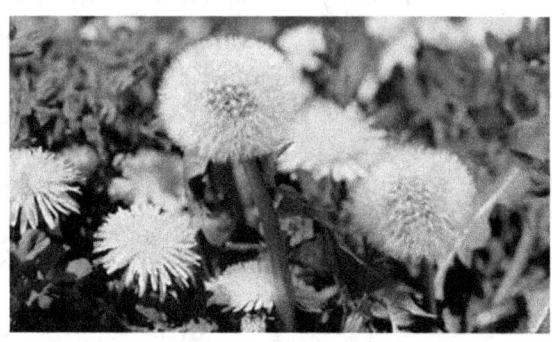

आपको यह जान कर आश्चर्य होगा कि सर्वव्यापी, साधारण से डेंडेलियन (हिंदी में सिंहपर्णी या कुकरौंधा) नाम के पौधे की जड़ कई तरह के कैंसर में चमत्कारी साबित हो रही है। हाल ही हुई शोध से भी यही संकेत मिले हैं। इसका वानस्पतिक नाम Taraxacum officinale है। डेंडेलियन एक फ्रेंच शब्द dent-de-lion से लिया गया है, जिसका अर्थ है (Lion) शेर के (Dande) दांत। विंडसर रीजनल कैंसर सेंटर, ओंतारियो कनाडा के डॉ. कैरोलिन हैम के अनुसार क्रोनिक माइलोमोनोसाइटिक ल्यूकीमिया के एक गंभीर मरीज जॉन डिकार्लो को डॉक्टर्स ने सिर्फ चार मंहीने का समय दिया था। किसी ने उसे डेंडेलियन की जड़ की चाय पीने की सलाह दे डाली। चार महीने बाद बिलकुल ठीक होकर जॉन हॉस्पीटल पहुँचा तो डॉक्टर्स अचंभित थे और इसे डेंडेलियन का बड़ा चमत्कार मान रहे थे। विंडसर यूनिवर्सिटी के बायोकेमिस्ट सियाराम पांडे और उनके साथी डेंडेलियन पर रिसर्च कर रहे हैं और बहुत उत्साहित हैं क्योंकि उनकी टीम को रिसर्च के लिए कनाडा की सरकार ने 215,000 डालर मंजूर किए हैं। मशहूर हर्बलिस्ट मारिया ट्रेबेन भी डेंडेलियन को ल्यूकीमिया समेत कई बीमारियों में प्रयोग करती है। डॉ. बुडविग ने भी इसे अपने सलाद में शामिल करने की सलाह दी है।

जॉर्ज केर्नस् की कहानी

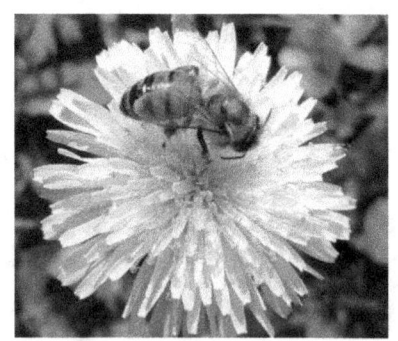

जॉर्ज केर्नस् को टर्मिनल स्टेज का प्रोस्टेट कैंसर था। डॉक्टर्स जवाब दे चुके थे। जॉर्ज परेशान थे, लेकिन शायद मरना नहीं चाहते थे। एक दिन उन्हें पीछे से किसी की आवाज सुनाई दी, जॉर्ज तुझे कुछ करना ही पड़ेगा। तू डेंडेलियन के जड़ की चाय पीना शुरू कर दे, तू 4–6 महीने में ठीक हो जायेगा। इसकी जड़ को कैसे सुखाना है, कितनी मात्रा लेनी है या चाय कैसे बनानी है, सब कुछ बता दिया। जॉर्ज ने पीछे मुड़ कर देखा तो कोई नहीं था। जॉज अचंभित था, शायद कोई मजाक करके निकल गया या सचमुच कोई आकाशवाणी हुई हो।

लेकिन जॉज ने तो इसे ईश्वर का आदेश समझा। बस अगले दिन उसने डेंडेलियन की जड़ें इकट्ठी की और एक टीस्पून लेना शुरू कर दिया। तीन हफ्ते में

उसकी कमर का दर्द ठीक होने लगा। साढ़े पांच महीने में वह बिलकुल स्वस्थ हो गया। फिर जॉर्ज ने बड़ी मुश्किल से एक लंग कैंसर के मरीज को यह इलाज लेने के लिए तैयार किया। 3–4 महीने में यह मरीज भी ठीक हो गया। इस तरह जॉर्ज का हौसला बढ़ता गया और वह इस सरल सुलभ और सस्ते उपचार से कैंसर के मरीजों का उपचार करने लगा।

तैयार करने की विधि

डेंडेलियन की जड़ का पाउडर बनाने की विधि को ध्यान से पढ़ें। कोई ग़लती नहीं करें अन्यथा यह काम नहीं करेगी। सबसे पहले तो इसकी जड़ों को तोड़ कर इकट्ठी करें। पत्तियों को काट कर अलग कर लें। जड़ों को धोना नहीं चाहिए। इन्हें सुखाने के लिए सही तापमान 100^0 सेल्सियस माना गया है। इन्हें इनक्यूबेटर में सुखाया जा सकता है। 4–5 दिन में अच्छी तरह सूख जाती हैं। सूखने की पहचान यही है कि तोड़ते ही ये चट–चट चटक जाएं। इन्हें बिजली के बल्ब की गर्मी से भी सुखाया जा सकता है, लेकिन बल्ब को ऊपर नीचे करके सुनिश्चित करलें कि तापमान लगभग 100^0 सेल्सियस के आसपास ही रहे। ज्यादा गर्मी नहीं हो तो छत पर भी सुखाई जा सकती है। पाउडर बनाने के लिए सूखी हुई जड़ो को लोहे की कढ़ाई में रख कर हथौड़े से कूटें। कूटने के लिए इमाम दस्ता भी ठीक रहेगा। ध्यान रहे कि हथौड़ा धीरे–धीरे चलाएं, वर्ना जड़े उचटेंगी। दरदरा ही कूटना है। ज्यादा महीन नहीं होने दें अन्यथा काम के पोषक तत्व धूल के साथ निकल जाएंगे। बिजली के ग्राइंडर में कभी नहीं पीसें। पाउडर को साफ़ डिब्बे में भर कर रख दें।

आधा पौन टीस्पून पाउडर को ठंडे पानी या ऑरेंज ज्यूस में मिला कर दिन में एक बार सेवन करें। सॉफ़्ट ड्रिंक, शराब या कोई गर्म लिक्विड में नहीं लें। तीन चार दिन में आपको अच्छा महसूस होने लगेगा, क्योंकि नया खून बनना शुरू हो जायेगा। तीन–चार हफ्तों में तो आपकी इम्यूनिटी पुख़्ता होकर कैंसर पर पकड़ मज़बूत कर लेगी। दर्द में राहत मिलने लगेगी। धीरे–धीरे ही सही पर कैंसर जड़ से ठीक होने लगेगा।

मिल्क थिसिल – लीवर का सुरक्षा कवच

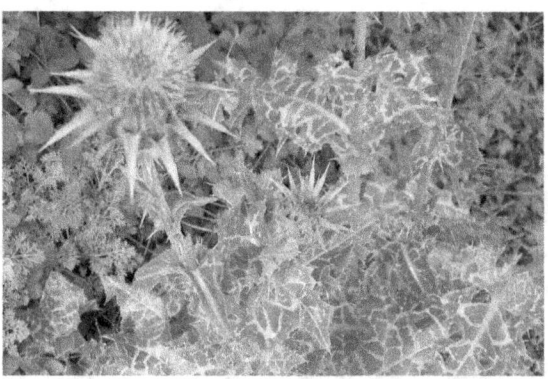

मिल्क थिसिल गुलाबी, क्रिमसन या सफेद रंग के फूलों वाला एक कांटेदार पौधा है। डेजी और रैगवीड इसके संबंधी हैं। एस्टरेसियाई परिवार के इस जंगली पौधे का बोटेनिकल नाम सिलिबम मेरियानम है। इसाइयों की ऐसी मान्यता है कि जीसस को दुग्धपान करवाते समय मैरी के स्तन से गिरने वाले दूध के कतरों से ही मिल्क थिसल की उत्पत्ति हुई है। इसीलिए इसे मैरी थिसल, होली थिसल और सिलिमेरिन के नाम से भी जाना जाता है। तभी तो इसके पत्तों पर सफेद रंग के धब्बे होते हैं।

मूल रूप से मेडीटेरेनियन देशों में उगने वाला यह पौधा आजकल पूरे विश्व में देखने को मिल जाता है। इसका पौधा 4–10 फुट लंबा होता है। इसके फूलों में काले भूरे बीज बनते हैं, जिनका काढ़ा या पाउडर लीवर के विकारों में बहुत लाभदायक मानी जाता है।

औषधीय गुण

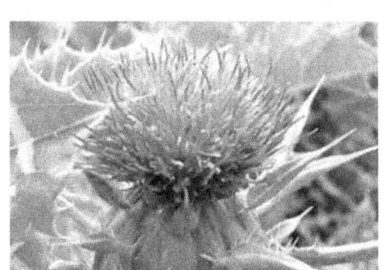

मिल्क थिसल में सिलिबिन, सिलिडायनिन और सिलिक्रिस्टिन नाम के तीन फ्लेवानॉयड पाए जाते हैं, जिनको सम्मिलित रूप में सिलिमेरिन कहते हैं। यह एक उत्कृष्ट एंटीऑक्सिडेंट और एंटीइंफ्लेमेटरी है। प्रदूषण, अल्कॉहल, दवाइयां और हानिकारक तत्व हमारे लीवर को ऑक्सीडाइज़ और क्षतिग्रस्त करते रहते हैं। यह हमारी कोशिकाओं को इन फ्री–रेडिकल्स से होने वाले नुकसान की क्षतिपूर्ति करती है तथा प्रदाह और सूजन से बचाती है।

सिलिमेरिन लीवर की कोशिकाओं को पुनर्जीवित करती है और रखरखाव की जिम्मेदारी का वहन करती है। कॉलेस्टेरोल को नियंत्रण में रखती है। इस तरह यह पित्ताशय की पथरी, हिपेटाइटिस, फैटी लीवर, सिरोसिस और कैंसर के उपचार में महत्वपूर्ण भूमिका निभाती है।

सिलिमेरीन हल्सी सी दस्तावर है, इसके फाइबर आंतों को हौले–हौले से साफ़ करते है, प्रदूषित तत्वों को बाहर करते हैं और पाचन तंत्र को स्वस्थ और निरामय रखते हैं।

1 से 2 टीप्सून मिल्क थिसल के पाउडर को दिन में 3–4 बार दिया जाता है। 8–10 हफ्ते बाद इसकी मात्रा घटा कर आधी टीस्पून 3–4 बार कर दी जाती है। इसकी चाय बना कर भी दी जा सकती है।

मिसलटो – हर्बल पेनासिया

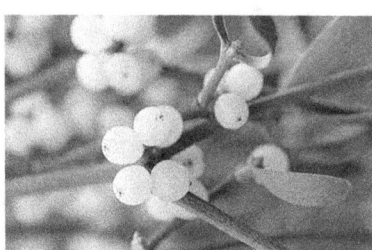

रोगी कैंसर के उपचार में मिसलटो का प्रयोग प्राचीन काल से होता आया है। ऐलोपेथी के चिकित्सक भी इसे ख़ूब काम में लेते हैं। इसकी औषधि यूरोपियन मिसलटो से तैयार की जाती है, जिसे विस्कम एलबम कहते हैं। यह उपचार यूरोप में बहुत प्रचलित है।

मिसलटो उपचार – इसे मुँह द्वारा, सबक्यूटेनियस, इंट्रावीनस या इंट्राट्यूमर दिया जा सकता है। यह उपचार प्रायः कई वर्षों तक चलता है और रोगी खुद ही सबक्यूटेनियस इंजेक्शन लगाना सीख लेता है। यह वैसे काफी सुरक्षित औषधि है, लेकिन इससे कभी जुकाम और बुख़ार हो सकता है। इंजेक्शन की जगह लाल और इंफ्लेम हो सकती है।

- यह कई कैंसर के उपचार में प्रयोग की जाती है।
- इसे कैंसर की किसी भी अवस्था में दिया जा सकता है।
- इसे परंपरागत कैंसर चिकित्सा के साथ–साथ दिया जा सकता है।

मिसलटो के औषधीय गुण

- मिसलटो रक्षाप्रणाली को मज़बूत करती है, कैंसर कोशिकाओं को मारती हैं तथा स्वस्थ कोशिकाओं की कीमो और रेडियो कुप्रभावों से रक्षा करती है।
- यह जीवन को खुशी और राहत देती है।
- रोगी ऊर्जावान और अच्छा महसूस करता है।
- रोगी को भूख लगने लगती है और कमजोरी दूर होती है।
- दर्द और वेदना दूर करती है। नींद अच्छी आती है।
- रोगी सकारात्मक और उत्साहित रहता है।
- यह रेडियो और कीमो के साइड–इफेक्ट्स में राहत देती है।
- कैंसर और मेटास्टेसिस के दोबारा होने का जोख़िम कम करती है।
- रोगी का जीवनकाल बढ़ाती है।

एकिनेसिया – हर्बल एंटीबायोटिक

एकिनेसिया बहुत प्रचलित औषधीय पौधा है, जो रक्षाप्रणाली को मज़बूत बनाता है। मुख्यधारा के चिकित्सक इसे रेडियोथेरेपी और कीमोथेरेपी के साथ प्रयोग करते हैं। ब्रेन कैंसर और ब्रेन ट्यूमर में यह बहुत प्रभावशाली साबित हुआ है।

एकिनेसिया सदियों से अमेरिका के प्रवासी भारतीय कबीलों की पसंदीदा औषधि रही है। लेकिन एंटीबायोटिक्स प्रचलित होने के बाद इसका महत्व कम होता चला गया। यह जुकाम से कैंसर तक अनेक रोगों की सटीक दवा मानी जाती थी।

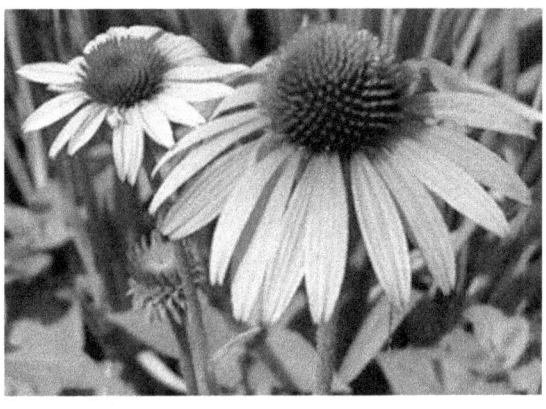

पिछले बीस सालों में जर्मनी के चिकित्सकों ने एकिनेसिया पर बहुत शोध किया है। जर्मन फैडरल हैल्थ एजेंसी ने इसे जुकाम, इंफ्लुएंजा, गहरी चोट और यूरिनरी ट्रेक्ट इंफेक्शन के उपचार लिए अनुमोदित किया है। इसे अमूमन टिंचर्स और लिक्विड के रूप में प्रयोग किया जाता है। कई शोधकर्ताओं ने इसे एग्ज़ीमा, केंडिडायसिस, रुमेटॉयड आर्थाइटिस और सोरायसिस में भी बहुत गुणकारी माना है। 1999 में एम.जे.वरहोफ ने एकिनेसिया को नाड़ी रोग और ब्रेन ट्यूमर में सफलता पूर्वक प्रयोग किया। इससे प्रेरित होकर कई वैज्ञानिकों ने इसे कैंसर के उपचार में प्रयोग करने पर विचार किया।

एकिनेसिया कंपोजिटाई परिवार का सदस्य है। वैसे तो इसकी नौ प्रजातियां हैं, लेकिन अधिकांश शोध कार्य सिर्फ तीन पर ही हुआ है। परपल कोर्न फ्लावर अमेरिका की सबसे प्रचलित प्रजाति है और 1887 से औषधि के रूप में प्रयोग की जा रही है। इसकी जड़ और पत्तियां दोनों ही औषधीय गुणों से भरपूर हैं।

एकिनेसिया में कई सक्रिय रसायन जैसे पॉलीसेकेराइड्स, एल्काइलेमाइड्स, फ्लेवेनॉयड्स, कैफिक एसिड उत्पाद, पॉली एसिटाइलीन्स और आवश्यक तेल होते हैं जो रक्षातंत्र को उत्कृष्ट बनाते हैं। जैसे एरेबिनोगेलेक्टॉन एक शक्तिशाली इम्युनो–मोड्यूलेटिंग पॉलीसेकेराइड है, जो माक्रोफाज़, इंटरल्यूकिन और इंटरफेरोन को सक्रिय बनाता है तथा टी–सैल्स की सक्रियता को बढ़ाता है। यह जीवाणुओं पर हमला करके मार डालता है और कैंसर कोशिकाओं को खत्म कर देता है। ब्रेन ट्यूमर्स और कैंसर के उपचार में इसे बहुत महत्वपूर्ण माना जा रहा है। इसे कीमो और रेडियो से होने वाले संक्रमण के उपचार में भी प्रयोग किया जाता है।

73

एकिनेसिया की 900 से 1200 मिलिग्राम मात्रा दिन में तीन खुराक में विभाजित करके दी जाती है। इसका एक कोर्स 8 सप्ताह से अधिक नहीं देते हैं, क्योंकि यह खून को पतला करती है। यह चाय और केप्सूल के रूप में भी मिलती है।

कुछ अनुसंधानकर्ता केट्स क्लॉ, एस्ट्रागेलस, करक्यूमिन और एकिनेसिया को रक्षातंत्र को मज़बूत बनाने में अन्य प्रचलित दवाओं से भी अधिक शक्तिशाली मानते हैं। कीमोथेरेपी के बाद कैथरीन नाम की महिला का डब्ल्यू.बी.सीं. काउंट बहुत ही कम कम हो गया था जो कई हफ्तों तक इम्यून–स्टिमुलेटिंग दवाइयां और इंजेक्शन देने पर भी नहीं बढ़ पा रहा था। जब उसे ये चारों औषधियां दी गई तो 15 दिन में ही उसके काउंट्स नोरमल हो गए। साथ में उसने एलोवेरा भी लिया था।

गोल्डनसील

गोल्डनसील (Hydrastis Canadensis) एक औषधीय पौधा है, जो सैंकड़ों वर्षों से अनेक रोगों के उपचार में प्रयोग किया जा रहा है। सन् 1798 में बेंजामिन स्मिथ बार्टन ने अमेरिका के मेटीरिया मेडीका को लिखे गए आलेख में जिक्र किया कि प्रवासी भारतीय गोल्डनसील से हूपिंग कफ, लीवर के रोग, आंखों के संक्रमण, बुख़ार, दस्त, निमोनिया और कैंसर जैसी कई बीमारियों का उपचार करते थे। 18वीं शताब्दी में तो अमेरिका के चिकित्सक गोल्डनसील को एक रामबांण औषधि की तरह प्रयोग करने लगे थे। भले इस औषधि पर पर्याप्त शोध नहीं हुई है लेकिन आज भी वहां के डॉक्टर्स इसे कई रोगों में प्रयोग करते हैं। वहां यह सबसे अधिक बिकने वाली जड़ी–बूटियों में अहम स्थान रखती है।

गोल्डनसील के प्रमुख औषधीय तत्व इसके प्रकंद मूल (Rhizome) में पाए जाते हैं। इसमें निम्न आइसोक्विनोल अल्कलॉयड्स महत्वपूर्ण हैं।

- **बरबेरिन** (3-5–4-6%) : यह बेंजाइल आइसोक्विनोल अल्कलॉयड है जिसमें कैंसररोधी, अप्समाररोधी (Anti-epileptic) और जीवाणुरोधी गुण होते हैं। यह बेक्टीरिया, फंगस, प्रोटोज़ोआ, हैल्मेंथ और क्लेमाइडिया के विरुद्ध काम करता है।
- **बीटा–हाइड्रेस्टीन** (2–4%) : एस्ट्रिनजेंट की तरह काम करता है।
- **केनेडीन** – एक एंटीऑक्सिडेंट हैं।
- **केनेडेलीन**
- बरबेरिन और बीटा–हाइड्रेस्टीन सबसे प्रभावशाली हैं। इन पर कई अध्ययन हुए हैं। सभी अल्कलॉयड्स मिल कर बेहतर काम करते हैं। यह सिनर्जिस्टिक हर्ब है अर्थात यह अन्य हर्ब्स और औषधियों के गुणों को भी बढ़ाती है। इसलिए इसे एकिनेसिया के साथ भी दिया जाता है।

गोल्डनसील साधारण (जैसे जुकाम, त्वचा के घाव) और कुछ असाध्य रोगों के इलाज में प्रयोग किया जाता है। यह आंखों का बढ़िया टॉनिक है। यह एंटीबायोटिक, एस्ट्रिन्जेंट, इम्युनोस्टिमुलेट्री, एंटीकन्वल्सेंट और सेडेटिव है। लेकिन शरीर में किसी भी जगह की त्वचा और म्यूकस मेंब्रेन्स के संक्रमण में असाधारण रूप से प्रभावी है। यह बेक्टीरिया, फंगस ओर पेरेसाइट्स के विरुद्ध काम करता है। यह एंटीबायोटिक्स के बाद होने वाले फंगस इन्फेक्शन से बचाव करता है। कई चिकित्सक ऐसा मानते हैं कि यह टी.बी. के उपचार में भी दमदार साबित हो सकता है। 19 और 20 वीं शताब्दी में इसे म्यूकस मेंब्रेन्स के संक्रमण जैसे गले का संक्रमण, त्वचा के छोटे–मोटे घाव, रक्तस्त्राव, माहवारी की तकलीफ़ें, गेस्ट्राइटिस, कोलाइटिस, कब्ज़, मुँहासे, रिंगवर्म, जनाइटोयूरीनरी इंफेक्शन, थ्रश और सांप के काटने में बहुत प्रयोग किया जाता था।

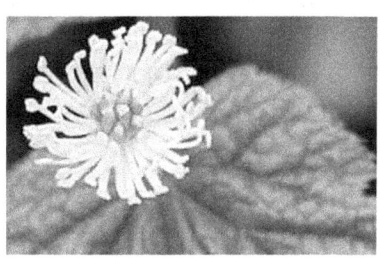

चिकित्सक इसे घावों की मरहम पट्टी, पाइल्स, त्वचा के रोग (जैसे रिंगवर्म और एथलेट्स फूट), ऑख के संक्रमण में प्रयोग करते थे।

गोल्डनसील आंतों के ऊतक से जीवाणुओं को चिपकने नहीं देते और आंतों में संक्रमण को रोकते हैं। यह स्प्लीन के रक्तप्रवाह को बढ़ाती है, माक्रोफाज (वह श्वेत कोशिकाएं जो रोगाणुओं को खत्म करती हैं) को सक्रिय करती है और पित्त के स्त्राव को बढ़ाती है। किडनी, लीवर और स्किन से टॉक्सिंस का विसर्जन करती है।

शोधकर्ता इसके कैंसररोधी गुणों से बहुत प्रभावित हैं। इसको देने से कैंसर की गांठे घुलने लगती हैं। प्रयोगशाला में देखा गया है कि अकेले 150 mcg/ml बरबेरिन से ब्रेन ट्यूमर की 91% कैंसर कोशिकाएं नष्ट हो जाती हैं।

इलिंगवुड के अनुसार गोल्डनसील हाइपोथायरॉयडिज्म, हाशिमाटोज रोग और गोइटर में गुणकारी साबित हुआ है। गोल्डनसील से उन्होंने इन विकारों के 25 बीमार ठीक किए थे।

सावधानियां

गोल्डनसील काफी तेज़ औषधि है और इसके प्रयोग में सावधानी बरतना जरूरी है। इसे तीन हफ्ते से अधिक नहीं लेना चाहिए। उसके बाद दो हफ्ते के लिए यह दवा बंद कर देना चाहिए। इससे कुछ मरीजों को पाचन और नाड़ी तंत्र संबंधी साइड–इफेक्ट हो सकते हैं। इससे उल्टी और दस्त लग सकते हैं, तो इसे तुरंत बंद कर दें। इसकी अधिक मात्रा लेने पर त्वचा, मुँह, गले या योनि में जलन हो सकती है। इस स्थिति में इसे तुरंत बंद कर दें। हृदयरोग, डायबिटीज़, ब्लडप्रेशर, स्ट्रोक और ग्लूकोमा के मरीजों को गोल्डनसील नहीं देना चाहिए। यह हृदय को उत्तेजित करती है, जिससे रक्तचाप बढ़ सकता है। गर्भावस्था और शिशुओं में इसका प्रयोग वर्जित है।

सुपर फूड कुट्टू

एक उत्कृष्ट अन्न और शक्ति का भंडार

आमतौर पर कुट्टू को अनाज की तरह प्रयोग में लिया जाता है, परंतु वास्तव में यह बड़ी पत्तियों वाले रूबार्ब प्रजाति के एक पौधे का बीज है। इसका वानस्पतिक नाम फेगोपाइरम एस्कुलेंटम (Fagopyrum Esculentum) है। पौष्टिकता के हर मापदंड में यह गेहूं, चावल, मक्का आदि से बेहतर है। इसका शर्करा–सूचकांक (Glycemic Index) गेहूं, चावल, मक्का आदि से काफी कम

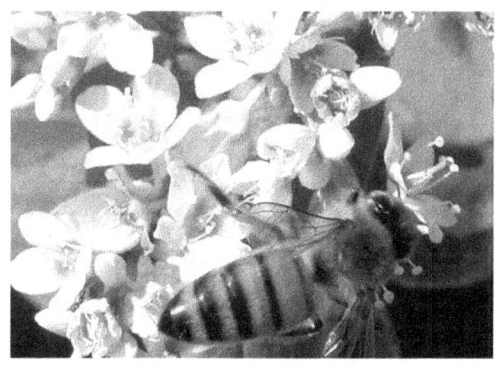

होता है। उत्तर भारत में नवरात्रि पर्व पर हिंदू अक्सर कुट्टू के आटे की बनी चीज़ें खाते हैं, जैसे कि कुट्टू की पूरी, कुट्टू के पकौड़े आदि। पंजाब में कुट्टू ओखला के नाम से जाना जाता है और इसके आटे का काफी इस्तेमाल किया जाता है।

कुट्टू (Buekwheat) के छिलका उतरे दाने (Grouts) हल्के भूरे या हरे रंग के होते हैं, जबकि कुट्टू के भुने हुए दाने गहरे भूरे और स्वाद में मेवे की तरह लगते हैं। इसके दाने या दलिया हल्के हरे या पीले से रंग के होते हैं। भुना दलिया जो गहरा भूरा होता है और जिसे "काशा" कहा जाता है, पूर्वी यूरोप में बहुत खाया जाता है। वहां काशा को पुलाव की तरह प्याज़, जैतून के तेल और अजमोद के साथ पकाया जाता है। कुछ लोग इसे ओट के साथ पका कर फलों से सजा कर नाश्ते में खाते हैं। चीन, जापान और कोरिया में कम से कम 1000 वर्षों से इसकी पैदावार होती है। वहां कुट्टू के सोबा नूडल्स बहुत प्रचलित हैं। आजकल यूरोप में भी सोबा नूडल्स पसंद किए जा रहे हैं।

कुट्टू में गेहूँ, चावल, मक्का और बाजरा में ज़्यादा प्रोटीन होता है और इसमें लाइसीन और आर्जिनीन नामक अमाइनो एसिड्स प्रचुर मात्रा में होते हैं जबकि अन्य मुख्य अनाजों में इनकी मात्रा बहुत कम होती है। इसमें ग्लूटेन नहीं होता है, अतः यह उनके लिए भी उत्तम भोजन है जिन्हें ग्लूटेन से एलर्जी है या सीलियक रोग है। इसमें अच्छे और संतुलित अमाइनो एसिड और भरपूर फाइबर होने के कारण यह कोलेस्ट्रोल कम करता है और खून में ग्लुकोज़ के स्तर को काबू में रखता है। अतः डायबिटीज़ और स्थूलता के रोगियों के लिए भी यह अच्छा आहार है। इसके प्रोटीन उच्च–रक्तचाप में दी जाने वाली औषधि ACE Inhibitor (Angiotensin Converting Enzyme Inhibitor) की तरह एंजियोटेंसिन कनवर्टिंग एंजाइम की गतिविधि को बाधित करते हैं।

कुट्टू में विटामिन्स व खनिज–तत्व जैसे जिंक, तांबा, मेंगनीज आदि प्रचुर मात्रा में होते हैं। इसमें मोनो–अनसेचूरेटेड फैट का प्रतिशत ज़्यादा होता है, जो हृदय के लिए लाभप्रद है, हालांकि इसमें अन्य अनाजों से कम फैट होते हैं। इसमें घुलनशील फाइबर

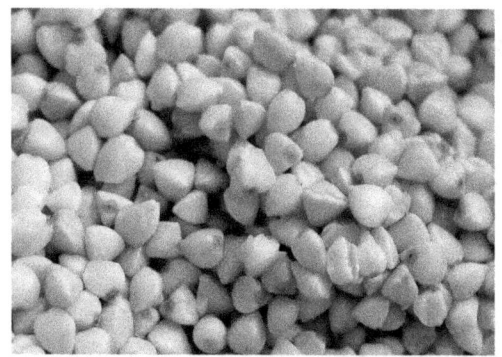

अपेक्षाकृत अधिक होता है जो कोलेस्ट्रोल कम करता है और आंत के कैंसर से बचाता है। इसमें विशेष प्रकार का अधुलनशील स्टार्च भी होता है जो आंतों को स्वस्थ रखता है और रक्त में शर्करा के स्तर को काबू में रखता है। यह रक्तचाप, LDL कॉलेस्ट्रोल को कम करता है और स्थूलता कम करता है।

हाल ही में हुई शोध से संकेत मिले हैं कि कुट्टू में फेगोपाइरिटोल (खासतौर पर डी–चिरो–आइनेसायटोल) नामक एक अनूठा कार्बोहाइड्रेट होता है जो रक्त–शर्करा के नियंत्रण में बहुत प्रभावशाली है। कुट्टू फेगोपाइरिटोल का सबसे अच्छा स्त्रोत है। कुट्टू में रुटिन नामक बायोफ्लेवोनॉयड भी प्रचुर मात्रा में पाया जाता है। यह एक एंटीऑक्सीडेंट है जो रक्त–परिवहन तंत्र के लिए लाभदायक है और बवासीर, वेरीकोज वेन्स आदि विकारों में कमज़ोर वाहिकाओं के कारण होने वाले रक्त–स्त्राव से बचाता है। रुटिन ACE इन्हिबीटर की तरह भी कार्य करता है और रक्तचाप कम करता है।

ब्राउन राइस भगवान का प्रसाद

व्हाइट राइस बेजान और नामुराद

लगभग आधी दुनिया में भोजन करने का मतलब चावल खाना ही होता है। दुनिया की आधी आबादी अपनी आधी केलौरीज़ चावल से ही प्राप्त करती है। भूरे चावल बनाने की प्रक्रिया में चावल का सिर्फ बाहरी छिलका ही अलग किया जाता है, जिससे इसकी पौष्टिकता बरकरार रहती है। लेकिन देखने में सुंदर और सफेद चावल तैयार करने के लिए चावल मिलों में इसकी मंजाई और घिसाई की जाती है। इससे चावल की शैल्फ लाइफ तो बढ़ जाती है, क्योंकि इस घिसाई में जल्दी ख़राब होने वाले आवश्यक वसा–अम्ल निकाल लिए जाते हैं। इस प्रक्रिया में चावल से 67% विटामिन बी–3, 80% विटामिन बी–1, 90% विटामिन बी–6, 60% आयरन, आधा सेलेमियम और फॉस्फोरस तथा लगभग सारा फाइबर और आवश्यक वसा–अम्ल निकाल लिए जाते हैं। मिल वाले इन्हें दवा बनाने वाली कंपनियों को बेच देते हैं। इस उजले चावल में पोषण के नाम पर सिर्फ स्टार्च ही बचता है। इसे खाने से पेट तो भर जाता है, लेकिन शरीर को पर्याप्त पोषण नहीं मिल पाता है।

चावल का वानस्पतिक नाम ऑराइजा सेटाइवा (Oryza sativa) है। हिंदी में इसको अक्षत भी कहा जाता है, क्योंकि अक्षत का अर्थ होता है, जो टूटा न हो। भूरा चावल ही सही मायने में अक्षत है, दिव्य है, पवित्र है। सफेद चावल तो खंडित है, घिसा हुआ है, अधूरा है, बेस्वाद है, बेजान है, बेसुरा है, नागवार है, नालायक है और नामुराद है। भूरा चावल राजा है, धर्म है तो सफेद चावल राक्षस है, कुकर्म है। विदित रहे कि सेला चावल भूरा चावल नहीं है, यह तो उबला (Parboiled) चावल है।

धार्मिक महत्व

शास्त्रों के अनुसार हिंदू धर्म के प्रत्येक धार्मिक कर्म–कांड में चावल का बहुत महत्व है। देवी–देवता को अर्पण करने के साथ ही इसे हम मस्तक पर सज्जित तिलक पर भी लगाते है। कोई भी पूजन अक्षत के बिना अधूरा है। पूजा में अक्षत चढ़ाने का अभिप्राय यह है कि हमारा पूजन अक्षत की तरह पूर्ण हो। भगवान को अक्षत चढ़ाने का भाव यह है, कि जिस तरह हमने पूर्ण चावल आपको चढ़ाए हैं। उसी तरह आप हमारे सत्कर्मों का पूर्ण फल प्रदान करें। अक्षत हमारे दैनिक उपयोग की वस्तु है, तथा यह हमें ईश्वर की कृपा से ही प्राप्त हुआ है, इसलिए भी उनको अर्पण किया जाता है।

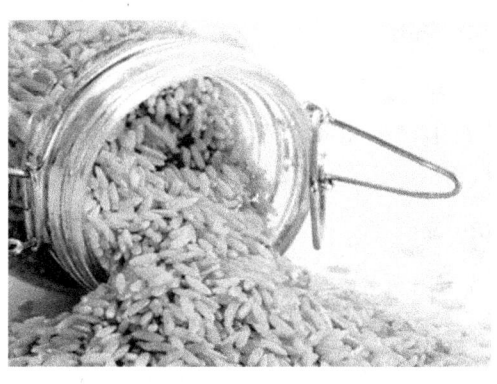

अक्षताश्च सुरश्रेष्ठ कुङ्कमाक्ताः सुशोभिताः,
मया निवेदिता भक्त्याः गृहाण परमेश्वर।

शिवलिंग पर चावल चढ़ाने से शिवजी अति प्रसन्न होते हैं और भक्तों को अखंडित चावल की तरह अखंडित धन–दौलत, मान–सम्मान प्रदान करते हैं। श्रद्धालुओं को जीवन भर धन–धान्य की कमी नहीं होती। शुक्रवार को लक्ष्मी मां को चावल की खीर बनाकर अर्पण करने से समस्त मनोकामनाओं की पूर्ति होती है।

पोषक तत्व

भूरे चावल से हमें विटामिन बी कॉम्पलेक्स के साथ भरपूर मेंगनीज, सेलेनियम और मेगनीशियम प्राप्त होता है। एक कप भूरे चावल (195 ग्राम) से हमें दिन भर की आपूर्ति का 88% मेंगनीज, 27% सेलेनियम, 20.9% मेगनीशियम, 18% ट्रिप्टोफेन मिल जाता है।

मेंगनीज

मेंगनीज प्रोटीन और कार्बोहाइड्रेट से ऊर्जा बनाने में मदद करता है। यह फैट्स के निर्माण में सहायता करता है, जो सेक्स हार्मोन्स बनाते हैं। मेंगनीज माइटोकॉन्ड्रिया में सक्रिय एक बहुत ही महत्वपूर्ण एंटीऑक्सीडेंट एंजाइम सुपरऑक्साइड डिसम्यूटेज (SOD) के कलपुर्जे बनाता है। सुपरऑक्साइड डिसम्यूटेज माइटोकॉन्ड्रिया में ऊर्जा उत्पादन के दौरान बनने वाले फ्री–रेडीकल्स को निष्क्रिय करता है।

कैंसर से सुरक्षा – फाइबर और सेलेनियम

सेलेनियम और फाइबर आंत के कैंसर का जोखिम कम करते हैं। सेलेनियम अनेक चयापचय क्रियाओं जैसे थायरॉयड हार्मोन के चयापचय और रक्षा प्रणाली को मज़बूत करने में सक्रिय भूमिका निभाता है। सेलेनियम क्षतिग्रस्त कोशिकाओं के डी.एन.ए. का रखरखाव और पुनर्निर्माण करता है, कैंसर कोशिकाओं की प्रगति को अंकुश में रखता है, और ऐपोप्टोसिस (कैंसर कोशिका की योजनाबद्ध मृत्यु) को संबल देता है। साथ ही सेलेनियम एंटीऑक्सीडेंट सम्राट ग्लूटाथायोन परऑक्सीडेज के निर्माण में अहम भूमिका निभाता है। ग्लूटाथायोन कैंसर सुरक्षा विभाग का बड़ा ब्रिगेडियर है और यकृत में अनेक हानिकारक तथा उपद्रवी तत्वों का सफाया कर शरीर से बाहर खदेड़ता है। सेलेनियम विटामिन–ई के साथ मिल कर रक्षा प्रणाली के अनेक कार्यों का संपादन करता है। इस तरह डिफैंस डिपार्टमेंट के अनेक कार्यों का संपादन करने में सक्षम सेलेनियम कैंसर ही नहीं अपितु हृदयरोग, अस्थमा, और रुमेटॉयड आर्थ्राइटिस में भी सुरक्षात्मक और उपचारात्मक भूमिका निभाता है।

कॉलेस्टेरोल और हृदय रोग

फाइबर, बी–कॉम्प्लेक्स विटामिन और मेग्नीसियम से भरपूर भूरे चावल में विद्यमान आवश्यक वसा–अम्ल कॉलेस्टेरोल का कम करते हैं। भूरा चावल खाने से रक्तचाप नियंत्रण में रहता है, और हृदयरोग का जोखिम भी कम होता है।

अन्य फायदे

- गालब्लाडर स्टोन से सुरक्षा

- मोटापे पर नियंत्रण
- स्वस्थ नर्वस सिस्टम
- डायबिटीज़ से सुरक्षा
- हड्डियों को स्वस्थ रखे – भूरे चावल में पर्याप्त मेग्नीसियम होता है जो हड्डियों को स्वस्थ रखता है।

तरकारियों का देखो अंदाज है निराला

कुछ पके तो खिले गुण कुछ कच्ची लगे आला

वैसे तो आहारशास्त्री हमें सब्ज़ियों को अधिकतर कच्चा सलाद के रूप में खाने की सलाह देते हैं, क्योंकि अधिकांश सब्ज़ियों में कुछ अच्छे एंजाइम्स होते हैं, जो पाचन क्रिया में बहुत सहायता करते हैं, और पकाने से ये नष्ट हो जाते हैं। लेकिन सारी सब्ज़ियों को कच्चा खाना न तो हितकर है और न ही रुचिकर। कुछ सब्ज़ियां ऐसी भी हैं जिनकी पोष्टिकता तो पकाने पर बढ़ती है। इसीलिए बुद्धिमान बडविग ने अपने व्यंजनों में पकी और कच्ची दोनों तरह की सब्ज़ियों का प्रयोग किया है। सब्ज़ियों को पकाते समय ध्यान रखना चाहिए कि उन्हें अधिक देर तक नहीं पकाएं और पानी का प्रयोग भी कम करें।

पालक को अमूमन पका कर खाना चाहिए। इस पत्तीदार सब्जी में कैल्शियम बहुत होता है, लेकिन साथ ही ऑग्जेलिक एसिड भी बहुत होता है जो केल्शियम के अवशोषण को कम करता है। गर्म करने से ऑग्जेलिक एसिड निष्क्रिय हो जाता है, इसलिए पालक को हलका सा पका कर खाने से हमें पूरे दिन का कैल्शियम मिल जाता है।

गाजर, टमाटर, कद्दू, नारंगी आदि हरी और लाल सब्ज़ियों में केरोटीन बहुत होता है। केराटीन कैंसर की संवृद्धि को कम करता है, आँखों को स्वस्थ रखता है, स्मृतिवर्धक है और डी.एन.ए. का रखरखाव करने वाले एंजाइम्स को सशक्त बनाता है। इसलिए इन सब्ज़ियों को कच्चा खाना चाहिए। इनका सलाद खाने में कुरकुरा और स्वादिष्ट लगता है। लेकिन यदि आप इनका पूरा फ़ायदा लेना चाहते हैं तो इन्हें पका कर भी खाइए। इन सब्ज़ियों में बीटाकेरोटीन नामक तत्व एक प्रोटीन से चिपका रहता है, गर्म करने से यह अलग हो जाता है और बीटाकेरोटीन की उपलब्धता बढ़ जाती है। खनिज–तत्व पकाने पर न तो नष्ट होते हैं और न ये पानी में घुल कर अलग हो सकते हैं, इसलिए पकाने से खनिज–तत्व की उपलब्धता पर कोई फ़र्क़ नहीं पड़ता। इसी तरह फाइबर या रेशे पकाने पर टूटते तो हैं पर उनके गुण बने रहते हैं।

कई फाइटोन्यूट्रिएंट जैसे लाइकोपीन (टमाटर) या बीटाकेरोटीन (गाजर) की पकाने से उपलब्धता बढ़ती है, इसलिए इन्हें पका कर खाना श्रेष्ठ है। दूसरी तरफ क्रूसीफेरस प्रजाति की सब्ज़ियां जैसे फूलगाभी, ब्रोकोली आदि में पाये जाने वाले कैंसररोधी सल्फ़रयुक्त फाइटोन्यूट्रिएंट सल्फोराफेन की उपलब्धता भी कच्ची अवस्था में तीन गुना रहती है। अतः इन्हें भी कच्चा या हल्का सा भाप में पका कर खाना स्वास्थ्यप्रद माना जाता है। मुख्य सन्देश यही है कि सब्ज़ियां कच्ची और पकी दोनों खाना चाहिए और पकाते समय पानी की मात्रा तथा सब्ज़ी पकाने का समय कम रखना चाहिए।

लाइकोपीन – सेहत का सुर्ख़ रंग

लाइकोपीन सुर्ख़ लाल रंग का केरोटीन, केरोटिनॉयड और फाइटोकेमीकल होता है। टमाटर, तरबूज, पपीता, लाल गाजर, लाल अमरूद, लाल शिमला मिर्च आदि लाल रंग के फल और सब्ज़ियां इसके प्रमुख स्त्रोत हैं। लेकिन स्ट्रॉबेरी और चेरी में लाइकोपीन नहीं होता है। लाइकोपीन नाम लाइकोपर्सिकम (Lycopersicum) नये लेटिन शब्द से लिया गया है। टमाटर का वानस्पतिक

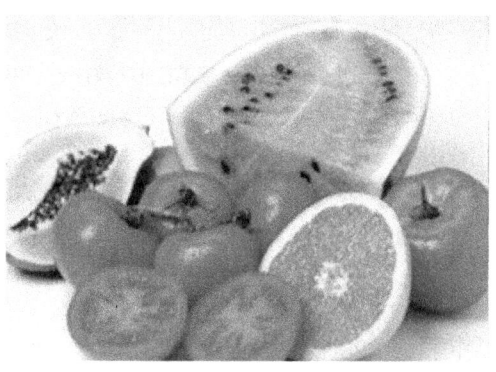

नाम Solanum Lycopersicum है। रसायनिक दृष्टि से केरोटीन होने के उपरांत भी इसमें विटामिन–ए के गुण नहीं होते। लाइकोपीन पौधों और एलगी में कई प्रकार के केरोटिनॉयड्स के निर्माण में सहायक होता है, जो फल और सब्ज़ियों को पीली, नारंगी या लाल रंगत देते है। लोइकोपीन लाल, प्राकृतिक और सुरक्षित होने के कारण व्यंजन और खाद्य–पदार्थों को रंगत देने के लिए प्रयोग में लिया जाता है।

लाइकोपीन वसा में घुलनशील होता है और इसके अवशोषण के लिए फैट्स की उपस्थिति आवश्यक होती है। इसलिए यदि आहार में फैट की मात्रा कम हो तो आंतों में इसका अवशोषण कम होता है। पेनक्रियेटिक एंजाइंस की कमी, क्रोंस रोग, सीलियक स्प्रू, सिस्टिक फाइब्रोसिस, पित्त और यकृत विकार आदि में फैट्स का अवशोषण बहुत कम हो जाता है, इसलिए लाइकोपीन का अवशोषण भी बाधित होता है।

संरचना

केरोटिनॉयड की तरह लाइकोपीन भी एक पॉलीअनसेचुरेटेड हाइड्रोकार्बन फैट है। संरचना की दृष्टि से यह एक टेट्राटरपीन है, जो आठ आसोप्रीन इकाइयों और हाइड्रोजन व कार्बन से बनता है। इसका अणु सीधा और लंबा होता है और हाइड्रोजन का विन्यास ट्रांस होता है। यह बहुत स्थिर यौगिक है। यह पानी में घुलनशील नहीं है। इसमें 11 कोंजूगेटेड (Conjugated) और 2 अनकोंजूगेटेड डबल बॉन्ड्स होते हैं, जो इसे लाल रंगत देते हैं और एक शक्तिशाली एंटीऑक्सीडेंट बनाते हैं। मनुष्य के शरीर में लाइकोपीन नहीं बनता है।

अवशोषण और परिवहन

लाइकोपीन आंतों में वसीय माइसेल में एकत्रित हो जाता है। ये वसीय माइसेल फैट और बाइल एसिड से बनते हैं, और पानी से भय रखने वाले लोइकोपीन को पानी में धुलनशील बनाते हैं व अवशोषण में मदद करते हैं। अन्य केरोटिनॉयड की भांति लाइकोपीन भी काइलोमाइक्रोन को अपना वाहन बना कर लिम्फेटिक सिस्टम में चला जाता है। रक्त में विचरण के लिए यह वी.एल.डी.एल. और एल.डी.एल. (Very Low &

Low Density Lipoprotein Fractions) का प्रयोग करता है। अंततः यह शरीर के फैटी ऊतक और अंगों जैसे एडरीनल, यकृत, प्रोस्टेट और टेस्टीज में पहुँच कर अपना कार्य शुरू कर देता है।

लाइकोपीन – कोशिका का द्वारपाल

लाइकोपीन बीटा केरोटीन समेत अन्य केरोटिनॉयड्स से अधिक शक्तिशाली एंटीऑक्सीडेंट है। यह एकल ऑक्सीजन (Singlet oxygen) नाम के ख़तरनाक मुक्त–मूलक की इलेक्ट्रोन पिपासा शांत करने में दक्ष होता है। एकल ऑक्सीजन विभिन्न चयापचय क्रियाओं में बनने वाले अत्यधिक सक्रिय मुक्त–मूलक होते हैं, जो कोशिका–भित्ति में अवस्थित बहुअसंतृप्त वसा–अम्लों से इलेक्ट्रोंस चुरा लेते है। निष्क्रिय हुआ लाइकोपीन विटामिन–सी से इलेक्ट्रोन लेकर फिर से सक्रिय और ऊर्जावान हो जाता है। इसीलिए लाइकोपीन कोशिका–भित्ति में एकत्रित होकर सक्रिय मुक्त–मूलक से वसा–अम्लों की रक्षा करता है। इस तरह भित्ति की लचक, मोटाई और तरलता बनाए रखता है। याद रखें कोशिका–भित्ति कोशिका का मात्र सुरक्षात्मक कवच ही नहीं बल्कि यह कोशिका का जिम्मेदार द्वारपाल है, जो पोषक तत्वों को तो कोशिका के अंदर आने देता है, लेकिन टॉक्सिंस को अंदर घुसने नहीं देता। और कोशिका में बने उत्सर्जी कचरे को साफ़ करने में मदद करता है। कोशिका–भित्ति का स्वस्थ होना अच्छे स्वास्थ्य की पहली आवश्यकता है।

$NO_2^{\bullet}$	+	Lycopene	→	NO_2	+	Lycopene•
damaging free radical		antioxidant		harmless		spent antioxidant

Lycopene•	+	Vit C	→	Lycopene	+	Vit C•
spent antioxidant		vitamin		reactivated antioxidant		spent vitamin

अमेरिका में हुई शोध से मालूम हुआ है कि लाइकोपीन एक अच्छा एंटीऑक्सीडेंट है, जो कई प्रकार के कैंसर की गांठों के विकास को बाधित करता है। कोशिकाओं के बीच तालमेल बिगड़ने से भी कैंसर का विकास तेज़ी से होता है। लाइकोपीन विभिन्न कोशिकाओं के बीच सम्पर्क और संप्रेषण को प्रोत्साहित करता है और कैंसर के विकास को बाधित करता है।

अमेरिकी वैज्ञानिकों का कहना है कि पकाए हुए टमाटर में कच्चे टमाटरों की अपेक्षा अधिक पौष्टिकता होती है। कार्नेल यूनिवर्सिटी के फूड एंड साइंस के प्रो. रूई हाए लियु ने टमाटरों पर हुई एक शोध में पाया कि टमाटर को जितना ज्यादा पकाया गया, उसकी पौष्टिकता उतनी ही बढ़ती गई। उन्होंने बताया कि पकाने से टमाटर में विटामिन सी की मात्रा तो कम होती है, लेकिन टमाटरों को लाइकोपीन की मात्रा में काफी वृद्धि हो जाती है। इसके अलावा पकाने से टमाटर की एंटीआक्सीडेंट क्षमता में भी वृद्धि होती है और यह शरीर द्वारा आसानी से पचा भी लिया जाता है।

लाइकोपीन के फायदे

पिछले दिनों अमेरिका में हुए अध्ययन से पता चला है कि यदि आप प्रतिदिन एक टमाटर का सेवन करते हैं, तो बहुत सी बीमारियों से अपने को बचा सकते हैं। अमेरिकी वैज्ञानिकों का कहना है कि हमें टमाटर इसलिए खाना चाहिए, क्योंकि टमाटर

से हमें प्रचुर मात्रा में लाइकोपीन मिलता है। लाइकोपीन से होने वाले कुछ खास लाभ इस प्रकार है।

- लाइकोपीन अन्य केरोटिनॉयड्स से भी अधिक शक्तिशाली एंटीऑक्सीडेंट माना गया है।
- लाइकोपीन त्वचा को झुर्रियों से बचाता है।
- लाइकोपीन गर्भाशय के विकार दूर करता है।
- वैज्ञानिकों का कहना है कि लाइकोपीन ऑस्टियोपोरोसिस से बचाव करता है।
- लाइकोपीन हमे फेफड़े, स्तन, ओवरी, गर्भाशय, प्रोस्टेट, त्वचा, पेनक्रियास और आमाशय कैंसर से बचाता है।
- हृदय की धमनियों में जमा होने के पहले कोलेस्टेरोल का मुक्त–मूलक द्वारा ऑक्सीडाइज़ होना ज़रूरी होता है। लाइकोपीन शरीर में एल.डी.एल. कोलेस्टेरोल के ऑक्सिडेशन को रोकता है और रक्त में कॉलेस्ट्रोल का स्तर कम करता है। इस तरह लाइकोपीन हृदय संबंधी बीमारियों से रक्षा करता है।
- लाइकोपीन पेट के कीड़ों से भी रक्षा करता है।
- लाइकोपीन त्वचा को लालिमा प्रदान करता है।
- लाइकोपीन खाने से शुक्राओं की संख्या और सक्रियता बढ़ती है।

अनुसंधानकर्ता मानते हैं कि लाइकोपीन को पकाने से उसकी उपलब्धता और अवशोषण बढ़ती है। फैट की उपस्थिति भी इसका अवशोषण बढ़ाती है। इसका मतलब यह हुआ कि कच्चे टमाटर की अपेक्षा टॉमेटो केचप, सॉस, सूप या शोरबा खाने से हमें ज़्यादा लाइकोपीन मिलेगा। सप्ताह में आधा या एक कप टमाटर या टमाटर सॉस खाने से प्रोस्टेट कैंसर का जोखिम कम होता है। लाइकोपीन के केप्स्यूल, सीरप आदि भी उपलब्ध हैं। रोज़ 2–30 मिलिग्राम लाइकोपीन लेना उचित रहता है।

ब्राजील नट

सेलेनियम की बहार, इम्युनिटी का आधार

सेलेनियम का सर्वोत्तम स्त्रोत – ब्राजील नट

सेलेनियम हमारे शरीर के लिए बहुत आवश्यक खनिज तत्व है, जो हमें कैंसर, आर्थ्राइटिस और हृदय रोग से बचाता है। सेलेनियम एक उत्तम एंटीऑक्सीडेंट है और विटामिन–ई के साथ मिल कर मज़बूती से शरीर की रक्षा करता है। ये दोनों नन्हें सिपाही मिल कर मुक्त–मूलक (Free Radicals) क्षति से शरीर को बचा कर रखते हैं, रक्त–वाहिकाओं को कठोर नहीं होने देते और प्रौढ़ता (Ageing) के प्रभाव को रोक देते हैं। सेलेनियम शरीर में निम्न आवश्यक कार्यों को अंजाम देता है।

- सेलेनियम शरीर के कई जरूरी कार्यों में सहयोग देता है और हर अंग खासतौर पर किडनी, लीवर, स्प्लीन, पेनक्रियास और टेस्टीज की कोशिकाओं में विद्यमान रहता है। पुरुष में शरीर का आधा सेलेनियम तो सिर्फ़ टेस्टीज़ (Testes) और पुरुष ग्रंथि के समीप शुक्र वाहिकाओं (Seminal Ducts) के कुछ हिस्सों में ही व्याप्त रहता है।
- यह सेलेनोप्रोटीन नाम के एक महत्वपूर्ण एंटीऑक्सीडेंट एंजाइम के निर्माण में मदद करता हैं। ये ग्लूटाथायोन के निर्माण में योगदान देते हैं, जो शरीर का मास्टर एंटीऑक्सीडेंट माना जाता है।
- इसके अलावा सेलेनियम हृदय रोग तथा स्ट्रोक के जोख़िम को कम करता है, रक्त–वाहिकाओं को स्वस्थ रखता है, चिंता तथा अवसाद को दूर करता है, पुरुष की प्रजनन क्षमता (Male fertility) को बढ़ाता है।
- प्रोस्टाग्लेंडिन्स, जो शरीर में कई ज़रूरी कार्य करते हैं, अपने चयापचय में सेलेनियम की मदद लेते हैं।
- सेलेनियम (आयोडीन के साथ) थायरॉयड ग्रंथि की कार्य–प्रणाली और हार्मोन के स्त्रवण के लिए आवश्यक खनिज है।
- सेलेनियम विषैली धातुओं जैसे पारा और आर्सेनिक को निष्क्रिय और उत्सर्जित करता है।

कैंसर – कार्नेल युनिवर्सिटी के डॉ. डोनाल्ड लिस्क के अनुसार सेलेनियम शक्तिशाली कीमोप्रिवेंटिव ऐजेंट है, जो कैंसर का डट कर मुकाबला करता है। सेलेनियम बड़ी बहादुरी के साथ कैंसर से युद्ध करता है। अमेरिकन मेडीकल एसोसियेशन के जरनल में प्रकाशित शोध के अनुसार सेलेनियम बड़ी आंत, फेफड़े और प्रोस्टेट के कैंसर की 10

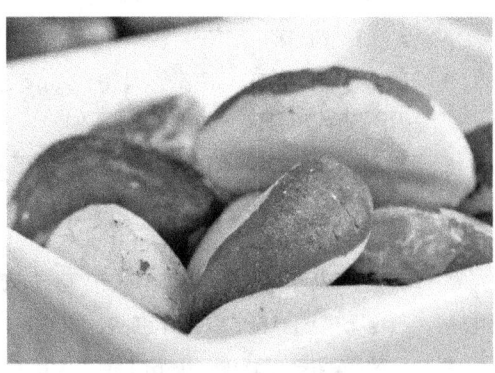

वर्षीय मृत्युदर 50 प्रतिशत से ज़्यादा कम करता है। यह रक्षाप्रणाली को सुदृढ़ बना कर अर्बुद (Tumor) के विकास को बाधित करता है और अर्बुद में नई रक्त–वाहिकाओं के निर्माण में भी व्यवधान पैदा करता है। यह रुग्ण कोशिकाओं के डी.एन.ए. की मरम्मत और निर्माण में मदद करता है, कैंसर कोशिकाओं के विकास में बाधा पैदा करता है और असामान्य कोशिकाओं की योजनाबद्ध मृत्यु (Apoptosis) को प्रोत्साहित करता है।

सेलेनियम के स्त्रोत

सेलेनियम के मुख्य स्त्रोत ब्राजील नट, मेथी के बीज, अलसी, तिल, ओट, सूर्यमुखी के बीज, ब्राउन राइस, लहसुन, ब्रोकोली, लाल अंगूर, मशरूम, टुना, श्रिंप, हेलीबुट, हेरिंग, सामन, मुर्गा, कलेजी, अंडा आदि हैं। ब्राजील नट सेलेनियम का सबसे बड़ा स्त्रोत है। एक ही नट से हमें 70–90 माइक्रोग्राम सेलेनियम मिल जाता है। 100 ग्राम मेथी के बीजों में 133 माइक्रोग्राम होता है।

सेलेनियम की कमी के लक्षण

सेलेनियम की मामूली कमी से कोई विकार नहीं होता है, लेकिन यदि लंबे समय तक सेलेनियम की बहुत कमी बनी रहे तो हृदय और जोड़ों में तकलीफ या अन्य विकार हो सकते हैं। जैसे

- केशन रोग (Keshan disease) – इसमें ऐरिद्मिया हो जाता है और हृदय के ऊतक कम हो जाते हैं। भोजन में सेलेनियम की मात्रा बढ़ा कर इस रोग से बचा जा सकता है।
- केशिन–बेक्स रोग (Kashin-Beck's disease) – इस रोग में तकलीफ जोड़ों में होती है।
- ऑटोइम्यून रोग – सोरायसिस और थायरॉयड रोग
- आमाशय, गले और प्रोस्टेट का कैंसर
- मनोदशा विकार (Mood Disorders)

सेलेनियम के औषधीय प्रयोग

सेलेनियम निम्न रोगों के उपचार और बचाव में बहुत गुणकारी है।

- मुहांसे
- अस्थमा
- कोलोरेक्टल कैंसर
- भोजन नली का कैंसर
- आमाशय का कैंसर
- एच.आई.वी./एड्स
- नपुंसकता
- केशन–बेक्स रोग
- केशन रोग

- मल्टीपल स्क्लिरोसिस
- ओवेरियन सिस्ट
- पार्किनसंस रोग
- पेरीओडंटल रोग
- सोरायसिस
- रुमेटॉयड आर्थ्राइटिस
- सेनाइल केटरेक्ट

सेलेनियम की दैनिक मात्रा

विभिन्न अवस्थाओं में सेलेनियम की दैनिक आवश्यक मात्र	
बच्चे 3 वर्ष से छोटे	20 माइक्रोग्राम
बच्चे 4–8 वर्ष	30 माइक्रोग्राम
बच्चे 9–13 वर्ष	40 माइक्रोग्राम
किशोर 14–18 वर्ष	55 माइक्रोग्राम
वयस्क 19 वर्ष से बडे	55 माइक्रोग्राम
गर्भवती स्त्रियां	60 माइक्रोग्राम
स्तनपान कराने वाली माताएं	70 माइक्रोग्राम

रोज़ हमें 55–70 माइक्रोग्राम सेलेनियम की आवश्यकता होती है। शोधकर्ता रोज़ 50–200 माइक्रोग्राम सेलेनियम प्रति दिन लेने की अनुशंसा करते हैं। छोटे अंतराल के लिए 300–600 माइक्रोग्राम भी लिया जा सकता है। इससे अधिक मात्रा लेने से कुछ कुप्रभाव जैसे घबराहट, अवसाद, उबकाई, सांस में लहसुन जैसी गंध आना, पसीना आना, बाल झड़ना, नाखुन टूटना, कमज़ोरी, लीवर ख़राब होना हो सकते हैं। इंस्टीट्यूट ऑफ मेडीसिन ने 19 वर्ष से बड़े स्त्री और पुरुष के लिए सेलेनियम की दैनिक अधिकतम मात्रा 400 माइक्रोग्राम तय की है।

प्रकृति का विशेष उपहार गेहूँ का ज्वारा

प्रकृति ने हमें स्वस्थ, ऊर्जावान, निरोगी और दीर्घायु रहने के लिए अनेक प्रकार के पौष्टिक फल, फूल, मेवे, तरकारियां, जड़ी–बूटियां, मसाले, शहद और अन्य खाद्यान्न दिये हैं। ऐसा ही एक संजीवनी का बूटा है गेहूँ का ज्वारा। इसका वानस्पतिक नाम "ट्रिटिकम वेस्टिकम" है। डॉ. एन विग्मोर ज्वारे के रस को "हरित रक्त" कहती हैं। इसे गेहूँ का ज्वारा या घास कहना ठीक नहीं होगा। यह वास्तव में अंकुरित गेहूँ है।

गेहूँ का ज्वारा एक सजीव, सुपाच्य, पौष्टिक और संपूर्ण आहार है। इसमें भरपूर क्लोरोफिल, एंजाइम्स, अमाइनो एसिड्स, शर्करा, वसा, विटामिन और खनिज होते हैं। क्लोरोफिल सूर्य के प्रकाश का पहला उत्पाद है, अतः इसमें सबसे ज्यादा सूर्य की ऊर्जा होती है और भरपूर ऑक्सीजन भी।

गेहूँ के ज्वारों में पोषक तत्वों की टकसाल

गेहूँ का ज्वारा क्लोरोफिल का सर्वश्रेष्ठ स्त्रोत हैं। इसमें सभी विटामिन्स प्रचुर मात्रा में होते हैं, जैसे विटामिन–ए, बी–1, बी–2, बी–3, बी–5, बी–6, बी–8, बी–23 और बी–17 (लेट्रियल), विटामिन–सी, विटामिन–ई और विटामिन–के। इसमें कैल्शियम, मेग्नीशियम, आयोडीन, सेलेनियम, लौह, जिंक और अन्य कई खनिज होते हैं।

Nutrient	Wheatgrass Juice In 28 ml
Protein	860 mg
Beta-carotene	120 IU
Vitamin E	880 mcg
Vitamin C	1 mg
Vitamin B12	0.30 mcg
Phosphorus	21 mg
Magnesium	8 mg
Calcium	7.2 mg
Iron	0.66 mg
Potassium	42 mg

डॉ. एन. विग्मोर की खोज

पश्चिमी देशों में गेहूँ के ज्वारों की उपचार पद्धति डॉ. एन. विग्मोर ने प्रारंभ की। बचपन में उनकी दादी प्रथम विश्व युद्ध में घायल हुए जवानों का उपचार जड़ी–बूटियां और पैड़–पौधों से किया करती थी।

विभिन्न हरी घास के ज्यूस द्वारा बीमारियों के उपचार और अनुसंधान करना उनका शौक था। 50 वर्ष की उम्र में डॉ. एन. विग्मोर को आंत में कैंसर हो गया था। जिसके लिए उन्होंने गेहूँ के ज्वारों का ज्यूस और अपक्व आहार लिया और प्रसन्नता की बात थी कि एक वर्ष में वे कैंसर मुक्त हो गई। उन्होंने बोस्टन में एन विगमोर इस्टिट्यूट खोला जो आज भी काम कर रहा है। वह अपनी मृत्यु तक गेहूँ के ज्वारे और अपक्व आहार द्वारा रोगियों का उपचार करती रही। उन्होंने इस विषय पर 35 पुस्तकें भी लिखी हैं।

गेहूँ के ज्वारो में विद्यमान अमाइनो एसिड और उनके कार्य

इसमें 8 आवश्यक और बचे हुए 16 में स 13 अमाइनो एसिड्स होते हैं।

अमाइनो एसिड	कार्य
लाईसिन	आयुवर्धक
ल्यूसिन	ऊर्जा और नाड़ी तंत्र को संवेदनशील बनाये रखना
ट्रिप्टोफेन	त्वचा और केश का विकास
फिनाइलएलेनीन	थायरॉइड हार्मोन के निर्माण में सहायक
थ्रियोनीन	पाचन
वेलीन	मस्तिष्क और मांसपेशियों में परस्पर सहयोग और सामंजस्य बनाये रखना
मीथियोनीन	यकृत और वृक्क का शोधन
एलेनीन	रक्त के निर्माण में सहायक
आर्जिनीन	वीर्यवर्धक
ग्लूटेमिक एसिड	मस्तिष्क को सक्रिय और सजग रखना
एस्पार्टिक एसिड	ऊर्जा का उत्पादन
ग्लाइसीन	ऊर्जा का उत्पादन
प्रोलीन ग्लूटेमिक एसिड	अवशोषण
सेरीन	मस्तिष्क को ऊर्जावान बनाये रखना
आइसोल्यूसीन	भ्रूण का विकास
हिस्टीडीन	श्रवण और नाड़ी तंत्र की विभिन्न क्रियाओं में सहायक

गेहूँ का ज्वारा – शक्तिशाली एंटीऑक्सीडेंट

क्या होते हैं मुक्त–मूलक या फ्री रेडिकल्स ?

शरीर में होने वाली विभिन्न चयापचय क्रियाओं में कुछ व्यर्थ और हानिकारक अणु बन जाते हैं। इन अणुओं में इलेक्ट्रोंस की संख्या प्रोटोंस की अपेक्षा कम होती है, जिससे ये अति सक्रिय तथा अस्थिर होते हैं। इन्हें हम "मुक्त–मूलक" कहते हैं और ये मौका मिलते ही हमारे स्वस्थ अणुओं से इलेक्ट्रोन चुरा लेते हैं, इस क्रिया को ऑक्सीडेशन कहते हैं। इलेक्ट्रोन खोकर हमारे स्वस्थ अणु भी मुक्त–मूलक की भांति व्यवहार करने लगते हैं। और अपने अंदर प्रोटोंस की इलेक्ट्रोन–पिपासा शांत करने हेतु अपना मुख्य काम छोड़ कर इलेक्ट्रोंस का जुगाड़ करने निकल पड़ते हैं। इस तरह निरंतर इलेक्ट्रोन चुराने का एक चक्र शुरू हो जाता है, जिससे हमारे आयुवृद्धि (Ageing) तेज़ हो जाती है, त्वचा में झुर्रियां बनने लगती हैं और हम विभिन्न बीमारियों जैसे उच्च रक्तचाप, मधुमेह, आर्थाइटिस, पार्किंसंस, कैंसर आदि का शिकार हो जाते हैं। मुक्त–मूलक हमारे बाह्य वातावरण और भोजन द्वारा भी शरीर में प्रवेश कर जाते हैं।

एंटीऑक्सीडेंट

मुक्त–मूलक से रक्षा करने के लिए हमारे शरीर में अनेक तत्व जैसे विटामिन–ई, विटामिन–सी, बीटा केरोटीन, एंजाइंस आदि होते हैं, जिनमें कई अतिरिक्त इलेक्ट्रोंस होते हैं और जो बिना अस्थिर हुए मुक्त–मूलकों को इलेक्ट्रोंस दान देकर उन्हें निष्क्रिय कर देते हैं।

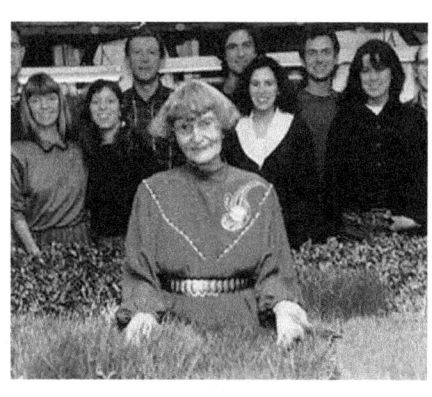

गेहूँ के ज्वारे में कई शक्तिशाली एंटीऑक्सीडेंट होते हैं, परंतु यहां हम चार विशिष्ट एंटीऑक्सीडेंट्स का वर्णन करेंगे।

1. सुपरऑक्साइड डिसम्यूटेज
2. पी$_4$डी$_1$
3. म्यूको–पॉलीसेक्राइड्स
4. क्लोरोफिल

सुपरऑक्साइड डिसम्यूटेज

सुपर ऑक्साइड डिसम्यूटेज (एस.ओ.डी.) एक एंजाइम (Enzyme) है जो कोशिकाओं का जीर्णोद्धार करता है और कोशिकाओं की सुपरऑक्साइड से होने वाली क्षति को कम करता है। सुपरऑक्साइड बहुत ही आम मुक्त–मूलक है। यह त्वचा की दोनों परतों में पाए जाता है और स्वस्थ फाइब्रोब्लास्ट (जो त्वचा बनाने वाली कोशिकाएं हैं) के निर्माण में सहायक हैं। एस ओ डी शरीर में जिंक, तांबा और मेंगनीज की उपयोगिता बढ़ाते हैं।

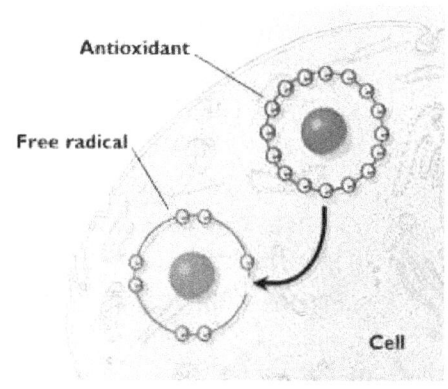

एस.ओ.डी. उत्कृष्ट एंटीऑक्सीडेंट और प्रदाहरोधी है, और मुक्त–मूलक के प्रभाव से बनने वाली झुर्रियों और त्वचा की जीर्णता को कम करता है। अनुसंधानकर्ता कहते हैं कि जैसे जैसे हम वृद्धावस्था की ओर अग्रसर होते हैं शरीर में एस.ओ.डी. की मात्रा कम होती जाती है।

सुपरऑक्साइड डिसम्यूटेज उनमें विद्यमान धातुओं के आधार पर तीन वर्गों में बांटे गये हैं।

1. **तांबा जिंक एस ओ डी** जो कोशिका के साइटोप्लाज़्म की सुरक्षा करते हैं।
2. **मेंगनीज एस ओ डी** जो माइटोकोंड्रिया की सुरक्षा करते हैं।
3. **निकल एस ओ डी** जो कोशिकाओं के बाहर रहते हैं।

एस.ओ.डी. आर्थ्राइटिस, पुरुष रोग, कैंसर, कॉर्नियल अल्सर, जलने से हुए घावों, आई.बी.एस. और धूम्रपान, विकिरण और कैंसररोधी दवाओं के दुष्प्रभाओं के उपचार में सहायक हैं। इसकी क्रीम चेहरे की झुर्रियों, जलने से हुए घावों, त्वचा के घावों व गहरे दाग धब्बों आदि में बहुत उपयोगी है। यह हानिकारक यू.वी. विकिरण से त्वचा की रक्षा करता हैं।

सुपर ऑक्साइड डिसम्यूटेज के प्रमुख स्त्रोत गेहूँ के ज्वारे, ब्रोकॉली, पत्तागोभी, जौ की घास और हरे पत्तेवाली तरकारियां हैं। इसके इंजेक्शन, सबलिंग्वल या एंट्रिक कोटेड गोलियां और क्रीम उपलब्ध हैं। आमाशय में बनने वाले अम्ल इसे निष्क्रिय कर देते हैं, इसलिए सबलिंग्वल या कोटेड गोलियों के रूप में ही दिया जाता है।

पी$_4$डी$_1$

पी$_4$डी$_1$ एक ग्लूको–प्रोटीन है। यह एंटीऑक्सीडेंट की भांति कार्य करता है। इसके तीन मुख्य कार्य हैं।

1. यह डी.एन.ए. और आर.एन.ए. (जो शरीर निर्माण का मुख्य प्रोग्रामर माने जाते हैं) के जीर्णोद्धार तथा नवीनीकरण को प्रोत्साहित करते हैं। ये कोशिकाओं की आयुवृद्धि और असामान्य विभाजन में अवरोध पैदा करते हैं। और इस तरह ये अपकर्षक (डीजनरेटिव) बीमारियों से बचाते हैं।
2. यह शरीर में प्रदाह को कम करते हैं। कुछ वैज्ञानिकों के अनुसार यह कोर्टिजोन से भी ज्यादा शक्तिशाली प्रदाहरोधी हैं। कई इंफ्लेमेट्री रोगों जैसे आर्थ्राइटिस आदि के उपचार में गेहूँ के ज्वारे का रस अत्यंत प्रभावशाली है।
3. यह कैंसर कोशिकाओं की भित्तियों को कमजोर बनाते हैं, ताकि रक्त के श्वेत कण कैंसर कोशिकाओं में सहजता से प्रवेश कर उन्हें नष्ट कर सकें।

म्यूको–पॉलीसेक्राइड्स

म्यूको–पॉलीसेक्राइड्स सामान्य और जटिल शर्कराओं का मिश्रण होता है, जो शरीर के रख–रखाव के लिए महत्वपूर्ण है। शरीर की कोशिकाएं निरंतर क्षतिग्रस्त और नष्ट होती रहती हैं। कोशिकाओं के जीर्णोद्धार तथा नई कोशिकाओं के निर्माण का कार्य भी साथ–साथ चलता रहता है, जो जितना सुचारु और स्निग्धता से होता रहेगा हम उतना ही युवा व स्वस्थ बने रहेंगे। म्यूको–पॉलीसेक्राइड्स खासतौर से हृदय और रक्त वाहिकाओं की क्षतिग्रस्त कोशिकाओं के रख–रखाव के काम को प्राथमिकता से करते हैं।

क्लोरोफिल

गेहूँ के ज्वारे का सबसे महत्वपूर्ण तत्व है क्लोरोफिल। यह क्लोरोप्लास्ट नामक विशेष प्रकार की कोशिकाओं में होता है। क्लोरोप्लास्ट सूर्य की किरणों की सहायता से पोषक तत्वों का निर्माण करते हैं। यही कारण है कि वैज्ञानिक डॉ. बर्शर क्लोरोफिल को "संकेंद्रित सूर्यशक्ति" कहते हैं। वैसे तो हरे रंग की सभी वनस्पतियों में क्लोरोफिल

होता है, किंतु गेहूँ के ज्वारे का क्लोरोफिल श्रेष्ट है, क्योंकि क्लोरोफिल के अलावा इनमें 100 अन्य पौष्टिक तत्व भी होते हैं।

सभी जानते हैं कि मानव रक्त में हीमोग्लोबिन होता है। इस हीमोग्लोबिन में एक लाल रंग का द्रव्य होता है जिसे हीम कहते हैं। हीम और क्लोरोफिल की रासायनिक संरचना में बहुत समानता होती है। दोनों में कार्बन, हाइड्रोजन, ऑक्सीजन और नाइट्रोजन के परमाणुओं की संख्या

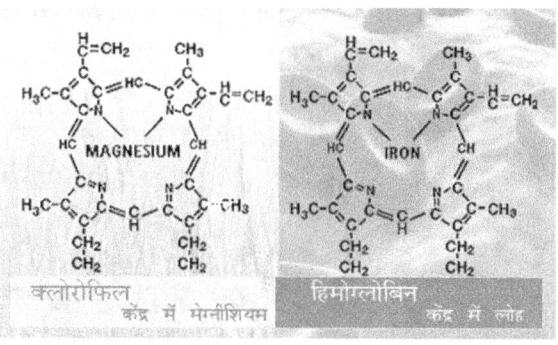

तथा उनका विन्यास लगभग एक जैसा होता है। हीम और क्लोरोफिल की संरचना में केवल एक ही अंतर है, क्लोरोफिल के केंद्र–स्थान में मेग्नीशियम होता है, जबकि हीमोग्लोबिन के केंद्र–स्थान में लोहा होता है।

हमारा रक्त हल्का क्षारीय है और उसका हाइड्रोजन अणु गुणांक pH 7.4 है। ज्वारे का ज्यूस भी हल्का क्षारीय है और उसका भी pH 7.4 है। इसलिए ज्वारे का ज्यूस शीघ्रता से रक्त में अवशोषित हो जाता है और शरीर के उपयोग में आने लगता है।

गेहूँ के ज्वारे से मानव को संपूर्ण पोषण मिल जाता है। 23 किलो विभिन्न तरकारियों जितना पोषण 1 किलो गेहूँ के ज्वारे के रस से प्राप्त हो जाता है। सिर्फ ज्वारे का ज्यूस पीकर मानव पूरा जीवन बिता सकता है। 100 ग्राम ताज़ा ज्यूस में 90–100 मि.ग्रा. क्लोरोफिल प्राप्त हो जाता है।

क्लोरोफिल से हमें मेग्नीशियम प्राप्त होता है। हमारी प्रत्येक कोशिका में मेग्नीशियम भले ही सूक्ष्म मात्रा में होता है, परंतु यह शरीर के लिए बहुत महत्वपूर्ण होता है। संपूर्ण शरीर में लगभग 50 ग्राम मेग्नीशियम होता है। मेग्नीशियम हमारी अस्थियों के निर्माण के लिए भी आवश्यक खनिज है। यह नाड़ियों और मांसपेशियों को तनाव रहित अवस्था में रखता है। शरीर में कैल्शियम और विटामिन–सी का संचालन, नाड़िओं और मांसपेशियों की उपयुक्त कार्य कुशलता के लिये मैग्नेशियम आवश्यक है। कैल्शियम–मैग्नीशियम संतुलन में बिगड़ जाने से स्नायु–तंत्र दुर्बल हो सकता है। मैग्नेशियम शरीर के भीतर लगभग तीन सौ एंजाइम्स का आवश्यक घटक है। रक्त में मैग्नेशियम के स्तर, उच्च रक्तचाप तथा मधुमेह में स्पष्ट संबंध देखा गया है। व्यायाम एवं शारीरिक मेहनत करने वाले लोगों को मैग्नीशियम संपूरकों की आवश्यकता है। मैग्नीशियम की कमी से महिलाओं में कई समस्याएं दिखाई देती हैं, जैसे पाँवों की मांसपेशियां कमजोर होना (जिससे रेस्टलेस लेग सिंड्रोम होता है), पाँवों में बिवाइयां फटना, पेट की गड़बड़ी, एकाग्रता में कमी, रजोनिवृत्ति संबंधी समस्याओं का बढ़ना, मासिक–धर्म पूर्व तनाव में वृद्धि आदि।

क्लोरोफिल से लाभ

क्लोरोफिल हमें तीन प्रकार से लाभ देता है।

1. **शोधन** – घावों के लिए क्लोरोफिल अत्यंत प्रबल कीटाणुनाशक है। यह फंगसरोधी है और शरीर से टॉक्सिंस का विसर्जन भी करता है। यह रोग पैदा करने वाले कई जीवाणओुं को नष्ट करता है और उनके विकास को बाधित करता है। यकृत का शोधन करता है।
2. **एंटीइंफ्लेमेट्री** – यह शरीर में इंफ्लेमेशन को कम करता हैं। अतः आर्थ्राइटिस, आमाशय–शोथ, आंत्र–शोथ, गले की ख़राश आदि में अत्यंत लाभदायक हैं।
3. **पोषण** – यह रक्त बनाता है, आंतों के लाभप्रद कीटाणुओं को भी पोषण देता है।

गेहूँ का ज्वारा – औषधीय उपयोग

- **कैंसर**

ऑक्सीजन को अनुसंधानकर्ता कैंसर कोशिकाओं को नेस्तनाबूत करने वाली 7.62 x 39 मि.मी. केलीबर की वह गोली मानते हैं, जो कैंसर कोशिकाओं को गेहूँ के ज्वारे रूपी ए.के. 47 बंदूक की तरह चुन–चुन कर मारती है। सर्वप्रथम तो इसमें भरपूर क्लोरोफिल होता है, जो शरीर को ऑक्सीजन से संतृप्त कर देता है। क्लोरोफिल शरीर में हीमोग्लोबिन का निर्माण करता है, मतलब कैंसर कोशिकाओं को ज्यादा ऑक्सीजन मिलती है और ऑक्सीजन की उपस्थिति में कैंसर का दम घुटने लगता है।

गेहूँ के ज्वारों में विटामिन बी–17 या लेट्रियल और सेलेनियम दोनों होते हैं। ये दोनों ही शक्तिशाली कैंसररोधी है। क्लोरोफिल और सेलेनियम शरीर की रक्षा–प्रणाली को शक्तिशाली बनाते हैं। गेहूँ का ज्वारा हल्का क्षारीय द्रव्य है, जो अम्लीय माध्यम कीं शौकीन कैंसर कोशिकाओं का जीना मुश्किल कर देता है।

गेहूँ का ज्वारा विटामिन बी–12 समेत 13 विटामिन, कई खनिज जैसे सेलेनियम और 20 अमाइनो एसिड्स का स्त्रोत है। इसमें एंटीऑक्सीडेंट एंजाइम सुपरऑक्साइड डिसम्यूटेज और 30 अन्य एंजाइम भी होते हैं। एस.ओ. डी. सबसे खतरनाक फ्री–रेडिकल रिएक्टिव ऑक्सीजन स्पिसीज को हाइड्रोजन परऑक्साइड (जिसमें कैंसर कोशिका का सफाया करने के लिए एक अतिरिक्त ऑक्सीजन का अणु होता है) और ऑक्सीजन के अणु में बदल देता है।

सन् 1938 में महान अनुसंधानकर्ता डॉ. पॉल गेरहार्ड सीज़र, एम.डी. ने बताया था कि कैंसर का वास्तविक कारण श्वसन क्रिया में सहायक एंजाइम साइटोक्रोम ऑक्सीडेज़ का निष्क्रिय होना है। सरल शब्दों में जब कोशिका में ऑक्सीजन उपलब्ध न हो या सामान्य श्वसन क्रिया बाधित हो जाए, तभी कैंसर जन्म लेता है।

ज्वारों में एक हार्मोन एब्सीसिक एसिड (ए.बी.ए.) होता है जो हमें अन्यत्र कहीं नहीं मिलता। डॉ. लिविंग्स्टन व्हीलर के अनुसार एब्सीसिक एसिड कोरियोनिक गोनेडोट्रोपिन हार्मोन को निष्क्रिय करता है और वह ए.बी.ए. को

कैंसर उपचार का महत्वपूर्ण पूरक तत्व मानती थी। डॉ. लिविंग्स्टन ने पता लगाया था कि कैंसर कोशिका कोरियोनिक गोनेडोट्रोपिन से मिलता जुलता हार्मोन बनाती हैं। उन्होंने यह भी पता लगाया कि गेहूँ के ज्वारे को काटने के 4 घंटे बाद उसमें ए.बी.ए. की मात्रा 40 गुना ज्यादा होती है। अतः उनके मतानुसार ज्वारे के रस को थोड़ा सा ताज़ा और बचा हुआ 4 घंटे बाद पीना चाहिए।

■ गेहूँ के ज्वारे में अन्य हरी तरकारियों की तरह भरपूर ऑक्सीजन होती है। मस्तिष्क और संपूर्ण शरीर ऊर्जावान तथा स्वस्थ रखने के लिए भरपूर ऑक्सीजन आवश्यक है।

■ डॉ. बरनार्ड जेंसन के अनुसार गेहूँ के ज्वारे का रस कुछ ही मिनटों में पच जाता है और इसके पाचन में बहुत कम ऊर्जा खर्च होती है।

■ यह कीटाणुरोधी हैं, उन्हें नष्ट करता है और उनके विकास को बाधित करता है।

■ यह शरीर से हानिकारक पदार्थों (टॉक्सिंस), भारी धातुओं और शरीर में जमा दवाओं के अवशेष का विसर्जन करता है।

■ यदि इसका सेवन 7–8 महीने तक किया जाए तो यह मुहाँसों और उनसे बने दाग, धब्बे और झाइयां सब साफ़ कर देता है।

■ यह त्वचा के लिए प्राकृतिक साबुन का कार्य करता हैं और शरीर को दुर्गंध रहित रखता है।

■ यह दांतों को सड़न से बचाता है।

■ यदि 5 मिनिट तक गेहूँ के ज्वारे का रस मुंह में रखें, तो यह दांत का दर्द ठीक करता है।

■ इसके गरारे करने से गले की ख़ारिश ठीक हो जाती है।

■ गेहूँ के ज्वारे का रस नियमित पीने से एग्जीमा और सोरायसिस भी ठीक हो जाता है।

■ ज्वारे का रस पीने से बाल समय से पहले सफेद नहीं होते।

■ ज्वारे का रस पीने से शरीर स्वस्थ, ऊर्जावान, सहनशील, आध्यात्मिक और प्रसन्नचित्त बना रहता है।

■ यह पाचन शक्ति को बढ़ाता है।

■ यह समस्त रक्त संबंधी रोगों के लिए रामबाण औषधि है।

■ ज्वारे के रस का एनीमा लेने से आंतों और पेट के अंगों का शोधन होता है।

■ यह कब्ज़ी ठीक करता है।

■ यह उच्च रक्तचाप कम करता है और रक्त वाहिकाओं का विस्तारण करता है।

■ यह स्थूलता या मोटापा कम करता है क्योंकि यह भूख कम करता है, बुनियादी चयापचय दर (BMR) और शरीर में रक्त के संचार को बढ़ाता है।

घर पर गेहूँ के ज्वारे उगाने की विधि

आवश्यक सामान

घर पर गेहूँ के ज्वारे बनाने के लिए इन चीजों की आवश्यकता होगी।

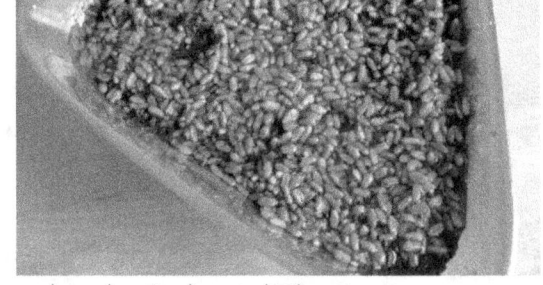

- अच्छी किस्म के जैविक गेहूँ के बींज।
- अच्छी उपजाऊ मिट्टी और उम्दा जैविक या गोबर की खाद।
- मिट्टी के 10–12 व्यास के 3–5″ गहरे सात गमले जिसमें नीचे छेद भी हों। आप अच्छे प्लास्टिक की 20″x10″x2″ नाप की गार्डनिंग ट्रे, जिसमें नीचे कुछ छेद हो, भी ले सकते है।
- गेहूँ भिगोने के लिए कोई पात्र या जग ले सकते हैं।
- पानी देने के लिए स्प्रे बोटल या पौधों को पानी पिलाने वाला झारा।
- मिक्सी या ज्यूसर।

विधि

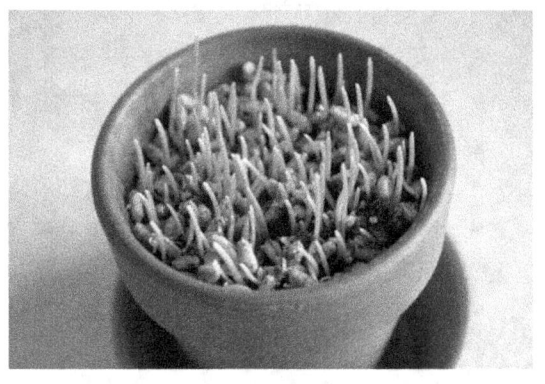

- हमेशा जैविक बीज ही काम में लें, ताकि आपको हमेशा मधुर व उत्कृष्ट रस प्राप्त हो जो विटामिन और खनिज से भरपूर हो। रात को सोते समय लगभग 100 ग्राम गेहूँ एक जग में भिगो कर रख दें।
- सभी गमलों के छेद को एक पतले पत्थर के टुकड़े से ढक दें। अब मिट्टी और खाद को अच्छी तरह मिलाएं। गमलों में मिट्टी की दो ढाई इंच मोटी परत बिछा दें और पानी छिड़क दें। ध्यान रहे मिट्टी में रासायनिक खाद या कीटनाशक के अवशेष न हों और हमेशा जैविक खाद का ही उपयोग करें। पहले गमले पर रविवार, दूसरे गमले पर सोमवार, इस प्रकार सातों गमलो पर सातों दिनों के नाम लिख दें।

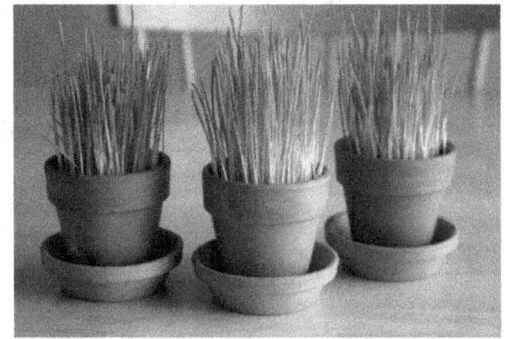

- अगले दिन गेहूँ को धोकर निथार

लें। मानलो आज रविवार है तो उस गमले में, जिस पर आपने रविवार लिखा था, गेहूँ एक परत के रूप में बिछा दें। गेहुंओं के ऊपर थोड़ी मिट्टी डालें और पानी से सींच दें। गमले को किसी छायादार स्थान जैसे बरामदे या खिड़की के पास रखें, जहां पर्याप्त हवा और धूप आती हो पर धूप की सीधी किरणें गमलों पर नहीं पड़ती हो। अगले दिन सोमवार वाले गमले में गेहूँ बो दीजिये और इस तरह रोज़ एक गमले में गेहूँ बोते जाइए।

- गमलों में रोज़ाना कम से कम दो बार पानी दें ताकि मिट्टी नम और हल्की गीली बनी रहे। शुरू के दो–तीन दिन गमलों को गीले अखबार से भी ढक सकते हैं। जब गेहूँ के ज्वारे एक इंच से बड़े हो जाए तो एक बार ही पानी देना प्रयाप्त रहता है। पानी देने के लिए स्प्रे बोटल का प्रयोग करे। गर्मी के मौसम में ज्यादा पानी की आवश्यकता रहती है। पर हमेशा ध्यान रखें कि मिट्टी नम और गीली बनी रहे और पानी की मात्रा ज्यादा भी न हो।
- सात दिन बाद 5–6 पत्तियों वाला 6–8 इंच लम्बा ज्वारा निकल आयेगा। इस ज्वारे को जड़ सहित निकालें और पानी से अच्छी तरह धोएं। इस तरह आप रोज़ एक गमले के ज्वारे तोड़ते जाइए और रोज़ एक गमले में ज्वारे बोते भी जाइए ताकि आपको नियमित ज्वारे मिलते रहे।

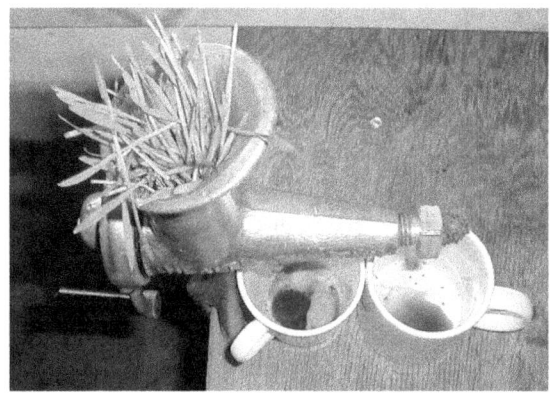

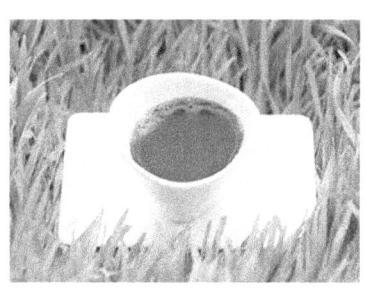

- अब धुले हुए ज्वारों की जड़ काट कर अलग कर दें तथा मिक्सी के छोटे जार में थोड़ा पानी डालकर पीस लें और चलनी से गिलास में छानकर प्रयोग करे। ज्वारों के बचे हुए गुदे को आप त्वचा पर निखार लाने के लिए मल सकते हैं। आप हाथ से घुमाने वाले ज्यूसर से भी ज्यूस निकाल सकते हैं।

सेवन का तरीका

ज्वारे का रस सामान्यतः 60–120 एम.एल. प्रति दिन या हर दूसरे दिन खाली पेट सेवन करें। यदि आप किसी बीमारी से पीड़ित हैं, तो 30–60 एम.एल. रस दिन मे तीन चार बार तक ले सकते हैं। इसे आप सप्ताह में 5 दिन सेवन करें। कुछ लोगों को शुरू में रस पीने से उबकाई सी आती है, तो कम मात्रा से शुरू करें और धीरे–धीरे मात्रा बढ़ायें। ज्वारे के रस में फलों और सब्जियों के रस जैसे सेब फल, अनन्नास आदि के रस को मिलाया जा सकता है।

हां, इसे कभी भी खट्टे रसों जैसे नीबू, संतरा आदि के रस में नहीं मिलाएं, क्योंकि खटाई ज्वारे के रस में विद्यमान एंजाइम्स को निष्क्रिय कर देती है। इसमें नमक, चीनी या कोई अन्य मसाला भी नहीं मिलाना चाहिए। ज्वारे के रस की 120 एम.एल. मात्रा बड़ी उपयुक्त मात्रा है और एक सप्ताह में इसके परिणाम दिखने लगते हैं। डॉ. एन. विग्मोर ज्वारे के रस के साथ अपक्व आहार लेने की सलाह भी देती थी।

गेहूँ के ज्वारे चबाने से गले की खारिश और मुंह की दुर्गंध दूर होती है। इसके रस के गरारे करने से दांत और मसूड़ों के इंफेक्शन में लाभ मिलता है। स्त्रियों को ज्वारे के रस का डूश लेने से मूत्राशय और योनि के इन्फेक्शन, दुर्गंध और खुजली में भी आराम मिलता है। त्वचा पर ज्वारे का रस लगाने से त्वचा का ढीलापन कम होता है और त्वचा में चमक आती है।

सारांश

अत में मैं यही कहना चाहूँगा कि गेहूँ के ज्वारे में सूर्य की असीम ऊर्जा समायी हुई है, कई लोग इसे "सूर्य का तरल प्रकाश" भी कहते हैं। यह ईश्वर की दी हुई एक विशेष नियामत है, उत्कृष्ट रक्त शोधक है और कैंसर जैसी जान लेवा बीमारी के उपचार में बहुत ही महत्वपूर्ण है।

एलोवेरा और कैंसर

एलोवेरा (एलोवेरा बर्बाडेंसिस) हरे रंग की रसीली और बड़ी पत्तियों वाला पौधा है। इसकी पत्तियों में सफेद और पारदर्शी जैल जैसा पदार्थ होता है। इसमें असीम चमत्कारी उपचारक शक्ति है। प्राचीनकाल में इसे विभिन्न चर्म रोग और कब्ज़ी में प्रयोग किया जाता था। आज इसे अनेक बीमारियों जैसे डायबिटीज़, आर्थाइटिस आदि में प्रयोग किया जाता है। (Herb Wisdom.com)

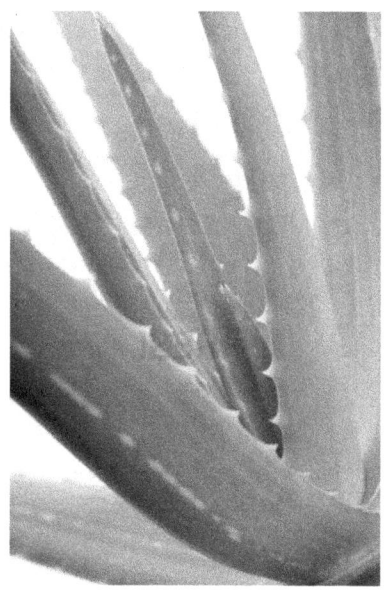

कई वर्षों से एलोवेरा को कैंसर के उपचार में भी प्रयोग किया जा रहा है। ब्राजील के केथोलिक प्रीस्ट फादर रोमानो जागो ने कैंसर के लिए एलोवेरा प्रोटोकोल विकसित किया है और "कैंसर केन बी क्योर्ड" नामक पुस्तक लिखी है। यह उपचार रागी के रक्षातंत्र को मज़बूत बनाता है, कैंसर कोशिकाओं को ख़त्म करता है और शरीर को पोषक तत्वों से भर देता है।

कुछ वैकल्पिक चिकित्साशास्त्री इस उपचार को स्टेज IV पूरक उपचार मानते हैं और इसे स्टेज IV प्रोटोकोल जैसे कीमो और रेडियोथेरेपी के साथ देने की सलाह देते हैं। कुछ लोग मानते हैं कि यह उपचार साइक्लोफोस्फेमाइड (Cytoxan, Neosar) और 5–फ्लोरोयूरेसिल (5-FU) के प्रभाव को बढ़ाता है।

एलोवेरा के प्रमुख कैंसररोधी तत्व एसमेनन, ग्लायकोप्रोटीन, एंथ्राक्विनोन और फिनोलिक एंटीऑक्सीडेंट्स हैं। एसमेनन इसकी पत्तियों में होता है और इम्युनिटी को बढ़ाता है। एलोवेरा शरीर में नाइट्रिक ऑक्साइड का स्तर बढ़ाता है, जो बढ़िया कैंसररोधी तत्व है।

फादर जागो का गुप्त उपचार सूत्र

इसे बनाने के लिए हमें निम्न सामग्री की जरूरत पड़ती है।

- 3–4 एलोवेरा की बड़ी पत्तियां
- **एक पोंड शहद** – हमें प्राकृतिक शहद चाहिए, जिसमें कोई पेस्टीसाइड्स नहीं मिलाया गया हो। प्रोसेस्ड और रिफाइंड शहद नहीं चलेगा।
- 2–3 टेबलस्पून व्हिस्की, कोन्याक (प्यौर अल्कॉहल, वाइन, बियर और लिकर्स नहीं चलेंगे)

शहद एलोवेरा के वाहन का कार्य करता है और रक्त का शोधन करता है और अशुद्ध तत्वों का विसर्जन करता है। नापतोल अंदाजे से कर सकते हैं। डिस्टिलेट के दो मुख्य काम हैं। 1– रक्तवाहिकाओं का विस्तारण करना और क्लिंजिंग को गति देना 2– एलोवेरा में हरे रंग का चिपचिपा, रेशेदार और कड़वा तत्व एलॉइन होता है। यह तत्व डिस्टिलेट में घुलने पर ही शरीर में अवशोषित होता है। (Euler)

सावधानियां

- कैंसर के उपचार में निम्न बातों की पालना जरूरी है।
- एलोवेरा का पौधा कम से कम 5 साल पुराना हो।
- पिछले 5 दिनों में कोई बारिश नहीं हुई हो।
- इसे हमेशा गहरे रंग के पात्र में बनाएं और प्रयोग करें (प्रकाश एलोवेरा की उपचारक शक्ति को कम करता है)।
- पत्ते तोड़ने के बाद दवाई तुरंत तैयार करें।
- एलोवेरा के पत्ते सूखे कपड़े साफ करें और कांटे निकालने के लिए तेज़ चाकू का प्रयोग करें।
- काटने के बाद शहद और डिस्टिलेट में ब्लेंड करें।
- दवाई को गहरे रंग की बोतल में भर कर फ्रिज में रखें।
- पीने के पहले हमेशा बोतल को अच्छी तरह हिला लें।

मात्रा

उपचार – 2 टेबलस्पून दवा दिन में तीन बार 10 दिन तक पिएं। फिर 10 दिन तक दवा बंद कर दें। फिर 10 दिन तक पिएं और 10 दिन तक दवा बंद रखें। यह सिलसिला कैंसर ठीक होने तक चलता रहे।

बचाव – कैंसर से बचाव के लिए साल में सिर्फ एक बार 2 टेबलस्पून दवा दिन में तीन बार 10 दिन तक पिएं।

मारिया हेर्रेरा द्वारा वकसित कैंसर का कलौंजी उपचार

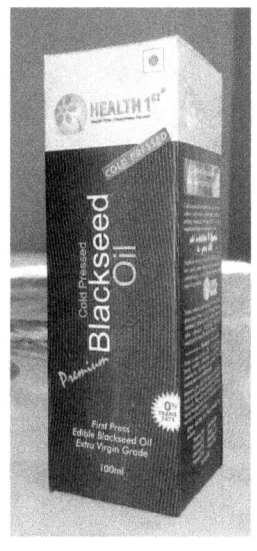

मारिया हेर्रेरा ने कैंसर का एक सस्ता उपचार विकसित किया है, जिसमें उन्होंने कलौंजी के तेल का प्रयोग किया है। यदि यह सस्ता और सुलभ उपचार कैंसर की प्रारंभिक अवस्था में दिया जाए तो कैंसर तीन महीने में ठीक हो जाता है। उपचार के दो प्लान हैं, बेसिक और एडवांस। जिसमें उन्होंने कलौंजी के तेल, एनर्जाइज़िंग शहद, जैतून और तोरई के पत्तों का प्रयोग किया है। उपचार के दो प्लान हैं, बेसिक और एडवांस।

बेसिक प्लान – इस प्लान में रोजाना 3 टीस्पून कलौंजी के तेल या 2 टीस्पून कलौंजी का तेल तथा 1 टीस्पून कलौंजी का पाउडर शहद या ताज़ा ज्यूस में मिला कर दिया जाता है। सुबह और रात को सोने से पहले 1 टीस्पून कलौंजी का तेल आधे टीस्पून एनर्जाइज़िंग शहद के साथ देना चाहिए। दिन की खुराक ज्यूस के साथ दी जाती है। यह प्लान अच्छा काम करता है, लेकिन कैंसर को पूरी तरह ख़त्म करने के लिए एडवांस प्लान लेना श्रेयस्कर माना जाता है।

एडवांस प्लान – एडवांस प्लान में कलौंजी के बीज, कलौंजी का तेल, एनर्जाइज़िंग शहद, ज़ैतून और लुफ्फा या तोरई के पत्तों का प्रयोग किया जाता है। इस उपचार के साथ अच्छा सात्विक आहार, मामूली कसरत और रोज धूप में बैठना भी ज़रूरी है। मानसिक तनाव या आघात नहीं रहना चाहिए। एडवांस प्लान का मकसद मेटास्टेसिस होने के पहले ही कैंसर को पूरी तरह खत्म कर देना है।

लुफ्फा के पत्ते –

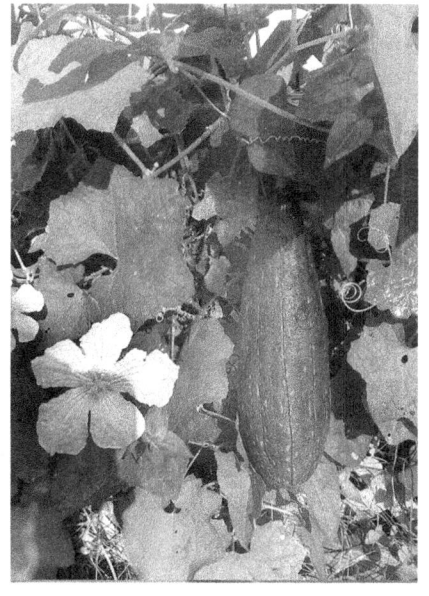

लुफ्फ़ा या तोरई से आप परिचित हैं। हम इसके सूखे हुए फल को नहाते समय स्क्रब की तरह काम में लेते आए हैं। मिडिल ईस्ट में इसकी सूखी हुई पत्तियों का कैंसर के उपचार में प्राचीन काल से प्रयोग किया जा रहा है। इसमें कैंसररोधी गुण पाए गए हैं। (Chen et al-, 2005; Atta-ur-Rehman, 2005) इसकी पत्तियां

पालक की तरह दिखाई देती हैं और इसका स्वाद कड़वा होता है। इसलिए इन्हें खाली केप्स्यूल में भरकर प्रयोग में लिया जाता है।

पहले लुफ्फ़ा के पत्तों को सुखा लें और इसका पाउडर बना लें। इसके पाउडर को खाली केप्स्यूल में भरकर प्रयोग करें। कुछ लोग इसमें जौ के पत्ते भी मिलाते हैं। रोज दो केप्स्यूल लेना पर्याप्त है।

जैतून के पत्ते

जैतून के पत्ते प्राकृतिक एंटीबायोटिक हैं, जिनसे कई रोग जैसे केंडिडा एल्बिकेंस, वायरल संक्रमण और कैंसर का उपचार किया जाता है। इसके ताज़ा सूखे हुए पत्ते कैंसर की गांठों को बड़ी जल्दी ठीक कर देते हैं। एक शोध में देखा गया कि ऑलिव ट्री ऑयल के प्रयोग से चूहों के ट्यूमर्स 12 दिन में ठीक हो गए।

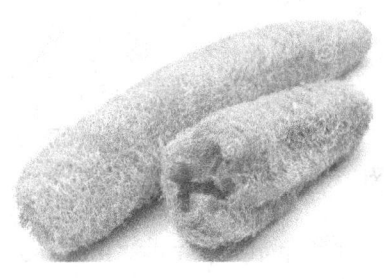

पहले दिन 21 केप्स्यूल दिए जाते हैं और दूसरे दिन से 9 केप्स्यूल दिए जाते हैं। केप्स्यूल की जगह डेढ़ कप ताजा पत्तों को एक कप पानी में ब्लेंड करके भी प्रयोग कर सकते हैं। ग्रीस में एक मरीज ने अपने कैंसर को सिर्फ ऑलिव के ताज़ा पत्तों के प्रयोग से 9 महीने में ठीक किया।

एनर्जाइज़िंग शहद

यह शहद कैंसर और कैंसर के कारण आई कमजोरी को बख़ूबी ठीक करता है। प्रायः कीमो और रेडियोथेरेपी के कारण कमजोरी आती है। इसलिए कीमो और रेडियोथेरेपी से बचें और एनर्जाइजिंग शहद का प्रयोग करें।

एनर्जाइजिंग शहद बनाने में निम्न कैंसररोधी तत्वों का प्रयोग होता है।

- 2–3 टेबलस्पून अनपाश्चराइज़्ड शहद
- 1 टेबलस्पून दालचीनी
- 1 टेबलस्पून जिंसेंग पाउडर
- 1–2 टेबलस्पून बी–पोलन

अनपाश्चराइज़्ड शहद कांच की शीशियों में खरीदें और बी–पोलन को मिलाने से पहलें पीस लें।

कलौंजी का मिश्रण

एडवांस प्लान में भोजन को साथ कलौंजी का मिश्रण भी लिया जाता है। इसे भोजन के साथ अथवा रोटी या ब्रेड के डो में मिला कर लिया जा सकता है। इसे कलौंजी, अजवाइन, तिल और गेहूँ के आटे को मिलाकर बनाया जाता है। इस मिश्रण को कटी हुई ब्रोकोली, हरे प्याज़, मसालों और रोटी या ब्रेड के आटे में मिलाया जा सकता है।

डॉ. जॉहाना बडविग की अमर जीवनगाथा

एक देवी का जन्म

हरमन और एलिजाबेथ जर्मनी में रुहर नदी के तट पर बसे एसन शहर में रहते थे। 30 सितम्बर, 1908 की खुशनुमा रात को उनके आँगन में एक नन्हा सा फूल खिला। पूरे घर में उत्सव का माहौल था। उन्होंने ईश्वर के दिये हुए इस तोहफ़े का नाम जॉहाना रखा। जर्मन भाषा में ईश्वर की दी हुई सौगात को जॉहाना कहते हैं। पूरे बडविग परिवार और पड़ोस में यही चर्चा हो रही थी कि जॉहाना बहुत ख़ुशकिस्मत है, होनहार है, वह यूनिवर्सिटी में पढ़ने जाएगी और परिवार का नाम रोशन करेगी। 1908 का यह साल जर्मन स्त्रियों के लिए खुशियां ही खुशियां लेकर आया था। जी हां, इसी वर्ष 8 अप्रेल को जर्मन सरकार ने यहाँ के इतिहास में पहली बार महिलाओं को कॉलेज तथा विश्वविद्यालयों में पढ़ाई करने तथा राजनैतिक दलों और अन्य क्लबों की सक्रिय सदस्यता लेने की अनुमति दी थी। स्त्रियों को स्वतंत्रता और नये अधिकार दिए जा रहे थे, परंतु यह सारी प्रक्रिया बहुत धीमी थी। तब जर्मनी संक्रमण के दौर से गुजर रहा था।

बचपन बीता अनाथालय में

माता–पिता के प्यार और दुलार भरे संरक्षण में जॉहाना का बचपन तो हंसी–खुशी में बीत गया, लेकिन 1920 में अचानक उसकी मां एलिजाबेथ की मृत्यु हो गई। नन्हीं सी जॉहाना के लिए यह बहुत बड़ा सद्मा था। उसके पिता मामूली लाको मिस्त्री थे और शायद उसका लालन–पालन ठीक तरह नहीं कर पाते, इसलिए उसके रिश्तेदारों ने निर्णय लिया कि जॉहाना को अनाथालय भेज दिया जाये। 12 वर्ष की उम्र में अचानक लावारिस हो जाना जॉहाना के लिए दूसरा बड़ा झटका था। बस अनाथालय में एक अच्छी बात जरूर थी कि वहाँ रहने वाले बच्चों को मुफ़्त शिक्षा दी जाती थी। इस घटना के बाद उसके पिता का इतिहास में कहीं जिक्र नहीं मिला है, शायद वो किसी अन्य स्त्री से शादी करके कहीं बस गए थे।

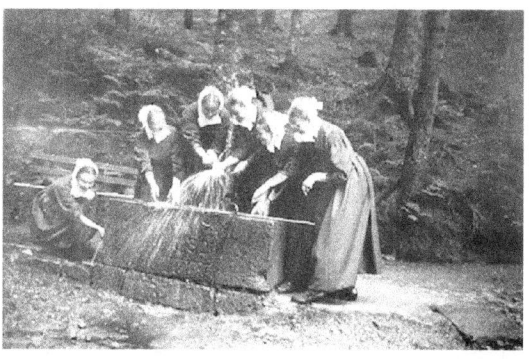

भाग्योदय हुआ – डाइकोनेसेस इंस्टीट्यूट में

1926 आते–आते जर्मनी प्रथम विश्व युद्ध की बरबादी से लगभग उबर चुका था। आर्थिक हालात ठीक हो रहे थे, देश प्रगति कर रहा था और वहां के वैज्ञानिक नये–नये आविष्कार कर रहे थे। उन दिनों लगभग एक तिहाई नोबल पुरस्कार जर्मनी के खाते में जा रहे थे। लिखाई–पढ़ाई में तेज़–तर्रार जॉहाना को लगा कि उज्ज्वल भविष्य के लिए उसे काइज़र्सवर्थ के मशहूर डाइकोनेसेस इंस्टीट्यूट में प्रवेश लेना चाहिये। फ्लोरेंस नाइटेंगल, जो मदर ऑफ मॉडर्न नर्सिंग के नाम से विख्यात है, भी इसी इंस्टीट्यूट में पढ़ी थी। बुद्धिमान और मेघावी जॉहाना को बिना किसी विशेष परेशानी के डाइकोनेसेस इंस्टीट्यूट में प्रवेश मिल गया और 10 मार्च, 1932 को उसे डायकोनेस बना दिया गया। जॉहाना के लिए यह उपयुक्त जगह थी। यहाँ 1000 बेड का एक विशाल सैनिक अस्पताल, बड़ा फार्मेसी इंस्टीट्यूट और बोर्डिंग स्कूल था। जॉहाना ने फार्मेसी को अपना विषय चुना।

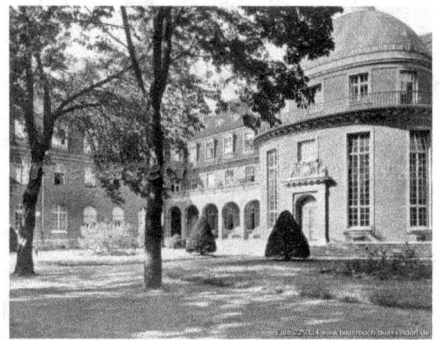

म्युंस्टर विश्वविद्यालय में हुई उच्च शिक्षा

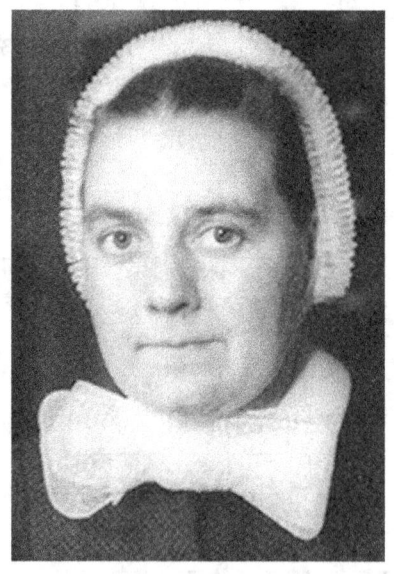

प्रारंभिक शिक्षा काइजर्सवर्थ में लेने के बाद जॉहाना ने अपनी शिक्षा म्युंस्टर विश्वविद्यालय में पूरी की। वहां सही और स्पष्ट सोच रखने वाली बुद्धिमान जॉहाना की प्रतिभा को उसके प्रोफेसर डॉ. हंसपॉल कॉफमेन ने पहचान लिया और उसे हमेशा आगे बढ़ने के लिए प्रोत्साहित करते रहे। सन् 1936 में बडविग ने फार्मेसी की स्टेट परीक्षा उत्तीर्ण की और विशेष योग्यता से केमिस्ट्री में डिग्री हासिल की थी। इसके बाद उन्होंने अपने प्रिय विषय भौतिकशास्त्र में शिक्षा जारी रखी और 1938 में भौतिकशास्त्र में भी डॉक्ट्रेट की डिग्री प्राप्त की। 1 अगस्त, 1939 को उन्हें काइजर्सवर्थ के सैनिक अस्पताल की फार्मेसी का प्रभारी बना दिया गया। इसके एक महीने बाद ही जर्मनी के तानाशाह शासक हिटलर ने पोलेंड पर आक्रमण कर द्वितीय विश्व युद्ध का बिगुल बजा दिया। उस समय काइजर्सवर्थ में दो हजार लोग रहते थे। दवाइयों की किल्लत और काला–बाज़ारी की उस कठिन घड़ी में भी जॉहाना ने सूझ–बूझ से जुगाड़–तुगाड़ करके अपनी फार्मेसी में दवाइयों का पर्याप्त भंडारण कर रखा था और युद्ध की उस घड़ी में वह किसी भी आपातकालीन स्थिति के लिए तैयार थी। उसके बढ़ते क़द और प्रगति को देख कर कई लोग उससे जलने

लगे थे और कई बार उसे पर्याप्त सहयोग भी नहीं करते थे (Dr. Johanna Budwig Stiftung)।

बडविग बनी महान वैज्ञानिक

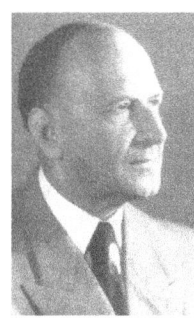

द्वितीय विश्व–युद्ध के बाद 1949 में उन्होंने काइज़र्सवर्थ छोड़ दिया था। इन दिनों प्रोफेसर कॉफमेन म्युंस्टर विश्वविद्यालय में फार्मेसी के प्रोफेसर के पद पर कार्यरत थे। जब उन्हें पता चला कि जॉहाना ने भी काइज़र्सवर्थ छोड़ दिया है तो उन्होंने जॉहाना को म्युंस्टर विश्वविद्यालय में अपने साथ काम करने के लिए राज़ी कर लिया, क्योंकि वे तो शुरू से ही जॉहाना से प्रभावित थे। उन्होंने जॉहाना के लिए अपने घर के भूतल में प्रयोगशाला बनवाई और अनुसंधान हेतु सारी सुविधायें जुटाई। उन दिनों डॉ. कॉफमेन जर्मनी और पूरे विश्व में फैट पोप के नाम से विख्यात थे। 1951 में जॉहाना को ससम्मान फेडरल हेल्थ ऑफिस के फार्मास्युटिकल और फैट्स विभाग में वरिष्ट विशेषज्ञ का पद दिया गया। यह देश का सबसे बड़ा पद था, जो नई दवाओं को जारी करने की स्वीकृति देता था। बडविग के पास सल्फहाइड्रिल (सल्फर युक्त प्रोटीन यौगिक) श्रेणी की कैंसररोधी दवाओं के कई आवेदन स्वीकृति के लिए विचाराधीन थे। उन दिनों कैंसर के उपचार में फैट्स की भूमिका बहुत महत्वपूर्ण मानी जाती थी। जॉहाना फिजिक्स और केमिस्ट्री में बहुत पारंगत थी और यह ज्ञान उनके बहुत काम आया। उन्होंने फैट्स पर शोध शुरू कर दिया। जॉहाना ने पहली बार फैट्स को पृथक कर उसमें विद्यमान फैटी–एसिड्स को पहचानने के लिए पेपरक्रोमेटोग्राफी की तकनीक विकसित की। यह एक क्रांतिकारी आविष्कार था, जिससे पूरी दुनिया स्तब्ध थी। इस खोज से कई रोगों के उपचार करे नई दिशा मिल सकती थी, शोध के नए द्वार खुल चुके थे और चिकित्साशास्त्र के अनेक रहस्यों को जानना संभव हो सकता था। बडविग ने इस चमत्कारी खोज की विस्तृत रिपोर्ट "फैट विश्लेषण के नये तरीक" के नाम से फैट और साबुन के जरनल तथा अन्य कई पत्रिकाओं में प्रकाशित करवाए।

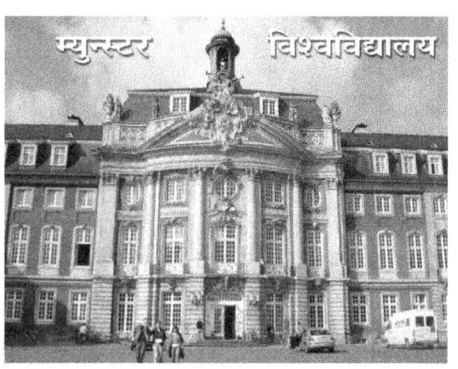

म्युन्स्टर विश्वविद्यालय

बडविग ने खोले कोशिकीय श्वसन के सारे रहस्य

अब थोड़ा पीछे चलते हैं। नोबल पुरस्कार विजेता ऑटो वारबर्ग ने 1928 में सिद्ध किया था कि कैंसर का मुख्य कारण कोशिका में ऑक्सीजन की कमी हो जाना है, जिससे श्वसन–क्रिया की आख़िरी कड़ी साइटोक्रोम–ऑक्सीडेज एंजाइम (जिसे वारबर्ग

एंजाइम भी कहते हैं) बाधित हो जाता है और कैंसर कोशिका ऑक्सीजन के अभाव में ग्लूकोज़ को फर्मेंट करके ऊर्जा प्राप्त करती है। 1911 में स्वीडन के टोर्सटन थनबग ने भी यही कहा कि प्रोटीन का सल्फहाइड्रिल या थायोल ग्रुप (एल–सिस्टीन अमाइनो एसिड का), जो पनीर में बहुतायत से पाया जाया है, साइटोक्रोम–ऑक्सीडेज एंजाइम

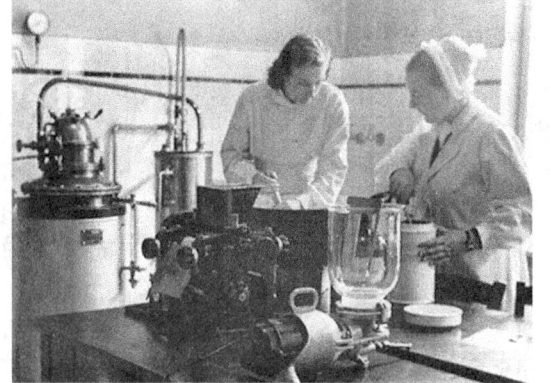

को उत्प्रेरित करता है। थनबर्ग ने यह भी संदेह जताया कि थायोल यह काम अकेला नहीं बल्कि अपने एक जोड़ीदार साथी के साथ मिल कर काम करता है और यह रहस्यमय जोड़ीदार साथी संभवतः कोई फैटी एसिड होना चाहिये। वारबर्ग भी यही संभावना जता रहे थे। लगभग आधी सदी बीत गई पर कोई भी शोधकर्ता इस रहस्यमय फैट को नहीं ढूँढ पाया। आखिरकार, 1949 में बडविग ने ज्ञान का दीपक जलाया और उनके द्वारा विकसित की गई पेपर क्रोमेटोग्राफी द्वारा इन रहस्यमय तत्वों को पहचानना संभव हुआ। ये लिनोलिक और अल्फा–लिनोलेनिक अम्ल थे। उन्होंने यह भी बतलाया कि ऊर्जावान पाई–इलेक्ट्रॉंस के बादलों से भरपूर ये वसा–अम्ल ठंडी विधि से निकले अलसी के तेल में प्रचुरता में पाए जाते हैं। बडविग ने इन वसा–अम्लों को गुड–फैट्स या कारक–वसा का नाम दिया (Budwig, Cancer The Problem And The Solution)।

बडविग ने कैंसर पर विजय प्राप्त की

इसके बाद बडविग ने पीछे मुड़ कर नहीं देखा। उन्होंने म्युंस्टर के चार बड़े अस्पतालों में जाकर सैंकड़ों कैंसर रोगियों के खून की जांच की और पाया कि कैंसर और अन्य गंभीर रोगों से पीड़ित लोगों के खून में इन दोनों वसा–अम्लों का स्तर बहुत कम मापा गया। जैसे ही बडविग ने इन रोगियों को अलसी के तेल और पनीर का

मिश्रण (लिनोलिक, अल्फा–लिनोलेनिक अम्ल और सल्फ़रयुक्त प्रोटीन का मिश्रण) पिलाना शुरू किया, इनकी हालत सुधरने लगी और कैंसर की गांठें छोटी होने लगी। जब इस वसा–अम्ल और सल्फहाइड्रिल युक्त प्रोटीन को मिलाया जाता है तो यह प्रोटीन वसा–अम्ल पर गुंजन करते पाई–इलेक्ट्रॉंस से बंधन बना कर हाइड्रोजन–सेतु या ब्रिज का निर्माण करता है और लाइपोप्रोटीन्स बन जाता है। लाइपोप्रोटीन स्वस्थ कोशिका की भित्ति का मुख्य घटक बनता है। सक्रिय, शास्वत और ऊर्जावान इलेक्ट्रोन अपने

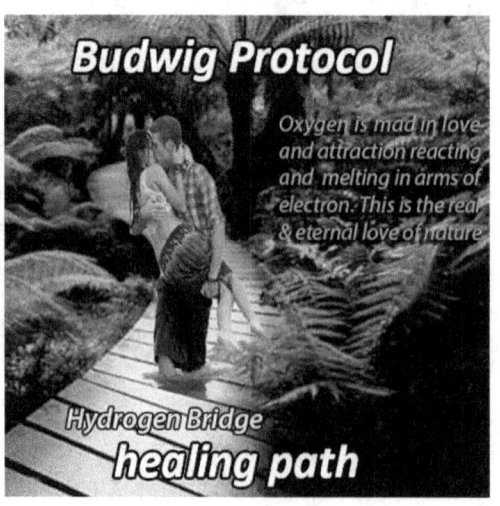

गुंजन और नृत्य से ऑक्सीजन को मोहित करता है, प्रणय निवेदन करता है, चुंबक की भांति आकर्षित करता है। प्रेम विभोर हुई सुंदर और सलोनी ऑक्सीजन बांहें फैलाये हाइड्रोजन–सेतु पर मटकती, इठलाती, केटवॉक करती इलेक्ट्रोन के आग़ोश में पहुँचती है। जैसे ही ऑक्सीजन इलेक्ट्रोन को बाहों में भरती है, चुंबन लेती है, प्यार में संतृप्त हो जाती है, अपनी सारी शक्ति इलेक्ट्रोन के कदमों में समर्पित करके प्राण त्याग देती है और उसकी बांहों में पिघल कर पानी–पानी हो जाती है। यही सच्चे प्रेम का फलसफ़ा है। इस प्रेमलीला में ऑक्सीजन का एक अणु चार इलेक्ट्रोन और आठ प्रोटोन से मिल कर पानी के दो अणु बनाता है। ये आठ प्रोटोन मेट्रिक्स से लिए जाते हैं, चार तो पानी बनाने में खर्च हो जाते हैं और बाकी चार ऊर्जा पैदा करने वाले जनरेटर (एटीपी सिंथेज एंजाइम) को घुमाते हैं और ए.टी.पी. (ऊर्जा) का निर्माण करते हैं। बस कोशिका को पर्याप्त ऊर्जा मिलने लगती है और कैंसर ख़त्म होने लगता है। इस क्रिया को निम्न समीकरण द्वारा व्यक्त करते हैं।

$$8\,H^{+}in + O2 \rightarrow 2\,H2O + 4\,H^{+}out$$

इस तरह बडविग ने अलसी के तेल व पनीर के मिश्रण, फलों, सब्जियों और स्वस्थ आहार–विहार को मिला कर कैंसर के उपचार का तरीका विकसित किया, जिसे बडविग प्रोटोकोल के नाम से जाना जाता है।

ट्रांसफैट – मानव के लिए सबसे घातक विष

उन दिनों फैट्स की शैल्फ लाइफ़ बढ़ाने के लिए बड़े–बड़े संस्थान तेलों का हाइड्रोजनीकरण (उच्च तापमान पर निकल धातु की उपस्थिति में तेलों में से हाइड्रोजन गैस प्रवाहित करने की प्रक्रिया) और रिफाइन (रिफाइनिंग प्रोसेस के दौरान तेलों में कई विषैले रसायन मिलाए जाते हैं और कई बार उच्च तापमान पर गर्म किया जाता है) करके मार्जरीन, शॉर्टनिंग या वनस्पति बना कर मक्खन के विकल्प के रूप में धड़ल्ले से बेच रहे थे। पूर्ण हाइड्रोजनीकरण करने पर फैट सामान्य तापमान पर ठोस रहता है, जो देखने में हल्का पीला और मक्खन जैसा लगता है, जिस बिस्किट, कुकीज़, पास्ता, नूडल्स, पिज्ज़ा, बर्गर, आइसक्रीम, चॉकलेट आदि बनाने के लिए किया जाने लगा था। आंशिक हाइड्रोजनीकरण करने पर फैट सामान्य तापमान पर तरल ही रहता है, जिसका प्रयोग तलने के लिए किया जाने लगा था। तेलों का हाइड्रोजनीकरण करने या उच्च तापमान पर गर्म करने से उसमें घातक ट्रांसफैट बन जाते हैं, जो हमारे शरीर को विभिन्न रोगों का शिकार बनाते हैं। पेपरक्रोमेटोग्राफी तकनीक द्वारा ये सारे रहस्य परत–दरपरत खुलते चले गए। बडविग इन फैट्स को हमारे स्वास्थ्य के लिए बहुत ही हानिकारक मानती थीं और इन्हें स्यूडो फैट या मारक फैट कहती थीं।

उच्च तापमान और विभिन्न रसायन इन फैट्स की शैल्फ लाइफ तो बढ़ा देते हैं, लेकिन साथ में फैट्स में विद्यमान इलेक्ट्रोंस को भी नष्ट कर देते हैं। इलेक्ट्रोंस निकल जाने से ये फैट्स ऑक्सीजन को आकर्षित करने की क्षमता भी खो बैठते हैं

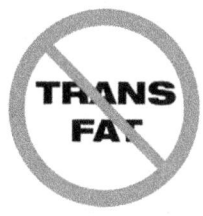

तथा कोशिकाओं को ऑक्सीजन न मिलने के कारण कोशिकाओं का दम घुटने लगता है, कोशिकाएं ग्लूकोज़ को फर्मेंट करके ऊर्जा प्राप्त करने लगती है, रुग्ण होने लगती हैं और कैंसर तथा अन्य रोगों से ग्रस्त होने लगती हैं। ये ट्रांसफैट कोशिकीय श्वसन–क्रिया को बुरी तरह प्रभावित करते हैं। निडर और बेबाक बडविग ने मार्जरीन का प्रयोग बंद करने के लिए सबूतों के साथ खुल कर बोलना शुरू कर दिया। बस यही बात मार्जरीन बनाने वाले बहुराष्ट्रीय संस्थानों को पसंद नहीं आई और उनका विरोध करना शुरू कर दिया। वे करोड़ों के वारे–न्यारे करने वाला यह फलता–फूलता व्यवसाय कैसे बंद कर सकते थे। प्रोफेसर कॉफमेन भी समय की नज़ाकत को देखते हुए पीछे हट गए। मार्जरीन बनाने वाले संस्थानों ने चांदी के सिक्कों से राजनेताओं और कॉफमेन का मुँह बंद कर दिया। फिर सब मिल कर जॉहाना के विरुद्ध खड़े हो गए। कॉफमेन ने जॉहाना को पहले प्यार से समझाया, फिर एक मेडीकल स्टोर और ढेर सा पैसा रिश्वत में देने की कौशिश की। मार्जरीन बनाने वाले बहुराष्ट्रीय–संस्थान भ्रष्ट राजनेताओं और कॉफमेन के साथ मिल कर जॉहाना को हर तरह से प्रताड़ित करने की योजना बनाने लगे। सरकारी प्रयोगशाला में उनके प्रवेश पर रोक लगा दी गई, उनसे सरकारी पद छीन लिया गया और उन पर कई झूंठे 30 आपराधिक मामले दर्ज कर दिए। लेकिन निडर, अडिग और सच्चाई की प्रतिमा जॉहाना नहीं झुकी। काश! कॉफमेन ने उनकी मदद की होती तो शायद आज इस धरती का स्वरूप कुछ और ही होता। पता नहीं कब तक इन पापियों के दुष्कर्मों की सजा दुनिया के निर्दोष लोगों को भुगतनी पड़ेगी।

इसके बाद जॉहाना का मन म्युंस्टर से उचट गया और वो 1955 में विधिवत मेडीकल की शिक्षा लेने के उद्देश्य से गोटिंगन चली गई।

मेडीकल स्टूडेंट – गोटिंगन मेडीकल युनिवर्सिटी में

गोटिंगन में उन्होंने शोध को जारी रखा और अपनी मेडीकल शिक्षा भी लेती रही। मेडीकल युनिवर्सिटी के प्रोफेसर मार्टियस की पत्नी स्तन कैंसर से पीड़ित थी, जिसका बडविग ने सफलतापूर्वक उपचार किया। इसके बाद मेडीकल युनिवर्सिटी की रजामंदी से बडविग कैंसर के रोगियों का उपचार करने लगी और इसमें उन्हें चमत्कारी परिणाम मिलने लगे। यह देख कर यूनिवर्सिटी ने उन्हें कहा कि वे रेडियोथैरेपी और कीमोथैरेपी को अपने उपचार में शामिल करें और विधिवत शोध करें। लेकिन उनके मतानुसार ये दोनों उपचार एक दूसरे के विपरीत थे। इसलिए वे रेडियो और कीमो को अपने उपचार में कैसे शामिल कर सकती थीं। बस यहीं से मतभेद तथा टकराव शुरू हुए और इतने बढ़ गए कि उन्होंने अपनी शिक्षा को भी अधूरा ही छोड़ा और वे डाइटर्सवीलर फ्रुडेनस्टेड में जा बसी और जीवन के अंतिम दिनों तक वहीं रही (Cancer The Problem And The Solution)।

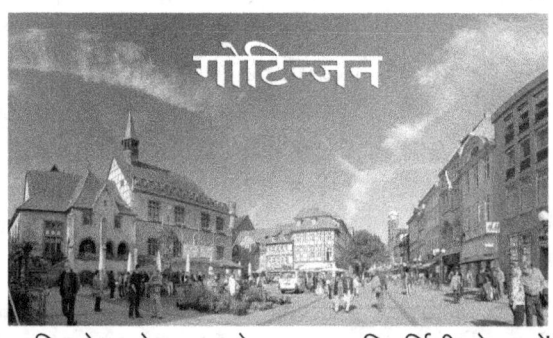

जीवन का आखिरी पड़ाव – फ्रुडेनस्टेड

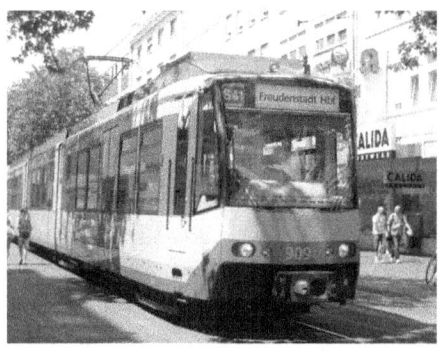

फ्रुडेनस्टेड आकर बडविग ने कैंसर के रोगियों का उपचार करना जारी रखा। यहाँ उन्होंने प्राकृतिक चिकित्सा में डिग्री हासिल की और उपचार हेतु लाइसेंस भी प्राप्त किया, ताकि उन्हें कैंसर के रोगियों का उपचार करने में कोई कानूनी अड़चन नहीं आए। 1968 में डॉ. बडविग ने कैंसर के उपचार के लिए एक इलेक्ट्रोन डिफ्रेंशियल तेल भी विकसित किया, जिसे वह अंग्रेजी में ELDI Oil कहती थीं। उनके उपचार से लोग ठीक हो रहे थे और सब अचंभित थे। महत्वपूर्ण बात यह है कि उनसे उपचार लेने वालों में डॉक्टर और उनके परिवार के सदस्य भी बहुत होते थे। उनके उपचार से वे रोगी भी ठीक हुए जिन्हें रेडियो और कीमोथैरेपी से कोई लाभ नहीं होता था या जिन्हें अस्पताल से यह कर छुट्टी दे दी गई कि अब उनका कोई इलाज संभव नहीं है, भगवान भी उन्हें नहीं बचा सकता।

उनके उपचार से ठीक हुए 2500 रोगियों के विवरण जग जाहिर हैं और इंटरनेट पर स्वर्णिम अक्षरों में दर्ज हैं। कई विख्यात डॉक्टर्स और अनुसंधानकर्ता उनके ठीक हुए रोगियों से मिले हैं, पूछताछ की हैं और उन्हें लिपिबद्ध किया है। उनके सफल उपचार को देखते हुए उन्हें नोबल पुरस्कार के लिए सात बार नामांकित किया गया, लेकिन उनसे यह भी कहा गया कि वह कीमो और रेडियोथेरेपी को भी अपने उपचार में शामिल करे। पहला नामांकन 1979 में हुआ था। परन्तु सशर्त नोबेल पुरस्कार लेना उन्हें कभी मंजूर नहीं था।

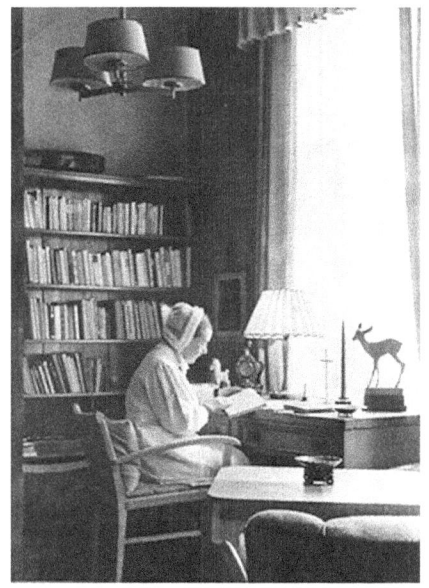

उनके परिवार में कोई नहीं था। न उन्हें कभी किसी से प्यार हुआ और न ही उन्होंने कभी विवाह किया। हां उन्होंने अपने अनाथ भतीजे आर्मिन का बेटे की तरह लालन–पालन किया। उन्होंने आर्मिन की पढ़ाई पर शुरू से ध्यान दिया और उसे डॉक्टर बनाया।

अंत तक वह जगह–जगह व्याख्यान देती रही, यात्राएं करती रही और लोगों को अपने चमत्कारी उपचार के बारे में बताती रही। उनके व्याख्यानों को सुनने के लिए हजारों लोगों की भीड़ उमड़ पड़ती थी। उनकी 3–4 पुस्तकें अंग्रेजी में अनुवादित हुई, जिनकी ढाई लाख प्रतियां अकेले अमेरिका में बिकी। वे आजीवन शाकाहारी रहीं। जीवन के अंतिम दिनों में भी वे

ऊर्जावान, सुंदर, स्वस्थ रही और अपनी आयु से काफी युवा दिखती थी।

28 नवंबर, 2002 को वे घर में अकेली थी और बाथरूम जाते समय उन्हें चक्कर आये और वे गिर गई जिससे उनकी दाईं फीमर का ऊपरी सिरा टूट गया। उनके चिल्लाने की आवाज सुन कर एक रोगी और पड़ौसी दौड़ कर आए और उन्हें एक नर्सिंग होम में भर्ती करवाया। इस घटना के बाद उनकी तबियत ज्यादा ठीक नहीं रही और वे फिर शैया से नहीं उठ पाईं। आखिरी दिनों में असहाय और बीमार बडविग को नर्सिंग होम में अलसी के तेल और पनीर से बना ओमखंड भी नहीं दिया गया। अंततः कुछ महीनों बाद 19 मई, 2003 को वे परलोक सिधार गई।

पूरे विश्व के चिकित्सा जगत द्वारा अपनी इस महान खोज को सर्व सम्मति से मान्यता मिलते देखना शायद उस महान देवी के नसीब में नहीं था। इतनी महान वैज्ञानिक और इतनी बड़ी खोज का ऐसा अपमान और तिरस्कार इतिहास में कहीं देखने को नहीं मिलेगा। एक तरफ तो कैंसर का इतना सरल, सुलभ, और संपूर्ण समाधान लोगों तक पहुंच नहीं पाया और दूसरी तरफ हमारे कैंसर के रोगी रेडियोथैरेपी और कीमोथैरेपी के लिए मौत के सौदागरों को ढ़ेर सारा पैसा देकर मौत खरीद रहे हैं। आख़िर यह सब कब बदलेगा?

डॉ. बडविग और उनके शिष्य लोथर हरनाइसे

लोथर हरनाइसे ने विनेंडेन, जर्मनी के सायकेट्रिक हॉस्पीटल में 11 साल तक ट्रेंड सायकेट्रिक नर्स के पद पर काम किया। इसी दौरान उन्होंने सायकोऐनेलायसिस की

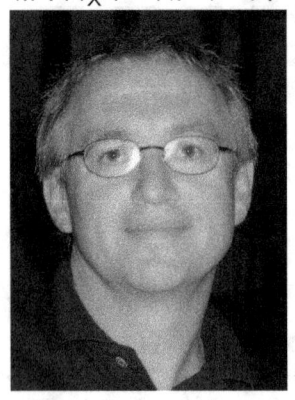

ट्रेनिंग भी हासिल की। लोथर ईस्टर्न कोंबेट स्पोर्ट के मास्टर और कुंग–फू टीचर भी हैं। उनकी स्पोर्ट्स गुड्स की एक कंपनी थी, जिसे उन्होंने 1986 में बेच दिया। तभी उनके एक करीबी दोस्त को टेस्टीज में कैंसर हो गया। इस घटना से लोथर परेशान थे और तुरंत कैंसर का कोई बढ़िया इलाज ढूँड़ने में जुट गए। तभी उनकी मुलाकात "व्हाट डॉक्टर्स डोंट टेल यू" नामक पुस्तक और मेगजीन के लेखक लेन एमसी टेगर्ट से हुई। एक दिन उन्हें पता चला कि कैंसर की वैकल्पिक चिकित्सा पर कार्यरत अमेरिका की संस्था "पीपुल अगेंस्ट कैंसर" के प्रेसीडेंट फ्रैंक व्हिवेल लंदन आ रहे हैं। बस लोथर अपने दोस्त क्लॉस पर्टल को साथ लेकर लंदन के लिए निकल पड़े। दो दिन बाद ही उनके दोस्त की मौत हो गई, लाचार लोथर कुछ नहीं कर पाए। वह बहुत दुखी थे और दीवाने हो चुके थे। उन्हें तो जैसे होलिस्टिक ओंकोलोजी नामक वायरस का ख़तरनाक इंफेक्शन हो चुका था। वह हर हाल में कैंसर पर विजय प्राप्त करना चाहते थे, कैंसर का इलाज ढूंढ़ लेना चाहते थे। उनके पास ख़ूब पैसा था और समय भी, बस कोलंबस की तरह कैंसर का उपचार ढूढ़ने के लिए निकल पड़े। जहां भी कोई उम्मीद की किरण दिखाई देती, फ्लाइट पकड़ कर निकल लेते, कभी बाहमास, मेक्सिको, रशिया, चाइना, तो कभी यूरोप और अमेरिका।

एक बार वह फ्रैंक व्हिवेल से मिलने अमेरिका गए हुए थे। फ्रैंक व्हिवेल ने उन्हें बडविग और उनके ऑयल–प्रोटीन आहार के बारे में बतलाया। यह भी कहा कि वह फ्रुडेनस्टेड में रहती है, जो स्टुटगर्ट (जहां लोथर रहते हैं) से मात्र 65 किलोमीटर दूर है, इसलिए तुम्हें उनसे मिलना चाहिये। फ्रैंक कई सालों से बडविग के संपर्क में थे और उनसे बहुत प्रभावित थे। उन्होंने बडविग को फ़ोन करके मिलने के लिए समय भी ले लिया। यह अप्रेल 1988 की घटना थी। जर्मनी आते ही लोथर उत्साहित होकर क्लॉस पर्टल के साथ बडविग से मिलने गए। बडविग के व्यक्तित्व में जादू जैसा सम्मोहन था। पहली ही मुलाकात उनसे घनिष्ट संबंध बन गए। तीसरी मुलाकात में तो लोथर ने उन्हें फ्रैंकफर्ट और स्टुटगर्ट में लेक्चर देने के लिए निमंत्रित दे दिया। पहले तो बडविग

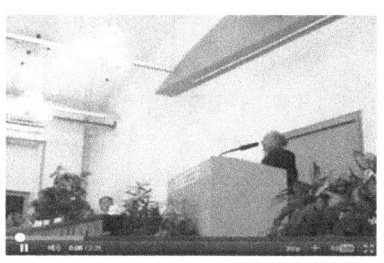

ने मना कर दिया, लेकिन कुछ दिनों बाद उन्होंने फ़ोन करके अपनी स्वीकृति दे दी। और इस तरह कई दशकों के बाद बडविग ने फ्रैंकफर्ट और स्टुटगर्ट में 23 और 24 सितम्बर, 1998 को व्याख्यान दिये, जिनमें लोगों की भारी भीड़ उमड़ पड़ी। इसके 6 महीने बाद फ्रुडेनस्टेड में बडविग ने लोथर के जन्मदिन पर एक और व्याख्यान दिया, जिसमें फ्रैंक व्हिवेल भी मौजूद थे। उनके इस अनमोल तोहफे को लोथर शायद कभी नहीं भूल पाएंगे।

लोथर अपने को बहुत भाग्यशाली मानते हैं क्योंकि वह कई वर्षों तक बडविग जैसी विदुषी महिला के संपर्क में रहे। वह उन्हें पोषण, कैंसर, आध्यात्मिकता और चिकित्सा शास्त्र के बारे में विस्तार से बतलाती। हां, वह दिन में एक घंटा जरूर आराम करती थी। कई बार उन्होंने साथ–साथ शैम्पेन पी। वह साधारण महिला नहीं थी। कभी–कभी वह डांट भी देती थी, फिर दूसरे दिन सहजता से लोथर को समझाती कि उसे क्यों टोका गया था।

बडविग का पूरा जीवन विज्ञान और मानवता को ही समर्पित रहा और उन्होंने सिर्फ वैज्ञानिकों और चिकित्सकों से ही संबंध रखे। रिश्तेदारों में किसी को उनके ऑयल–प्रोटीन आहार के बारे में सुनने का समय नहीं था। उनका जीवन सचमुच कितना नीरस था। बस वे कभी–कभी खुश होती थी कि उम्र के आखिरी पड़ाव में एक लोथर तो है, जो उनकी हर बात हर तर्क को तल्लीनता से सुनता है, समझता है।

एक दिन बडविग ने लोथर को कहा कि वे अपनी शोध के बारे में एक संक्षिप्त पुस्तक लिखने की इच्छा रखती हैं और मुझे मदद करनी होगी। इस दौरान लोथर रोज़ उनके घर जाते, वह रोज़ वे ढेरों फाइलें निकल कर मेज पर तैयार रखती और लोथर को बारीकी से हर बात समझाती। उनके कमरे में तीन मेजें रखी रहती थी, जहां से उनके आंगन में लगा विशाल और सुंदर ऐलोवेरा का पौधा सभी का मन लुभाता था।

वह अपनी उम्र (90 वर्ष) के हिसाब से मानसिक और शारीरिक तौर पर बहुत शार्प थी। उनके बीच वार्तालाप का मुख्य विषय फैट और इलेक्ट्रॉन हुआ करता था। और इस तरह उनकी आखिरी पुस्तक "कैंसर – द प्रोबलेम एंड द सोल्यूशन" लिखी गई।

इस पुस्तक के प्रकाशन के बाद बडविग अपनी सर्वश्रेष्ठ पुस्तक "ऑयल–प्रोटीन कुकबुक" को नये सिरे से लिखने की इच्छा रखती थी। उस पर काम शुरू भी हुआ, लेकिन उनका स्वास्थ्य ख़राब रहने लगा था। इसलिए उन्होंने सोचा कि चलो पुस्तक के पुराने संस्करण में कुछ नये अध्याय जोड़ कर ही प्रकाशित कर देते हैं। लेकिन यह कार्य भी पूरा नहीं हो सका और वे ईश्वर को प्यारी हो गई। लोथर के 3 E कार्यक्रम का आधार भी यही महान पुस्तक है।

दुर्भाग्यवश बडविग का कोई उत्तराधिकारी नहीं है। उस जैसी महान हस्ती का कोई उत्तराधिकारी हो भी नहीं सकता। लोथर अपने आप को उनका शिष्य मानते हैं। और हम मिल कर बडविग की महान शोध और उपचार को लोगों तक मूल रूप में पहुँचा रहे हैं।

प्रकाश

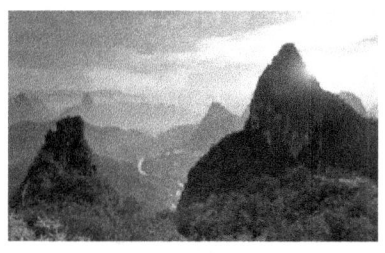

प्रकाश ऊर्जा का मूलभूत स्त्रोत है, जिससे हमारी उत्पत्ति हुई है और जिसके चारों ओर हमारा जीवन चक्र घूमता है। प्रकाश और जीवन एक ही सिक्के के दो पहलू हैं। आधुनिक युग की इस कृत्रिम दुनिया में हमनें बनावटी नीयोन लाइट्स, धूप के चश्मों, गहरे रंग के शीशों, कान्टेक्ट लेंसेस, इनडोर जीवनशैली, टेनिंग लोशन, रिफाइंड भोजन, मांसाहार और यहां तक कि पक्व आहार का प्रयोग इतना ज़्यादा बढ़ा दिया है कि हम "प्रकाशहीनता" या "माल–इल्युमिनेशन" के शिकार हो गए हैं। माल–न्यूट्रिशन की तरह ही "माल–इल्युमिनेशन" के कारण हमें कई बीमारियां हो रही है।

नोबल पुरस्कार विजेता डॉ. सेंट गियोर्जी जीवन की व्याख्या करते हुए कहते हैं कि जीवन सूर्य द्वारा दिया गया एक वरदान हैं, जो हमें एक थोड़े–से विद्युत आवेश के रूप में मिलता है। प्रकाश के बिना जीवन अकल्पनीय है। भोजन और अन्य कई तरीकों से हम सूर्य ऊर्जा को ग्रहण करते हैं। हम मानव एक तरह के फोटो सेल हैं, जिनका मुख्य भोजन प्रकाश है। क्वांटम भौतिकी के अनुसार वानस्पतिक भोजन प्रकाशीय ऊर्जा का संकेंद्रित रूप है, जिसके खाने से हमें यह ऊर्जा प्राप्त होती है। यदि यह वनस्पति हमें परोक्ष रूप से मांस खाने से प्राप्त होती है, तब तक इसका विद्युत प्रवाह और गुंजन नष्ट हो जाता है। वनस्पति भोजन का यह विद्युत प्रवाह भोजन को पकाने या परिष्कृत (Processing) करने से भी थोड़ा नष्ट होता है।

डॉ. हेंस एपिंजर के अनुसार शरीर की कोशिकाएं बैटरी की तरह कार्य करती है। स्वस्थ लोगों में ये बैटरियां पूरी तरह चार्ज रहती है, लेकिन बीमार व्यक्तियों में डिस्चार्ज्ड अवस्था में रहती है। ध्यान देने योग्य बात यह है कि अपक्व या कच्चा भोजन खाने से ही ये बैटरियां चार्ज होती है।

डॉ. सेंट गियोर्जी के अनुसार भी हमारी कोशिकाएं एक बैट्री की तरह कार्य करती है। इसके घनात्मक ध्रुव को आवेश ऑक्सीजन देती है। ऋणात्मक ध्रुव को सूर्य जैसे इलेक्ट्रोन ऊर्जा देते हैं, यह ऊर्जा परोक्ष रूप से सूर्य से आने वाले फोटोंस के वनस्पतियों में अवशोषण से प्राप्त होती है। इन वनस्पतियों में विद्यमान इलेक्ट्रोन युक्त फैटी एसिड्स की इलेक्ट्रोन ऊर्जा को साइटोक्रोम ऑक्सीडेज़ सिस्टम जैविक ऊर्जा के स्त्रोत ATP में बदल देती है। यह ए.टी.पी. एक विशेष अणु है, जिसमें हमारी कोशिकाओं और ऊतकों में होने वाली समस्त जीवरसायन क्रियाओं के लिये ऊर्जा संचित रहती है। इस तरह साइटोक्रोम ऑक्सीडेज़ सिस्टम स्टेप डाउन ट्रांसफॉर्मर का कार्य करता है।

ऑक्सीजन साइटोक्रोम ऑक्सीडेज़ सिस्टम में इलेक्ट्रोन को घनात्मक ध्रुव की ओर आकर्षित करती है। ऑक्सीजन ज़्यादा होगी तो यह आकर्षण भी ज़्यादा होगा।

प्राणायाम, ज़्यादा ऑक्सीजन वाला भोजन करने और निर्मल ऑक्सीजन से भरपूर वातावरण में रहने से कोशिकाओं को ज़्यादा ऑक्सीजन मिलती है। महत्वपूर्ण बात यह है कि हर कोशिका में साइटोक्रोम ऑक्सीडेज़ सिस्टम होता है और उसे भली भांति कार्य करने के लिए इलेक्ट्रोन ऊर्जा की आवश्यकता होती है। यह इलेक्ट्रोन ऊर्जा हमें वनस्पतिक भोजन करने से मिलती है, कुछ ऊर्जा हम सीधे भी ग्रहण करते हैं। भोजन को पकाने से उसकी इलेक्ट्रोन ऊर्जा के गुंजन का स्वरूप आंशिक रूप से नष्ट हो ही जाता है। इसलिए हमें इलेक्ट्रोन से भरपूर भोजन जैसे फल, सब्ज़ियाँ, कच्चे मेवे और अंकुरित खाद्यान्न भरपूर खाने चाहिए।

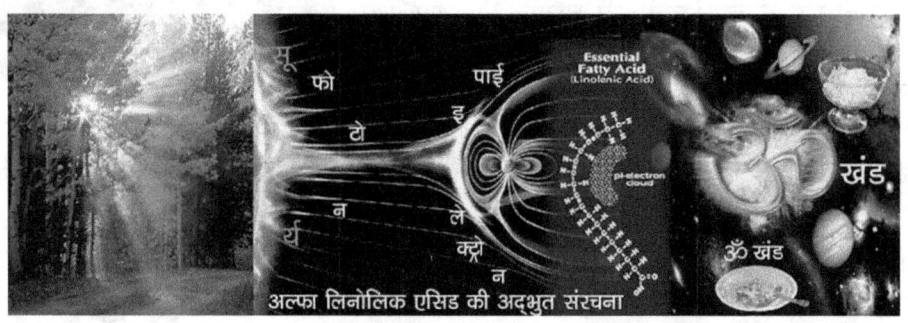

न
न
अल्फा लिनोलिक एसिड की अद्‌भुत संरचना

जर्मनी की डॉ. जॉहाना बडविग पहली वैज्ञानिक थी जिन्होंने क्वांटम भौतिकी और जीवरसायन शास्त्र का गहन अध्ययन किया और इस विषय पर विस्तार से प्रकाश डाला। उनके अनुसार इलेक्ट्रोन युक्त सजीव भोजन इलेक्ट्रोन के दानकर्ता ही नहीं बल्कि सूर्य की ऊर्जा को आकर्षित, संचय और प्रवाह करने हेतु सूर्य की लय और आवृत्ति में गुंजन क्षेत्र तैयार करते हैं। वह कहती हैं कि हमारे शरीर में द्‌वि–बंध वाले फैटी एसिड के सूर्य जैसे इलेक्ट्रोन बादल फोटोन को आकर्षित करते हैं। इन सूर्य जैसे इलेक्ट्रोन को पाई–इलेक्ट्रोन कहते हैं। वह मानती हैं कि सूर्य के फोटोन से प्राप्त होने वाली ऊर्जा "Anti-entropy factor" या आयुवर्धक घटक का कार्य करती है। यहां एंट्रोपी का मतलब एजिंग या जीर्णता है। यह आयुवर्धक घटक या सूर्य ऊर्जा हमें चिर यौवन प्रदान करती है। फोटोन कभी वृद्‌ध नहीं होते, उनकी गति कभी कम नहीं होती, वे अनंत हैं। हमारा शरीर जितना ज़्यादा सूर्य के प्रकाश का अवशोषण करेगा, हमें उतनी ही ज़्यादा आयुवर्धक और आरोग्यवर्धक शक्तियां प्राप्त होंगी।

जो लोग रिफाइंड और पका हुआ भोजन लेते हैं, उनके शरीर में सूर्य जैसे इलेक्ट्रोंस कम होते हैं और वे सूर्य के फोटोन को आकर्षित करने हेतु इलेक्ट्रोंस का गुंजन क्षेत्र नहीं बना पात। डॉ. बडविग कहती हैं कि परिष्कृत या प्रोसेस्ड फूड स्वस्थ सजीव विद्‌युत प्रवाह में इंसुलेटर की तरह कार्य करते हैं। हम जितने ज़्यादा सूर्य जैसे इलेक्ट्रोंस का अवशोषण करेंगे, उतने ही अच्छे तरीक़े से हम सूर्य, अन्य ग्रहों और सितारों की लय में गुंजन करते हुए फोटोन को आकर्षित और अवशोषण करेंगे।

सूर्य जैसे इलेक्ट्रोन से भरपूर सबसे प्रमुख भोजन अलसी और स्पायरूलिना है। डॉ. बडविग के अनुसार अलसी के तेल (जिसमें तीन द्‌वि–बंध वाले इलेक्ट्रोन के बादल होते हैं) और पनीर को मिलाने पर वह द्‌वि–ध्रुवीय संग्राहक (Bi-Polar Capacitor Grid) की तरह कार्य करता है तथा ज़्यादा अच्छी तरह से फोटोन को आकर्षित,

अवशोषित और गुंजन करता है। इस पृथ्वी पर सबसे ज़्यादा सूर्य के इलेक्ट्रोन मानव में ही होते हैं। सूर्य की लय सबसे ज़्यादा मानव से ही मिलती है। प्रकाश एक तरह से हमारी नाभि–रज्जु (Umbilical cord) है, जिसके द्वारा हम पूरे बृह्मांड से ऊर्जा प्राप्त करते हैं।

बडविग उपचार का मूल विज्ञान – क्वांटम बायोलोजी

सौरऊर्जा, इलेक्ट्रोन और लिनोलेनिक एसिड का अलौकिक संबंध

डॉ. बडविग इस युग की महान, स्पष्टवादी, निडर और विदुषी वैज्ञानिक रही हैं और इन्होंने क्वांटम भौतिकी और जीवरसायन विज्ञान के संदर्भ में फोटोन रूपी सूर्य और इलेक्ट्रोन रूपी चंद्रमा के रहस्यमय विवाह की परिकल्पना की है। सूर्य और विभिन्न सितारों से निकला प्रकाश इस बृह्मांड में सबसे तेज़ गति से विचरण करता है। इस पूरी क़ायनात में प्रकाश से तेज़ चलने वाली कोई वस्तु या किरण नहीं है। प्रकाश समय के साथ चलता है। क्वांटम भौतिकी के अनुसार सूर्य की किरणों के सबसे छोटे घटक या कण को क्वांटम या फोटोन कहते हैं, जो अनंत है, शाश्वत है, सक्रिय है, सदैव है, ऊर्जावान है और गतिशील है। इन्हें कोई ताकत रोक नहीं सकती। ष्कृये ऊर्जा का सबसे परि त रूप हैं, ये सबसे निर्मल लहर हैं। इनमें बृह्मांड के सारे रंग है। ये अपना रंग, प्रकृति और आवृत्ति बदल सकते हैं। यदि दो फोटोन एक ही लय में स्पंदन कर रहे हों, तो एक फोटोन दूसरे फोटोन से मिल कर एक अस्थाई और क्षणभंगुर कण (पदार्थ) बन जाता है। इस कण को पाई शून्य या $\pi 0$ कण कहते हैं, जो दूसरे ही क्षण टूट कर दो फोटोंस के रूप में विभाजित हो जाता है और पुनः एक विशुद्ध लहर (द्रव्यमान रहित) का रूप ले लेता है। यह फोटोंस ऊर्जा (प्रकाश) से पदार्थ में और फिर पदार्थ से ऊर्जा में अवस्था परिवर्तन का निराला उदाहरण है। फोटोंस को एक स्थान पर स्थिर करना असंभव है, यही सापेक्षता के सिद्धांत (Theory of Relativity) का आधार है।

इलेक्ट्रोंस परमाणु का घटक है और न्यूक्लियस के चारों ओर अपने निश्चित कक्ष में निश्चित आवृत्ति में सदैव परिक्रमा करते रहते हैं, सदैव सक्रिय, ऊर्जावान और गतिशील रहते हैं। इलेक्ट्रोंस फोटोंस से प्रेम करते हैं और इनका चुंबकीय क्षेत्र गतिशील फोटोन को अपनी ओर आकर्षित करता है, यदि वे एक ही लय में स्पंदन कर रहे हों। जब भी कोई विद्युत आवेश गतिशील होता है तो उसका एक चुंबकीय क्षेत्र बनता है। गतिशील फोटोन का भी चुंबकीय क्षेत्र होता है। फोटोन की आवृत्ति, जिसे वह बदल सकता है, स्पंदन कर रहे इलेक्ट्रोंस की आवृत्ति के समकक्ष होने पर ही वे आकषित होते हैं और कक्ष में एक ही लय और ताल में गुंजन करते हैं। यह प्रकृति

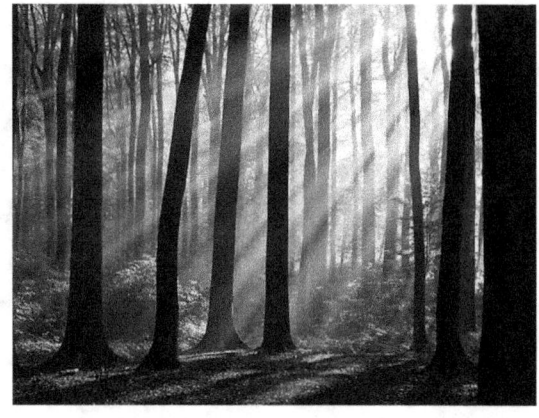

की बहुत दिलचस्प और रुचिकर क्रिया है, जिसे वैज्ञानिकों ने भौतिक, जैविक, पारलौकिक और दार्शनिक दृष्टिकोण से भी बहुत महत्वपूर्ण माना है।

सूर्य और चन्द्र का गंधर्व विवाह

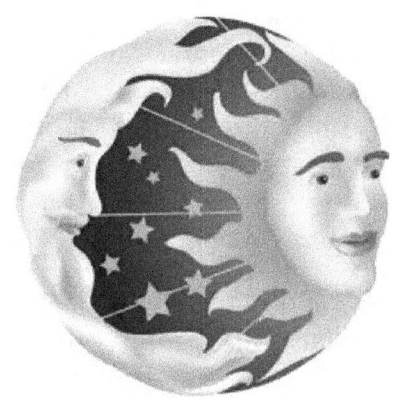

फोटोन सूर्य से निकल कर, जो 9.3 अरब मील दूर है, असीम ऊर्जा लेकर, जीवन की आस लेकर, प्यार की प्यास लेकर, खुशियों की सौगात लेकर आते हैं, अपनी लय, ताल व आवृत्ति बदल कर इलेक्ट्रोन, जो अपने कक्ष में निश्चित आवृत्ति पर सदैव गतिशील रहते हैं, की ओर आकर्षित होते हैं, साथ मिल कर नृत्य करते हैं और तब पूरा कक्ष समान आवृत्ति में दिव्य गुंजन करता है और असीम सौर ऊर्जा का प्रवाह होता है। यही है जीवन का असली फ़लसफ़ा, प्रेम का उत्सव, यही है प्रकृति का संगीत। यही है फोटोन रूपी सूर्य और इलेक्ट्रोन रूपी चंद्र का पारलौकिक गंधर्व विवाह, यही है शिव और पार्वति का तांडव नृत्य, यही है विष्णु और लक्ष्मी की रति क्रीड़ा, यही है कृष्ण और राधा का अनंत, असीम प्रेम।

हमें सूर्य से बहुत प्रेम है और यह सिर्फ़ कोई संयोग मात्र नहीं है। हमारे शरीर की लय सूर्य की लय से इतनी मिलती है कि हम सूर्य की ऊर्जा का सबसे अधिक अवशोषण करते हैं। इसलिए क्वांटम वैज्ञानिक कहते हैं कि संपूर्ण बृह्मांड सबसे ज़्यादा सौर ऊर्जा या फोटोन मनुष्य के शरीर में ही होते है। यह क्षमता और बढ़ जाती है, जब हम अत्यंत असंतृप्त वसा–अम्ल का सेवन करते हैं। इनमें भरपूर इलेक्ट्रोंस होते हैं, जिनका विद्युत–चुंबकीय प्रभाव सूर्य से निकले फोटोंस को आकर्षित करता है। कई तेलों (जैसे अलसी) में जीवन ऊर्जा से भरपूर इलेक्ट्रोंस होते हैं, जिनकी लय सौर किरणों की लय के बहुत मिलती है। वैज्ञानिकों ने इन ऊर्जावान इलेक्ट्रोन युक्त अत्यंत असंतृप्त तेलों को जीवन के लिए नितांत आवश्यक माना है। उन्हीं दिनों लालची बहुराष्ट्रीय संस्थानों ने शैल्फ लाइफ बढ़ाने की दृष्टि से विभिन्न रसायनों और उच्च तापमान की मदद से तेलों को परिष्कृत करना शुरू किया था। तेलों के परिष्कृत करने की प्रक्रिया से तेलों में मौजूद सजीव इलेक्ट्रोंस नष्ट हो जाते हैं। मृत, प्लास्टिक–तुल्य, इलेक्ट्रोन विहीन तेल न तो फोटोंस को आकर्षित कर सकते हैं और न ही श्वसन हेतु कोशिका में ऑक्सीजन को खीचने में सक्षम हैं। इन संस्थानों ने यह नहीं सोचा कि इसका मानव के स्वास्थ्य पर कितना बुरा प्रभाव पड़ेगा। आज हम इसका परिणाम देख रहे हैं कि मधुमेह, हृदयरोग, कैंसर, डिप्रेशन, आर्थ्राइटिस जैसे रोग महामारी का रूप ले चुके हैं। लेकिन हम सब फिर भी ख़ामोश हैं।

क्वांटम विज्ञान

जब सूर्य की किरणें हरे–भरे पेड़ों के झुरमुट या मंडवे पर पड़ती है और प्रकाश संश्लेषण (Photosynthesis) द्वारा अवशोषित होती हैं, तो पेड़ में इलेक्ट्रोंस प्रवाहित होते हैं। पेड़ों में पानी और इलेक्ट्रोन के प्रवाहित होने से चुंबकीय क्षेत्र बनता है। आप

यह जान चुके हैं कि मनुष्य के शरीर में भरपूर इलेक्ट्रोंस होते हैं और उसकी कोशिकाओं तथा ऊतकों में विद्युत प्रवाहित होने की क्षमता होती है। जब वह मनुष्य पेड़ों के झुरमुट से गुजरता है, तो पेड़ों के विद्युत चुंबकीय क्षेत्र के प्रभाव से उसके शरीर के ऊतक विद्युत आवेश से भर जाते हैं। जब हमारे शरीर में रक्त बहता है और चुंबकीय क्षेत्र में लाल रक्त–कण गुजरते हैं तो उनकी भित्तियों में विद्यमान असंतृप्त वसा में भी विद्युत आवेश पैदा होता है। जब भी हृदय संकुचित होता है तो लसिका तंत्र से लसिका द्रव्य की कुछ मात्रा, जिसमें भरपूर इलेक्ट्रोन–युक्त अत्यंत असंतृप्त वसा होते हैं, रक्त प्रवाह में प्रवेश करती है और फिर हृदय में पहुँचती है। इससे हृदय की विद्युत संचालन शक्ति प्रोत्साहित और मज़बूत होती है। यह सब विद्युत चुंबकीय तरंगों के नियमों के अनुसार ही होता है।

इस तरह मनुष्य एक ट्रांसमीटर की तरह कार्य करता है। मनुष्य की नाड़ियों की संरचना बेलनाकार होती है, जिसमें कई परतें, गैंगलिया होते हैं। विभिन्न तंत्रिकाओं (Neuron) और गुच्छिकाओं (Dendrite) में विद्युत विभव (Electrical Potential) भिन्न–भिन्न होता है। इसी कारण चुंबकीय क्षेत्र के प्रभाव से नाड़ियों में विद्युत धारा प्रवाहित होती हैं, जो विद्युत चुंबकीय तरंगे छोड़ती है। जब कोई मनुष्य किसी के बारे में अच्छा सोचता है, तो उसके शरीर से विद्युत चुंबकीय तरंगे निकलती हैं। इन तरंगों को वही ग्रहण कर पाता है जिसकी लय उस व्यक्ति की लय से मिलती है। यहाँ एंप्लीफायर और ट्रांसमीटर होते हैं, जो इन तरंगों की कार्य प्रणाली में हस्तक्षेप करते हैं। यह क्वांटम भौतिकी और जीवरसायन विज्ञान ही दूरबोध (Telepathy), मानसिक दूरबोध (Mental Telepathy), सम्मोहन (Hypnosis) आदि का वैज्ञानिक आधार है। उत्तरी यूरोप के कुछ कबीले के लोग (Nordic people) दूर दराज़ अपने व्यक्ति बात करने हेतु पेड़ों की मदद से आवाज को परिवर्धन (Amplify) करते थे। जैसे कोई स्त्री पेड़ से लिपट कर ज़ोर से कहती थी कि शहर से लौटते समय मेरी चूड़ियां लेते आना और शहर गए व्यक्ति को सुनाई दे जाता था कि पत्नी ने चूड़ियां मंगवाई हैं। इस दूरबोध का आधार भी विद्युत चुंबकीय तरंगे ही है।

अल्फा–लिनोलेनिक एसिड (ए.एल.ए) का जीवरसायन शास्त्र

डॉ. जॉहाना बडविग ने फोटोंस, इलेक्ट्रोंस और आवश्यक वसा अम्लों के पारस्परिक संबंधों की विवेचना की है। यहाँ सबसे महत्वपूर्ण हैं लिनोलिक अम्ल LA (cis-linoleic acid), अल्फा–लिनोलेनिक अम्ल ALA (cis-linolenic acid) और शरीर में इनसे बनने वाले इनसे भी अधिक असंतृप्त वसा–अम्लों की अद्भुत सिस संरचना है। पौधों के एंजाइम्स में वसा–अम्ल की लड़ में तीसरे कार्बन के बाद द्विव–बंध (double bond) बनाने की क्षमता होती है, जब कि मनुष्य के एंजाइम्स नवें कार्बन के बाद ही द्विव–बंध बना सकते हैं। यदि वसा–अम्ल में एक से ज़्यादा

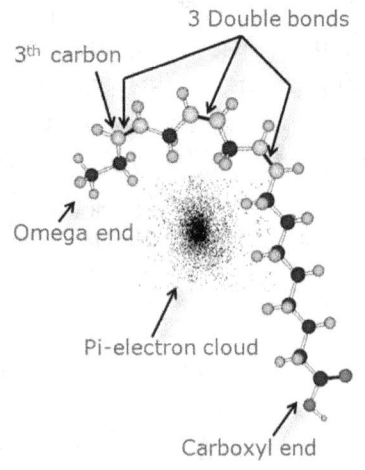

द्वि–बंध (double bond) होते हैं तो उसे बहु असंतृप्त वसा कहते हैं। लिनोलिक अम्ल LA में दो द्वि–बंध (double bond) होते हैं और लिनोलेनिक अम्ल ALA में तीन द्वि–बंध (double bond) होते हैं। दो द्वि–बंधों के बीच तीन कार्बन का फ़ासला होता है।

वसा–अम्ल की लड़ में विद्यमान ये असंतृप्त द्वि–बंध सीधी लड़ को मोड़ देते हैं, क्योंकि प्रकृति लड़ में एक ही तरफ के हाइड्रोजन परमाणु अलग करती है। इसे प्राकृतिक सिस विन्यास (cis-configuration) कहते हैं। यह वसा–अम्ल के भौतिक और रसायनिक गुणों को बदल देता है। मुड़ने के कारण वसा–अम्लों की लड़ें आपस में चिपकती नहीं है बल्कि ये लड़ें आपस में फ़िसलती हैं और सामान्य तापमान पर तरल रहती हैं। जबकि संतृप्त वसा–अम्लों (जैसे मक्खन, धी, वनस्पति धी या नारियल का तेल) की लड़ें आपस में चिपकती हैं और सामान्य तापमान पर ठोस रहती हैं। आवश्यक वसा–अम्ल में ऋणात्मक आवेश रहता है और शरीर में ये सतह की तरफ बढ़ने की कौशिश करते हैं। इस गुण को सरफेस एक्टिविटी कहते हैं। सरफेस एक्टिविटी के कारण ही ये वसा–अम्ल टॉक्सिंस को त्वचा, आँत, गुर्दा और फेफड़ों की सतह तक पहुँचा देते हैं, जहाँ से टॉक्सिंस का विसर्जन हो जाता है। सिस असंतृप्त वसा–अम्ल रक्त वाहिकाओं में जमा नहीं होते और उन्हें अवरुद्ध नहीं होने देते।

सिस विन्यास के कारण वसा–अम्ल की लड़ के मोड़ में इलेक्ट्रोंस एक झुंड या बादल के रूप में जमा हो जाते हैं। इन्हें पाई–इलेक्ट्रोंस (pi-electrons) कहते हैं। पाई–इलेक्ट्रोंस की अपार विद्युत शक्ति ही कोशिका की भित्तियों में ऑक्सीजन को आकर्षित करने और प्रोटीन से जुड़ने की क्षमता प्रदान करती है। कोशिका की भित्तियों में वसीय माध्यम होता है जबकि दोनों तरफ जलीय माध्यम होता है। इन पाई–इलेक्ट्रोंस (pi-electrons) के कारण वसा–अम्ल भित्ति में फेज़ बाउंडरी विद्युत विभव उत्पन्न होता है। कबपेसिटर की भांति यह विद्युत आवेश नाड़ी, मांस–पेशी, हृदय और भित्तियों की क्रियाशीलता के लिए आवश्यक विद्युत धारा प्रवाहित करता है।

शरीर के अहम अंग जैसे मस्तिष्क, दृष्टि पटल (रेटीना), आंतरिक कर्ण, एड्रीनल और वृषण को सुचारु रूप से कार्य करने के लिए ऊर्जावान इलेक्ट्रोंस और ऑक्सीजन की ज़रूरत होती है, जो उन्हें आवश्यक वसा–अम्ल से ही प्राप्त होती है। आवश्यक वसा अम्ल शरीर में जीवन ऊर्जा के उन्मुक्त प्रवाह के लिए अत्यंत ज़रूरी है।

पौधों की गहरी हरी पत्तियों मौजूद तेल में आधा लिनोलेनिक अम्ल होता है (हरी पत्तियों में तेल की मात्रा एक प्रतिशत या कम होती है)। क्लोरोप्लास्ट नामक कोशिकाओं की भित्तियों में लिनोलेनिक अम्ल की मात्रा थोड़ी अधिक होती है, जहाँ प्रकाश–संश्लेषण की प्रक्रिया संपन्न होती है। यहाँ पाई–इलेक्ट्रोंस सौर–ऊर्जा को बीजों में रसायनिक ऊर्जा के रूप में परिवर्तित करते हैं और यह ऊर्जा हमें यहॉ बनने वाले लिनोलेनिक अम्ल (ALA) से प्राप्त होती है। शरीर में पाई–इलेक्ट्रोंस की मात्रा बढ़ने से जीवन ऊर्जा बढ़ती है जो उज्ज्वल भविष्य की ओर अग्रसर तेज़–तर्रार मस्तिष्क में होने वाली सारी कार्य–प्रणाली के लिए आवश्यक है।

डॉ. बडविग ने कैंसर के रोगियों के उपचार में अलसी के तेल में मौजूद जीवन–ऊर्जा से भरपूर लिनालेनिक एसिड नामक ओमेगा–3 फैट की चमत्कारी भूमिका को पहली बार दुनिया के सामने रखा। उन्होंने अपनी पुस्तकों में स्पष्ट लिखा है कि लिनालेनिक एसिड युक्त संतुलित आहार हमारी कोशिकाओं को इलेक्ट्रोंस की शक्ति से भर देता है। इसके विपरीत संतृप्त और ट्रांसफैट से भरपूर आधुनिक भोजन हमारी कोशिका की भित्तियों में असंतृप्त वसा–अम्लों के इलेक्ट्रोन आवेश को कम करता है, जिसके कारण कोशिकाएं सूर्य के ऊर्जावान फोटोंस का अवशोषण और संचय नहीं कर पाती हैं। अलसी के तेल में भरपूर अल्फा–लिनोलेनिक एसिड होता है। डॉ. बडविग ने ए.एल.ए. की अद्भुत संरचना का गूढ़ अध्ययन किया। ए.एल.ए. में 18 कार्बन के परमाणुओं की लड़ या श्रृंखला होती है जिसके एक सिरे से, जिसे ओमेगा सिरा कहते हैं, मिथाइल (CH3) ग्रुप जुड़ा रहता है और दूसरे से कार्बोक्सिल (COOH) जुड़ा रहता है। ए.एल.ए. में 3 द्विव–बंध ओमेगा सिरे से क्रमशः तीसरे, छठे और नवें कार्बन परमाणु के बाद होते हैं, चूंकि पहला द्विव–बंध तीसरे कार्बन के बाद होता है, इसलिए इसको ओमेगा–3 वसा अम्ल N–3 कहते हैं। ए.एल.ए. हमारे शरीर में नहीं बन सकते हैं, इसलिए इनको "आवश्यक वसा" अम्ल कहते हैं अतः इनको भोजन द्वारा लेना अति आवश्यक है। ए.एल.ए की कार्बन श्रृंखला में जहां द्विव–बंध बनता है और दो हाइड्रोजन के परमाणु अलग होते हैं, वहां इलेक्ट्रोनों का बडा झुंड या बादल सा, जिसे पाई–इलेक्ट्रोंस भी कहते हैं, बन जाता है और इस जगह ए.एल.ए. की लड़ मुड़ जाती है। इलेक्ट्रोन के इस बादल में अपार विद्युत आवेश रहता है, जो सूर्य ही नहीं बल्कि संपूर्ण बृह्मांड से आने वाले प्रकाश की किरणों के सबसे छोटे घटक फोटोन को आकर्षित करता है, अवशोषण करता है। ओमेगा–3 ऑक्सीजन को कोशिका में खींचते हैं, प्रोटीन को आकर्षित करते हैं। ये पाई–इलेक्ट्रोन ऊर्जा का संग्रहण करते हैं और एक एंटीना की तरह काम करते हैं। यही है जीवन–शक्ति जो हमारे पूरे शरीर विशेष तौर पर मस्तिष्क, ऑखों, हृदय, मांस–पेशियां, नाड़ीतंत्र, कोशिका की भित्तियों आदि को भरपूर ऊर्जा देती है।

समय रेखा पर मानुष और अमानुष

अमानुष — समय रेखा → मानुष

स्वस्थ मानव शरीर में भरपूर इलेक्ट्रोंस होते हैं, उसमें सूर्य के फोटोंस को आकर्षित और संचय करने की क्षमता भी सबसे ज़्यादा होती है। उसके ऊतकों में भरपूर अत्यंत असंतृप्त वसा–अम्ल तथा ऑक्सीजन रहती है, सारी जीवन क्रियाएं सुचारु रूप से संपन्न होती है, वह सदैव ऊर्जावान तथा निरोगी रहता है वह सदैव भविष्य में आगे की ओर अग्रसर होता है। इसे मानुष की संज्ञा दी गई है और इसके विपरीत अमानुष की भी परिकल्पना की गई है। अमानुष में फोटोन और इलेक्ट्रोंस बहुत कम होते हैं, वह ऊर्जाहीन तथा कमज़ोर होता है, उसकी जीवन क्रियाएं शिथिल हो जाती हैं, उसके विचार और सोच नकारात्मक हो जाती है और वह विभिन्न रोगों से ग्रस्त रहता है और जीवन रेखा में भूतकाल की ओर धंसता चला जाता है। भौतिकी और

गणित की दृष्टि से क्षय किरणें, गामा किरणें, परमाणु बम, कोबाल्ट रेडियेशन आदि सभी मनुष्य को भूतकाल की ओर ले जाते हैं। ये सब इलेक्ट्रोंस और शरीर की जीवन क्रियाओं को क्षति पहुँचाते हैं। शरीर के सजीव इलेक्ट्रोंस को नष्ट करते हैं, शरीर की जीवन क्रियाओं को शिथिल कर देते हैं और उसे अमानुष बनाते है यानि भूतकाल की ओर धकेलते हैं। आधुनिक भौतिकशास्त्र के सापेक्षता सिद्धांत के अनुसार जीवन रेखा, समय तथा बृह्माण्ड एक ही समीकरण पर आधारित है। अमानुष भूतकाल की ओर गमन करता है। सूर्य के गतिशील फोटोंस तथा इलेक्ट्रोंस का अंतर–सम्बंध मानव शरीर में विभिन्न कौशिकीय जीवन क्रियाओं को सम्पूर्ण करता है और मानव भविष्य की दिशा में बढ़ता है।

डॉ. बडविग ने उपरोक्त संदर्भ में फैट्स की भूमिका को बहुत महत्वपूर्ण माना है। जबसे मनुष्य ने इलेक्ट्रोन युक्त असंतृप्त वसा को छोड़ कर ट्रांस–फैट्स से भरपूर और निर्जीव, इलेक्ट्रोंस रहित रिफाइंड तेल और हिड्रोजिनेटेड फैट खाना शुरू किया है, वह अमानुषता की ओर बढ़ रहा है। ये मारक वसा शरीर में टार या प्लास्टिक की भांति व्यवहार करते हैं, ये शरीर के ऊतकों और कोशिकाओं में प्रोटीन से जुड़ नहीं पाते, ऑक्सीजन को आकर्षित नहीं कर पाते, विद्युत प्रवाह में कुचालक की तरह व्यवहार करते हैं और शरीर की श्वसन क्रिया और सारी जीवन प्रणालियों को शिथिल कर देते हैं। इस तरह ये मारक वसा हमें भूतकाल की तरफ ले जा रहे हैं, कैंसर जैसे रोग का शिकार बना रहे हैं, अमानुष बना रहे हैं।

जिस भोजन से उसके इलेक्ट्रोंस की दौलत नष्ट कर दी गई हो वह हमें अमानुष बनाता है, भूतकाल की ओर ले जाता है और कैंसर का शिकार भी बनाता है। ठोस, परिर्तित, परिष्कृत और हाइड्रोजिनेटेड वसा इस श्रेणी में आते हैं। दूसरी ओर इलेक्ट्रोन युक्त पोषण, इलेक्ट्रोंस से भरपूर सजीव असंतृप्त वसा और स्वादिष्ट फल शरीर में सौरऊर्जा का अवशोषण, संचय और उपयोगिता बढ़ाते हैं।

"मेरा उपचार लेने के बाद जब रोगी धूप में लेटते हैं तो वे नई ऊर्जा और ताज़गी महसूस करते हैं। दूसरी ओर आजकल हम देखते हैं कि धूप में लोगों के हार्ट फेल हो रहे हैं, हार्ट अटेक हो रहे हैं। स्वस्थ मानव में यकृत, अग्न्याशय, वृक्क, मूत्राशय आदि ग्रंथियों की स्त्रवण क्षमता पर सूर्य के चमत्कारी प्रभाव को हम महसूस कर सकते हैं। लेकिन यदि शरीर में सजीव, इलेक्ट्रोन युक्त, अत्यंत असंतृप्त वसा अम्लों का अभाव है, तो उपरोक्त ग्रंथियों पर सूर्य प्रतिकूल प्रभाव डालेगा और ये सूखने लगेंगी। डॉक्टर कैंसर के रोगी को कहते हैं कि सीधी सूर्य की रोशनी से बचें। एक तरह से यह सही भी है। लेकिन जब वे आवश्यक वसा से भरपूर आहार शुरू करते हैं, दो या तीन दिन बाद ही उनको धूप में बैठना सुहाना लगने लगता है, सूर्य जीवन की शक्तियों को जादू की तरह उत्प्रेरित करने लगता है और शरीर दिव्य ऊर्जा से भर जाता है।" – डॉ. जोहाना बडविग, "द फैट सिन्ड्रोम एंड द फोटोंस दि सोलर एनर्जी"।

लालची और धनाड्य मसीहाओं द्वारा डॉ. बडविग की प्रताड़ना

डॉ. बडविग ने अपने परीक्षणों से ये सिद्ध किया था कि मार्जरीन, जिसे मछली या तेलीय बीजों से निकले असंतृप्त तेलों को उच्च तापमान पर गर्म करके बनाया जाता है,

घातक ट्रासंफैट से भरपूर होता है और हमारे स्वास्थ्य के लिए बहुत बड़ा खतरा हैं। मार्जरीन हमें कैंसर, हृदय रोग, डायबिटीज़, मोटापा, आर्थाइटिस आदि रोगों का शिकार बनाते हैं। वे अपने शोध–पत्र विभिन्न स्वास्थ्य पत्रिकाओं में प्रकाशित कर रही थी और लोगों को मार्जरीन के खतरों अवगत करवा रही थीं। डॉ. बडविग की निर्भीकता, स्पष्टवादिता और सच बोलने की आदत से व्यापार के धनाड्य् मसीहा बड़े चिंतित थे। उन्हें डर था कि बडविग की शोध मार्जरीन की बिक्री को चौपट कर देगी। यहाँ मसीहा से मतलब स्वार्थ के लिए विज्ञान पर नियन्त्रित रखने वाले अमीर बहुराष्ट्रीय संस्थानों से है। मार्जरीन बनाने वाली कम्पनियों ने डॉ. बडविग को रिश्वत में ढेर सारी दौलत और एक दवा की दूकान देने की कौशिश की, पर बुडविग ने रिश्वत लेने से स्पष्ट मना कर दिया।

डॉ. बडविग को प्रताड़ित करने के लिए मार्जरीन बनाने वाली कम्पनियों ने बड़े षड़यंत्र रचे, उनकी प्रयोगशाला छीन ली गई और जरनल्स में उनके शोध–पत्रों के प्रकाशन पर प्रतिबंध लगा दिया। यह बहुत दुर्भाग्यपूर्ण बात थी, जबकि वह कई अस्पतालों से संलग्न थी और वह बहुत बड़े सरकारी ओहदे पर थीं। उसका कार्य हमारे शरीर पर नई दवाओं और फैट्स के दुष्प्रभावों का अध्ययन करना और उन्हें प्रमाणित करना था। इस तरह बडविग ने निडर होकर देश और दुनिया के प्रति अपना फ़र्ज निभाया। सन् 1953 में उन्होंने सरकारी पद छोड़ दिया और अपनी क्लीनिक खोल कर कैंसर के रोगियों का उपचार करना शुरू कर दिया। और इसके साथ ही फैट्स पर हो रही शोध पर लगभग लंबा विराम लग गया है।

प्राचीन काल से कई धर्म–शास्त्रियों और दार्शनिकों ने ईश्वर और मन की बादल के रूप में व्याख्या की है। इन दार्शनिकों में ईश्वर को शरीर, मन और आत्मा (Body, Spirit and Soul) का पवित्र संगम माना है, ठीक उसी प्रकार जैसे त्रिवेणी पर गंगा, जमुना और सरस्वती के संगम को एक पवित्र तीर्थ माना गया है। उन्होंने तत्व, ऊर्जा और मस्तिष्क (Matter, Energy and Mind) के दार्शनिक मिलन की त्रिवेणी को मनुष्य माना है। वैज्ञानिकों ने इन सिद्धांतों का बहुत अध्ययन किया है। इसी तरह इलेक्ट्रोन, फोटोन और पाई–क्लाउड के पारस्परिक क्रिया–कलाप से जीवन–ऊर्जा मिलती है।

लोथर हरनाइसे का 3–ई प्रोग्राम

लोथर हरनाइसे विश्व के महान कैंसर अनुसंधानकर्ता और जर्मनी की लाभ–निरपेक्ष संस्था "पीपुल अगेंस्ट कैंसर" के संस्थापक और अध्यक्ष हैं। यह अतर्राष्ट्रीय संस्था कैंसर पर अनुसंधान, शिक्षा व वैकल्पिक और परम्परागत कैंसर चिकित्सा के लिए कार्य करती है। इनकी पुस्तक "कीमोथेरेपी हील्स कैंसर एंड द वर्ल्ड इज़ फ्लेट" कुछ ही महीनों में बैस्टसेलर साबित हुई। इस पुस्तक में लोथर ने 100 से ज़्यादा वैकल्पिक कैंसर चिकित्सा प्रणालियों पर वर्षों तक किए गए अनुसंधान, अनुभव, कैंसर के नये तथा कैंसर को पराजित कर चुके रोगियों के साक्षातकार और तजुर्बों के बारे में विस्तार से लिखा हैं। यहां हम लोथर द्वारा कैंसर के कारण, बचाव और उपचार पर किए गए अनुसंधान के बारे में चर्चा करेंगे। लोथर शुरू से ही डॉ. जॉहाना बडबिग और आधुनिक जर्मन चिकित्सा–विज्ञान के पिता के नाम से विख्यात डॉ. राइक गीर्ड हेमर से बहुत प्रभावित थे। लोथर बीमारियों के कारण एवं उपचार में आध्यात्मिक पहलुओं को काफी महत्व देते हैं। वे कैंसर चिकित्सा में आहार, प्रकाश, ऊर्जा तथा जीवनशैली की भूमिका को बहुत महत्वपूर्ण मानते हैं और सभी वैकल्पिक कैंसर चिकित्सा प्रणालियों में डॉ. बडविग पद्धति को सबसे अच्छी मानते थे।

लोथर ने विभिन्न वैकल्पिक कैंसर चिकित्सा प्रणालियों पर बहुत अनुसंधान किए। उन्होंने वर्षों तक विभिन्न देशों का भ्रमण किया। कैंसर को परास्त कर सामान्य, स्वस्थ और कैंसरमुक्त जीवन जी रहे सैंकड़ों यौद्धाओं से साक्षात्कार किया और उनके तजुर्बों के बारे में बारीकी से पूछताछ की। इन अनुभवों को उन्होंने तीन बिंदुओं पर केंद्रित करते हुए अपना एक कैंसर–उपचार तैयार किया जो 3E Program (3E - Eat right, Eliminate or Detoxification and Energy) के नाम से मशहूर हुआ। मैं उनके अनुभवों को उन्हीं के शब्दों में नीचे लिख रहा हूँ। क्योंकि हिन्दी में ये बिंदु "उ" से शुरू होते हैं इसलिए हम इन्हें तीन "उ" उपचार (उत्तम आहार, उत्सर्जन और ऊर्जा) कहेंगे।

उत्तम आहार Eat right – कैंसर पर विजय पाकर स्वस्थ जीवन जी रहे लोगों में से लगभग 80% ने अपने आहार में मूलभूत परिवर्तन किए।

उत्सर्जन Eliminate toxins or Detoxification - कम से कम 60% लोगों ने डिटॉक्सिफिकेशन (Detoxification) क्रियाओं को पूरे विश्वास और भावना से अपनाया।

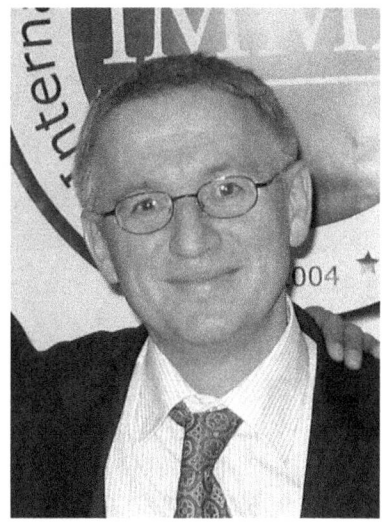

ऊर्जा Energy work - कैंसर को परास्त कर चुके शत प्रतिशत लोगों में मैंने असीम शारीरिक, मानसिक और आध्यात्मिक ऊर्जा का प्रवाह होते देखा।

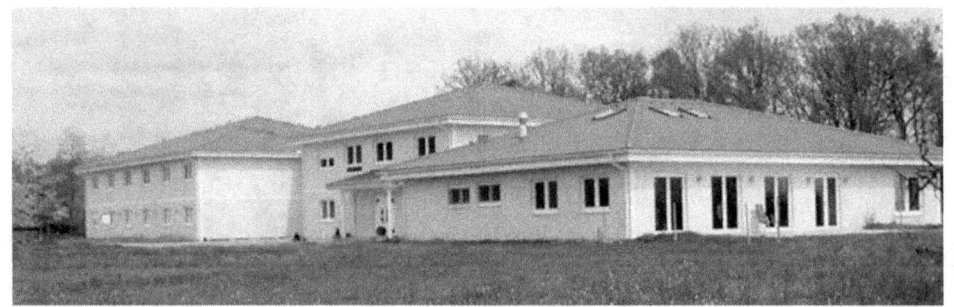

उत्तम आहार

सही आहार कैंसर उपचार का पहला बिंदु है। लेकिन जो लोग इन बातों पर विश्वास नहीं करते कि स्वस्थ और विवेकपूर्ण चुने हुए आहार का सेवन करने से कैंसर जैसा घातक रोग भी ठीक हो सकता है या कैंसर चिकित्सालयों के बड़े–बड़े प्रोफेसर, जो कैंसर–रोधी आहार को महज़ बकवास बताते हैं। तो वे सब झूंठे हैं। उन्हें मेरा फ़ोन नंबर दे दीजिए। मैं 5 मिनट में साबित कर दूँगा कि कैंसर उपचार में अच्छे आहार का कितना महत्व है। सच तो यह है कि कैंसर–रोधी आहार कीमोथेरेपी और रेडियोथेरेपी से ज़्यादा प्रभावशाली है। मैं ऐसे हजारों लोगों को मिल चुका हूँ, जिन्होंने अपने आहार में बदलाव करके कैंसर पर विजय प्राप्त की है और आज सामान्य, स्वस्थ और कैंसरमुक्त जीवन जी रहे हैं। मैं बराबर उनके संपर्क में हूँ। जब हम आहार की बात करते हैं तो ऊर्जा के बारे में चर्चा करना ज़रूरी हो जाता है। हम तीन तरीकों से ऊर्जा ग्रहण करते हैं।

पहला है **प्रकाश**, जो सचमुच ऊर्जा का नंबर वन स्त्रोत है। यह शत प्रतिशत सत्य है।

दूसरा तरीका है **जैविक आहार**, जो शरीर को ऊर्जा से भर देता है। दूसरी ओर जब आप बर्गर खाते हैं (जिसमें कोई ऊर्जा नहीं है) तो खाने के बाद आप भारी और ऊर्जाहीन महसूस करते हैं, क्योंकि जब भी आप बर्गर खाते हैं आपकी ऊर्जा की क्षति होती है।

तीसरा तरीका है अपने विचारों या ध्यान द्वारा शरीर में **ऊर्जा का मुक्त प्रवाह** होने देना। याद कीजिये अपने जीवन के वो लम्हें, जब आपको पहली बार प्यार हुआ था। क्या वह अहसास आप आज तक भुला सके हैं? क्या प्यार ने आपके डी.एन.ए. की संरचना में बदलाव कर दिया था? या आपकी सासों की लय बदल दी थी? सच में बदला तो कुछ भी नहीं था, पर हाँ शरीर की हर कोशिका में एक नई उर्जा की अनुभूति हुई थी। क्योंकि प्यार ने आपके शरीर के सारे चक्रों और बंधनों को खोल दिया था और शरीर में ऊर्जा का

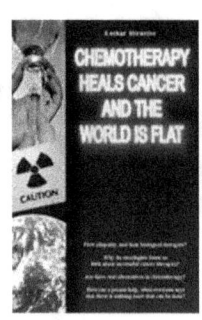

उन्मुक्त प्रवाह होने लगा था। यही अच्छे स्वास्थ्य का रहस्य है कि शरीर इस आध्यत्मिक ऊर्जा से सराबोर रहे और यह ऊर्जा शरीर में उन्मुक्त रूप से प्रवाहित भी होती रहे। इसका मतलब यह हुआ कि हमारी मानसिक और आध्यात्मिक ऊर्जा स्वास्थ्य के लिए बहुत महत्वपूर्ण है।

हम पुनः आहार पर चर्चा करते हैं। वैसे तो कई कैंसर–रोधी आहार पद्धतियां हैं, लेकिन सर्वश्रेष्ठ तो बडविग की आहार–पद्धति ही है। डॉ. जॉहाना बडविग की खोज सचमुच अद्भुत, असाधारण और अविश्वसनीय है। उन्होंने हमे बतलाया है कि अलसी के तेल को पनीर यानि गंधकयुक्त अमाइनो एसिड जैसे सिस्टीन और मीथियोनीन के साथ मिलाने पर एक नया पदार्थ बनता है, जो पानी में घुलनशील होता है, जो सीधे कैंसर कोशिकाओं में पहुँच कर ऑक्सीजन को आकर्षित करता है और कैंसर ख़त्म होने लगता है। यही इस पद्धति का रहस्य है।

डॉ. बडविग ने अपने उपचार से कैंसर के हजारों रोगियों का सफल उपचार किया। वे आज स्वस्थ हैं और सामान्य जीवन जी रहे हैं। मैं सौभाग्यशाली हूँ कि डॉ. बडविग नें मुझे उनके पते दिये और उनसे मिलने की अनुमति दी। उनकी कैंसर उपचार पद्धति सर्वोत्तम है। कैंसर जैसे जानलेवा रोग की अंतिम अवस्था के रोगी भी इस उपचार से पूरी तरह ठीक होकर आज सकून से जी रहे हैं। उनके साक्षातकार सचमुच अविश्वसनीय, असाधारण और अचंभित करने वाले थे। बडविग द्वारा बनाए गए एलडी तेल की मालिश मात्र से कैंसर की अंतिम अवस्था से जूझ रहे बेहोश रोगी उठ खड़े हुए थे और वे ठीक होकर आज भी जीवित हैं। जो यह कहते हैं कि कैंसर को बडविग आहार–चिकित्सा ठीक नहीं कर सकती है, उन्हें कहिये मुझसे मिलें, मैं ऐसे सैंकड़ों रोगियों से हाथ मिला चुका हूँ जो बडविग आहार चिकित्सा से अपना कैंसर ठीक कर चुकें हैं।

उत्सर्जन

दूसरा बिंदु उत्सर्जन या निर्विषीकरण है अर्थात शरीर को हानिकारक या उत्सर्जी पदार्थों से मुक्त रखना। निर्विषीकरण की शुरूआत आंतों की सफाई से शुरू होती है। मालिश, क्लींजिंग एनीमा दिये जाते है। ख़राब और सड़े हुए दांत निकलवाना भी बहुत ज़रूरी है। ख़राब और मृत दांतों की रूट केनाल कीटाणुओं से भरी होती है तथा हमेशा यकृत और लसिका तंत्र में संक्रमण का कारक बनी रहती है। ऑक्सीजन की कमी के कारण कोशिकाएं ग्लुकोज़ को पूरी तरह नहीं तोड़ पाती है और लैक्टिक एसिड बनाकर ऊर्जा प्राप्त करती है। यकृत इस लैक्टिक एसिड को पुनः ग्लुकोज़ में बदल देता है और यह ग्लुकोज कैंसर का भोजन बनता है। यह एक कुचक्र है, जो घूमता ही रहता है। लैक्टिक एसिड शरीर की अम्लता बढ़ाता है तथा कई तरह के कष्ट और दर्द का कारक बनता है। इस लैक्टिक एसिड का उत्सर्जन बहुत ज़रूरी है। इस के लिए सस्ता और सुंदर समाधान सोडा–बाईकार्ब बाथ है जो सौ फी–सदी कारगर उपचार है। आप रोज़ाना अपने स्नान–कुंड (बाथटब) को गुनगुने (लगभग 37^0 से 38^0 C) पानी से भरें, उसमें सौ या डेढ़ सौ ग्राम खाने का सोडा मिलाकर हिलाएं और आधे घंटे तक टब में लेट कर स्नान का आनंद लें। सोडा पानी को क्षारीय बनाता है, जो शरीर से अम्लता निकालता है। शरीर से लैक्टिक एसिड निकल जाने पर

रोगियों को दर्द निवारक दवाइयां कम खानी पड़ती हैं। उष्मा शरीर से हानिकारक तत्वों के उत्सर्जन में बहुत सहायक होती है। रोगी को ख़ूब पानी पीना चाहिए, निर्विषीकरण में पानी के महत्व को कभी भी कम न समझें।

ऊर्जा

हजारों रोगियों और वैकल्पिक चिकित्सा–शास्त्रियों से साक्षात्कार करने के बाद लोथर इस नतीजे पर पहुँचे कि जो रोगी अपनी बुद्धि और विवेक से ज़्यादा अपने दिल की बात मानते हैं, उन्हें सहजता से स्वास्थ्य की सुगम डगर मिल जाती है। यदि हम यह समझना चाहते हैं कि कैंसर के गंभीर रोगी भी कैसे ठीक हों और पुनः स्वस्थ जीवन जीने लगें, तो सबसे पहले हमें ऊर्जा या जीवन–शक्ति (Energy) के बारे में जानना होगा। क्या कभी आपने सोचा है कि एक व्यक्ति के मृत शरीर और कुछ ही क्षण पहले जब वह जीवित था, दोनों में क्या अंतर होता है। शायद कुछ नहीं, भले आप सूक्ष्मदर्शी से देखें या उसका सी.टी. स्केन करें। कुछ कहेंगे कि उसकी आत्मा निकल जाती है, अब वह मात्र एक शरीर है, मांस का लोथड़ा है। लेकिन लोथर लोग कहते हैं कि फ़र्क़ सिर्फ़ ऊर्जा का है। उन्होंने इसे अपने तरीक़े से परिभाषित भी किया है। उनके अनुसार ऊर्जा एक अदृष्य शक्ति है जो न तो नष्ट हो सकती है और न बनाई जा सकती है, यह सिर्फ़ या तो प्रवाहित हो सकती है या नहीं हो सकती है।

हम ऐसी स्थितियां पैदा कर सकते हैं कि जब इस ऊर्जा का उन्मुक्त प्रवाह शुरू हो जाए जैसे एक नये शिशु का जन्म के समय होता है। या हम इस ऊर्जा के प्रवाह को कई तरह से नुकसान पहुँचाने की कोशिश करते हैं (जिसे हम रोग की स्थिति कहते हैं) या इसके प्रवाह को पूरी तरह रोक देते हैं (इस स्थिति को मृत्यु कहते हैं)। इनके बीच हजारों स्थितियां हो सकती हैं जैसे प्यार, विश्वास, सहानुभूति, नफ़रत, करुणा, संताप, अवसाद आदि, जिन्हें हम आम जीवन में रोज़ देखते हैं।

लोथर मानते हैं कि इसी ऊर्जा का प्रवाह सुनिश्चित करता है कि रोगी मृत्यु को प्राप्त करेगा या स्वास्थ्य की डगर पर चल पड़ेगा। चिकित्सा–शास्त्रियों ने शरीर में इस ऊर्जा के प्रवाह को ठीक करने के कई उपचार और समाधान बतलाये हैं जैसे प्रार्थना, ध्यान, प्राणायाम, योग, अपने कैंसर से अनुबंध करना, सुखद भविष्य के स्वप्न देखना या कल्पना करना जैसे कि आपको पैर में कैंसर है और आप कल्पना (Visualization) करते हैं कि आप छः महीने बाद क्रिकेट खेल रहे हैं, जीवन में आशा और उत्साह भर देना, ई.एफ.टी., एक्यूप्रेशर, एक्यूपंचर आदि। ये सब शरीर में ऊर्जा का प्रवाह ठीक कर देते हैं। ईश्वर में विश्वास, सकारात्मक सोच, कैंसर को परास्त कर देने का जज़्बा बहुत ज़रूरी है। लोग भगवान से विनती करते हैं कि हे भगवान, तू मुझे ठीक करदे मैं तुझे सवा सौ रुपये का प्रसाद चढ़ाऊँगा या गौशाला में गायों के लिए हजार रुपये का चारा दान करूँगा और ईश्वर उनकी मदद कर देता है। लोथर कहते हैं कि बहुत से रोगी अपने कैंसर से सौदेबाजी (Tumor Contract) कर लेते हैं। और उन्हें बहुत लाभ भी होता है। वे कैंसर से वार्तालाप करते हैं और कहते हैं, हे अर्बुद श्रेष्ठ! यदि आप इसी तरह बढ़ते रहेंगे तो मैं भी मरूंगा और आपका अस्तित्व भी ख़त्म हो जाएगा। लेकिन यदि आप सिकुड़ कर छोटे से हो जाएंगे, तो आपको भी मरना नहीं पड़ेगा और इसका मतलब है कि मैं भी जीवित रह सकूँगा। इसके बदले में मैं अपनी जीवनशैली सुधार

लूँगा, टॉक्सिंस से हर हाल में बचूँगा और बडविग द्वारा बताए गए उपचार को पूरी श्रद्धा और भावना से लूँगा।

कैंसर – समस्या नहीं समाधान

लोथर बलपूर्वक कहते हैं कि कैंसर समस्या नहीं बल्कि शरीर में चल रहे कुछ विकारों की समस्याओं का समाधान है। कई बार कैंसर की गांठ इसलिए बनती है कि शरीर पर्याप्त ऐड्रिनेलीन नहीं बना पाता है। ऐड्रिनेलीन ग्लूकोज़ का दहन (Burning) करता है। आपको मालूम होगा कि अधिक ग्लूकोज़ शरीर के लिए घातक है और कैंसर को जन्म देता है। उधर कैंसर ग्लूकोज़ का ख़मीर करके ऊर्जा प्राप्त करता है और कोशिकाओं का तेज़ी से विभाजन करता है। इसीलिए कई कैंसर की गांठे या ट्यूमर बड़ी तेज़ी से बढ़ते हैं। कैंसर कोशिकाएं यकृत की तरह कार्य करती हैं, परंतु अधिक कुशलता के साथ और शरीर के टॉक्सिंस से हमारी रक्षा करती हैं। बिना ट्यूमर के हम बीमार पड़ जाएंगे। इसीलिए लोथर कहते हैं कि ट्यूमर समस्या नहीं समाधान है, जो शरीर के आंतरिक आघात (टॉक्सिंस, फंगस आदि) को हमारे रक्त–प्रवाह से दूर रखता है। इसीलिए अक्सर बायोप्सी परीक्षण में ट्यूमर के गर्भ में फंगस आदि देखे जाते हैं। जब शरीर पर इन टॉक्सिंस का आतंक कम हो जाता है तो गांठे स्वतः पिघलने लगती हैं। इसीलिए फ्रांस के डॉ. कोसमीन कहते हैं कि कैंसर की गांठों की तुरंत शल्य–क्रिया करवाने की नहीं सोचें। पहले शरीर का निर्विषीकरण (Detoxify) करें, फिर भी गांठे नहीं पिघलें तो शल्य करवाएं।

कैंसर का अहम कारक – तनाव

प्रसन्न और सार्थक जीवन कैंसर उपचार की पहली सीढ़ी है। लोथर पूरे आत्मविश्वास से कहते हैं कि कैंसर हमेशा तनाव से शुरू होता है, बिना तनाव के कैंसर होना असंभव सी बात है। यह तनाव भौतिक या मनोवैज्ञानिक हो सकता है, वैसे कोशिका को फ़र्क़ भी क्या पड़ता है कि तनाव कहां से आया है। कैंसर में हमेशा ग्लूकोज़ संबंधी समस्या होती है। इंसुलिन ग्लूकोज़ को कोशिका के अंदर भेजता है। ऐड्रिनेलीन ग्लूकोज़ को कोशिका से बाहर निकालता है, इस कार्य में कोर्टीजोल और ग्लूकागोन भी थोड़ा हाथ बंटाते हैं। यह तो सभी जानते हैं कि जब भी शरीर तनावग्रस्त होता है तो शुरू में शरीर का ऐड्रिनेलीन बढ़ता है। यह सही है लेकिन यदि शरीर लंबे समय तक तनाव में रहे तो ऐड्रिनेलीन का स्त्राव धीरे–धीरे कम होने लगता है। कैंसर में भी यही होता है और कोशिका में ग्लूकोज़ की मात्रा भरपूर रहती है, और उसका दहन नहीं हो पाता है। ये कोशिकाएं मरने लगती हैं। इतनी मात्रा में ग्लूकोज़ एक विष है, यह धमनियों, गुर्दों और हड्डियों को नुकसान पहुँचाता है। इस खतरे से बचाने के लिए शरीर कैंसर को जन्म देता है क्योंकि ग्लूकोज़ की इस अधिकता से बचने के लिए शरीर के पास यही एक अंतिम विकल्प बचता है।

कैंसर – दूसरा जिगर (विषालय)

लोथर मानते हैं कि जब शरीर में टॉक्सिंस या उत्सर्जी पदार्थ इतने बढ़ जाते हैं कि गुर्दे और यकृत भी उनका उत्सर्जन नहीं कर पाते हैं, तो शरीर इन टॉक्सिंस को मुख्य रक्त–प्रवाह से दूर रखने के उद्देश्य से इन्हें कैंसर की गांठों में छुपा कर रख देता है। या यूँ कहे कि शरीर इन कैंसर की गांठो या अर्बुद को आपातकालीन विषालय (Toxin Reservoir) के रूप में प्रयोग करने लगता है। जर्मनी के विख्यात टॉक्सिकोलोजिस्ट मैक्स डोंडरर कैंसर की गांठों की बॉयोप्सी किया करते थे और गांठों के भीतर सड़े हुए दांतो में भरे जाने वाले अमलगम के अवशेष या अन्य धातुएं और फॉरमेल्डिहाइड आदि अक्सर देखने को मिलते थे। डॉ. हुल्डा क्लार्क पी.एचडी. ने अपनी पुस्तक "द क्योर फॉर ऑल डिजीजेज" में लिखा है कि अधिकतर ठोस कैंसर की गांठों में फाइबर ग्लॉस, एस्बेस्टस, फ्रियॉन, प्रोपाइल अल्कॉहॉल और अन्य टॉक्सिंस पाये जाते हैं। ये टॉक्सिंस तो बड़ी गांठों में थोड़ी सी जगह ही घेरते हैं लेकिन कालांतर में इन गाठों में साल्मोनेला, शिगेला और स्टेफाइलोकोकस ऑरियस का संक्रमण हो जाता है।

बडविग का साक्षात्कार

लोथर – **आपकी खोज का मुख्य आधार क्या है?**

डॉ. जॉहाना बडविग – यह सन् 1951 की बात है जब मैं फेडरल हेल्थ ऑफिस के फार्मास्युटिकल और फैट्स विभाग में वरिष्ट विशेषज्ञ थी। यह देश का सबसे बड़ा पद था, जो नई दवाओं को जारी करने की स्वीकृति देता था। उन दिनों मेरे पास सल्फहाइड्रिल (सल्फर युक्त प्रोटीन यौगिक) श्रेणी की कैंसररोधी दवाओं के कई आवेदन स्वीकृति के लिए प्रतीक्षारत थे। उन दिनों कैंसर के उपचार में फैट्स की भूमिका बहुत महत्वपूर्ण मानी जा रही थी। तत्कालीन विख्यात प्राध्यापक नोनेनब्रुच की रिसर्च रिपोर्ट से भी यही संकेत मिल रहे थे। लेकिन दुर्भाग्यवश उन दिनों फैट्स को पहचानने के लिए कोई रसायनिक परीक्षण उपलब्ध नहीं थे।

सन् 1951 में ही मैं और प्रोफेसर कॉफमेन ने मिल कर फैट्स का रासायनिक संरचना को समझने और पहचानने की तकनीक विकसित की थी। कॉफमेन जनरल फेडरल इंस्टीट्यूट में अनाज, आलू और फैट अनुसंधान केंद्र के निर्देशक थे। मैंने पहली बार पेपर क्रोमेटोग्राफी तकनीक विकसित की थी। इस तकनीक द्वारा हम 0.1 ग्राम रक्त में भी फैट्स, फैटी–एसिड्स और लाइपोप्रोटीन्स को पहचान सकते थे। हम Co.60 आइसोटोप्स की मदद से लिनोलेनिक एसिड और लिनोलिक एसिड को पृथक करने में सफल हुए। अब हम रेडियोआयोडीन द्वारा फैट्स की सही–सही आयोडीन वेल्यू की गणना कर सकते थे। यह खोज बहुत अहम थी। सरकार ने हमारी सहायता के लिए 16 पीएच.डी. प्रवेशार्थी नियुक्त किए। हमारी खोज के प्रतिवेदन "फैट अनुसंधान में नई दिशा" में प्रकाशित हुए। हमने इसे सभी को बताया और सभी जरनल्स में ख़ूब प्रचारित और प्रकाशित करवाया। मैंने अपनी पुस्तक "फैट सिन्ड्रोम" (1956) में भी इन सबका विस्तार से वर्णन किया है।

तब मैंने नोल कम्पनी से उनके द्वारा की गई शोध की पूरी जानकारियां मांगी, जो सल्फहाइड्रिल (सल्फर युक्त प्रोटीन यौगिक) श्रेणी की दवाओं को कैंसर के उपचार हेतु स्वीकृत करवाना चाहती थी। 1951 में मेरे समझ में आ चुका था कि मुख्य समस्या कहाँ है। तब सभी जीवित ऊतकों द्वारा ऑक्सीजन के अवशोषण की प्रक्रिया को जानना चाहते थे। तब तक यह तो सब जान गए थे कि सल्फहाइड्रिल ग्रुप (सल्फर युक्त प्रोटीन्स) श्वसन क्रिया कर रही कोशिकाओं में पाया जाता था। लेकिन हमें लगता था कि सल्फहाइड्रिल ग्रुप के अलावा भी कोई तत्व है जो श्वसन क्रिया के लिए आवश्यक है। संभवतः यह कोई अज्ञात फैट होना चाहिए, जिसे हम पहचानने में असमर्थ थे। यही फैट वारबर्ग श्वसन एंजाइम पथ में महत्वपूर्ण भूमिका निभाता है।

वारबर्ग भी यह तो जानते थे कि श्वसन एंजाइम या साइटोक्रोम ऑक्सीडेज़ के अलावा कोई अज्ञात तत्व है, जो कोशिकाओं की श्वसन क्रिया के लिए ज़रूरी है। यह संभवतः कोई फैटी एसिड होना चाहिए, जिसका संबंध कोशिकाओं में ऑक्सीजन की आपूर्ति के अवरुद्ध होने से है। इसी सिलसिले में उन्होंने ब्युटिरिक एसिड द्वारा

कोशिकाओं में ऑक्सीजन को आकर्षित करने हेतु कई प्रयोग किए जिसमें, वे असफल रहे।

लोथर – क्या इसका मतलब यह है कि वारबर्ग पहले व्यक्ति थे, जो ब्युटिरिक एसिड द्वारा कोशिकाओं में ऑक्सीजन को पहुंचाना चाहते थे?

डॉ. जॉहाना बडविग – नहीं, सबसे पहले वॉन हेलमोल्ज़ ने कोशिकाओं में ऑक्सीजन पहुंचाने की कौशिश की। पहले उन्होंने कुछ बतकों को ब्लीच्ड चावल खिला कर उनकी श्वसन क्रिया को बाधित किया, जिसके कारण वे उनका दम घुटने लगा और वे छटपटाने लगी। लेकिन उन्हें न तो विटामिन ए, बी, सी, डी, या ई खिलाने से और ना ही ऑक्सीजन देने कोई फ़ायदा हुआ और वे जल्दी मर गयी। यह बात आज भी सही है। यदि किसी हॉस्पीटल में ऑक्सीजन का बम रख दिया जाए, तब भी ऑक्सीजन की कमी से जूझते रोगी को कोई फ़ायदा नहीं होगा, बल्कि वह जल्दी मरेगा।

सैंट गियोर्गी ने भी फैट के महत्व को समझा और प्रयोग भी किए। सन 1952 में उन्होंने लिखा था कि ऑक्सीकरण बहुत जल्दी–जल्दी हो जाता है और फैट्स को पहचानना असंभव सा लगता है। इस संदर्भ में मैंने फैट्स के विश्लेषण हेतु संवेदनशील तथा विशिष्ट तकनीक (Paper Chromatography) और फैट्स को रंगने के लिए खास दृव्य (Staining dyes) विकसित किए, पहली बार मैंने फैट्स और उनके घटक फैटी–एसिड्स को सही–सही पहचानने और पृथक करने में सफलता पाई।

लोथर – ये फैटी–एसिड्स किस तरह कार्य करते हैं?

डॉ. जॉहाना बडविग – ये फैटी एसिड्स कोशिका के न्युक्लियस में स्थित घनात्मक आवेशित (Positively Charged) प्रोटीन के विपरीत ऋणात्मक ध्रुव की तरह कार्य करते हैं। ये कोशिका भित्ति में स्थित रहते हैं और पहले इन्हें लाइपॉयड्स (Fatty Substance) कहा जाता था। पहले हमें यह नहीं मालूम था कि ट्यूमर में विभाजित होती हुई ढ़ेर सारी कोशिकाएं क्यों मौजूद रहती हैं। चिकित्सा जगत में आज भी यह गलत धारणा बनी हुई है कि कैंसर में कोशिकाओं का विभाजन बहुत बढ़ जाता है। लेकिन यह ग़लत है। 1956 में प्रकाशित एक लेख में मैंने स्पष्ट कहा था कि ट्यूमर में विभाजित हो रही ढ़ेर सारी कोशिकाएं तो होती हैं और अमाइटोसिस (Amitosis) की क्रिया शुरू हो चुकी होती है। ट्यूमर में शिशु–कोशिकाओं का खंडीकरण नहीं होता है और जीर्ण कोशिकाएं बेकार हो जाती हैं। जैसे किसी पौधे की पत्ती टूटती है तो उस जगह त्वचा की नई परत चढ़ जाती है, यह क्षमता, जो कोशिका विकास के लिए आवश्यक है, इलेक्ट्रोन युक्त फैटी एसिड्स के अभाव में बाधित हो जाती है। क्योंकि यह नई परत फैटी एसिड्स से बनती है।

लोथर – इन फैटी–एसिड्स इलेक्ट्रोंस फोटोंस को कैसे आकर्षित करते हैं?

डॉ. जॉहाना बडविग – प्रसिद्ध भौतिकशास्त्री कैनेथ फोर्ड ने 1966 में कहा था कि फैटी–एसिड में मंडराते व गुंजन करते सक्रिय इलेक्ट्रोंस का सूर्य के फोटोंस के प्रति

आकर्षण और आवेश इतना प्रचंड होता है कि लगता तो ऐसा है जैसे तेलीय बीजों में संचित इलेक्ट्रोंस ने अपने पूर्वज सूर्य के फोटोंस को पहचान लिया हो। बीजों में इलेक्ट्रोंस की ऊर्जा का संचय सूर्य के फोटोंस के प्रभाव से ही होता है, इसलिए सूर्य इन इलेक्ट्रोन का पूर्वज ही कहलाएगा। भौतिकशास्त्र के अनुसार यह सिद्ध भी हो चुका है। पौधे की पत्तियों में सूर्य ऊर्जा का अवशोषण विशिष्ट तरंगदैर्ध्य (Wavelength) पर होता है। विज्ञान इसे क्वांटोजोम (Quantosomes) के नाम से परिभाषित करता है। पत्तियों में अवशोषित इस ऊर्जा (क्वांटा) की लय फोटोन की लय से बिलकुल मिलती है। इसका मतलब यह हुआ कि यह ऊर्जा (क्वांटा) फोटोंस के अलावा किसी को आकर्षित नहीं करेगी। ऑक्सीजन की खपत और भोजन से ऊर्जा की उत्पत्ति घनात्मक सल्फ़रयुक्त प्रोटीन और ऋणात्मक आवेशित इलेक्ट्रोंस के संबंध और पारस्परिक आकर्षण पर निर्भर करती है।

लोथर – ये इलेक्ट्रोंस के बादल क्या होते हैं?

डॉ. जॉहाना बडविग – जब शरीर में वसा–अम्ल सूर्य के फोटोंस का भरपूर अवशोषण करते हैं, तो वसा–अम्ल की लड़ में इलेक्ट्रोंस का आवेश, ऊर्जा और सक्रियता इतनी अधिक होती है कि ये हल्के–फुल्के इलेक्ट्रोंस के झुंड ऊपर उठ कर बादलों की तरह तैरने लगते हैं और हाइड्रोजन के भारी परमाणु समेत वसा–अम्ल की भारी लड़ नीचे रह जाती है। इसीलिए इनको इलेक्ट्रोंस के बादल (electron cloud) कहते हैं।

लोथर – इन बादलों का क्या महत्व है?

डॉ. जॉहाना बडविग – इस पूरी कायनात में सक्रिय और ऊर्जावान इलेक्ट्रोंस और फोटोंस को संचय करने की सबसे ज़्यादा क्षमता मनुष्य में ही होती है। यह इलेक्ट्रोनिक जीवन ऊर्जा मनुष्य के शरीर में असंतृप्त वसा–अम्ल में संचित रहती है, इसीलिए इन्हें सजीव और आवश्यक भोजन–तत्व की संज्ञा दी गई है। इनके बिना मनुष्य जीवन अकल्पनीय है।

सामान्यतः रसायनशास्त्री आयोडीन–मानक के आधार पर बतलाते हैं कि अमुक तेल असंतृप्त है या संतृप्त। लेकिन यदि इन तेलों को उच्च तापमान पर गर्म किया जाता है, तो आयोडीन–मानक के आधार पर तो उन्हें असंतृप्त वसा–अम्ल ही कहा जाएगा। लेकिन उनकी जीवटता, सक्रियता और आवेश ख़त्म हो जाता है क्योंकि वे ट्रांस–फैट्स में परिवर्तित हो जाते हैं, वसा के चयापचय में हानिकारक मुक्त–मूलक (Free radical) की तरह व्यवहार करते हैं। यह बात बहुत महत्वपूर्ण है, इसीलिए मैं ज़ोर देकर कह रही हूँ। मैंने गर्म किए हुए इन तेलों में मनुष्य के लिए अत्यंत घातक ट्रांस–फैट्स को पहचाना है।

लोथर – और आप हमेशा अपने उपचार में इन्हीं टॉक्सिक और मृत फैट्स से परहेज़ करने की अनुशंसा करती हैं?

डॉ. जॉहाना बडविग – लोथर, तुमने बिलकुल सही कहा है, मैं अपने उपचार में हमेशा इन टॉक्सिक फैट से परहेज़ करने की सलाह देती हूँ। लेकिन आज भी वसा और तेल निर्माता तेलों को गर्म कर रहे हैं, हाइड्रोजनेट कर रहे हैं और रसायन मिला रहे हैं। वे कहते हैं कि यह अरबों डालर का धंधा है और नई तकनीक विकसित करने और मशीने बदलने का खर्चा कौन देगा।

दूसरी तरफ कीमोथैरेपी के नुमाइंदे कुछ सुनना ही नहीं चाहते, उनकी दिशा ही गलत है। कीमो एक मारक या विध्वंसक उपचार है जो कैंसर की गांठ को नष्ट करता है, लेकिन साथ में ढेर सारे स्वस्थ ऊतकों को भी जला डालता है। कई बार तो रोगी की मृत्यु हो जाती है। कोशिकाओं की संवृद्धि (Growth) मनुष्य की जीवन प्रक्रिया का अहम पहलू है। कीमो मनुष्य के इसी प्रमुख गुण संवृद्धि (Growth) को बाधित करती है, इसीलिए यह मारक उपचार माना जाता है। हम किसी बुरी चीज से कुछ अच्छा हासिल नहीं कर सकते।

लोथर – क्या आप मुझे असंतृप्त वसा–अम्ल के बारे में विस्तार से बतलायेगी?

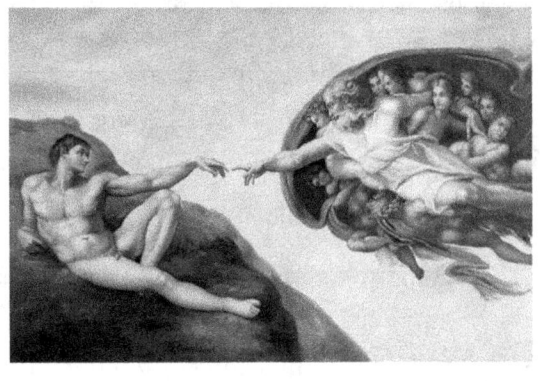

डॉ. जॉहाना बडविग – मक्खन में 4 कार्बन की लड़ होती है। इसी तरह बकरी के फैट, भेड़ के फैट और नारियल के तेल में 6, 8, 10, या 12 कार्बन की लड़ होती हैं। असंतृप्त और सजीव फैटी–एसिड्स में 18 से ज़्यादा कार्बन होते हैं। ऑलिव ऑयल के सिर्फ़ एक ही असंतृप्त द्वि–बंध होता है और इसलिए इसमें सजीव इलेक्ट्रोन बहुत कम होते हैं। फैटी एसिड की छोटी लड़े जिनमें कम कार्बन होते हैं, मुख्यतः संतृप्त होते हैं जैसे ब्युटीरिक एसिड, नारियल तेल और पॉम फैट। हालांकि यदि शरीर में असंतृप्त–वसा पर्याप्त मात्रा में हों तो थोड़े संतृप्त–वसा भी ऊर्जा उत्पादन में सहायता कर देते हैं। 18 कार्बन वाले वसा–अम्ल बहुत विशिष्ट और आवश्यक माने गए हैं। हालांकि शरीर में 30 कार्बन तक के वसा–अम्ल भी होते हैं। अलसी के तेल में विद्यमान 18 लड़ वाले वसा–अम्ल जो अत्यंत असंतृप्त होते हैं, मनुष्य के लिए बहुत ही महत्वपूर्ण होते हैं, विशेषतौर पर मस्तिष्क की विभिन्न क्रियाओं के लिए।

कार्बन का परमाणु भारी होता है। आप समझ सकते हैं कि दो आदमी अपनी दोनों बाहें फैला कर एक दूसरे को ज़्यादा मज़बूती से पकड़ सकते हैं, लेकिन यदि वे एक हाथ से पकड़ेंगे तो बंधन कमज़ोर रहेगा, ऐसा ही कार्बन के साथ होता है। इलेक्ट्रोंस से भरपूर लिनोलिक–अम्ल जिंदादिल माना गया है। इसमें दो ऊर्जावान द्वि–बंध होते हैं, जिनमें भरपूर इलेक्ट्रोनिक ऊर्जा होती है। यह इलेक्ट्रोनिक ऊर्जा स्थिर नहीं रहती, बल्कि गतिशील रहती है। यह ऊर्जा इलेक्ट्रोंस और घनात्मक आवेशित सल्फ़रयुक्त प्रोटीन के बीच घूमती रहती है। यह बहुत अहम है। इसके विपरीत अन्य रसायनिक

यौगिक जैसे नमक में इलेक्ट्रॉंस स्थिर रहते हैं। शायद आपने माइकल एंजेलो का चित्र देखा होगा, जिसमें ईश्वर द्वारा एडम को बनाते हुए दिखाया गया है (दो अंगुलियां एक दूसरे की तरफ इंगित करती हैं परंतु दोनों अंगुलियां कभी छूती नहीं हैं)। यही क्वांटम फिजिक्स है, यहाँ अंगुलिया छूती नहीं हैं। मैक्स प्लांक, अलबर्ट आइंसटाइन या प्रोफेसर डेस्योर सभी महान वैज्ञानिक यह मानते हैं कि ईश्वर ने मनुष्य को अपने प्रतिबिंब के रूप में बनाया हैं। आप देखते हैं कि हम मनुष्यों में एक संबंध होता है, भावनाएं होती हैं, भले हम एक दूसरे छूते नहीं हैं।

एक द्विव–बंध वाले ऑलिव ऑयल में द्विव–ध्रुवीयता (Dipolarity) सूर्यमुखी तेल (जिसमें दो द्विव–बंध होते हैं) की अपेक्षा कम होती है। ये दो द्विव–बंध मनुष्य के लिए विशेष महत्व रखते हैं, लेकिन इसी 18 कार्बन की लड़ में यदि तीन द्विव–बंध हों तो द्विव–बंध की स्थिति के आधार पर इलेक्ट्रोनिक ऊर्जा चुंबक जैसी प्रबल हो जाती है। यदि द्विव–बंध पास–पास हों तो ऊर्जा और बढ़ जाती है। जब ऊर्जा गतिशील होती है तो विद्युत प्रवाहित होती है और चुंबकीय क्षेत्र बनता है। इसी तरह इन इलेक्ट्रॉंस का भी एक चुंबकीय क्षेत्र होता है। बरसात में कांच की खिड़की पर आपने देखा होगा कि एक पानी की बूँद दूसरी बूँद को आकर्षित करती है और दोनों मिल कर एक बड़ी बूँद बनाती है। यही सिद्धांत इलेक्ट्रॉंस पर भी लागू होता है।

इलेक्ट्रॉंस में ऋणात्मक आवेश होता है। प्रोटीन के सल्फहाइड्रिल–ग्रुप, जो घनात्मक आवेशित होते हैं, वसा–अम्ल की लड़ से वहीं जुड़ते हैं, जहाँ द्विव–बंध होते हैं और इलेक्ट्रॉंस के बादल मंडरा रहे होते हैं। इसी बंधन से लाइपोप्रोटीन बनते हैं। इस तरह यह जीवन–क्रम घनात्मक और ऋणात्मक आवेशित कणों के आपसी संबंधों की ही लीला है। इस क्रिया में दोनों आवेश मिलते नहीं हैं। क्वांटम भौतिकी के अनुसार यही जीवन का रहस्य है। यदि कोशिकाओं की भित्तियां ट्रांस फैट से बनती हैं, जिनके पाई–इलेक्ट्रॉंस और ऊर्जा नष्ट हो चुके होते हैं, तो वे आपस में एक जाल की तरह गुंथे रहते हैं। हालांकि इनमें असंतृप्त द्विव–बंध तो होते हैं परंतु इलेक्ट्रोनिक ऊर्जा का अभाव रहता है, द्विव–ध्रुवीयता नहीं होती, ये प्रोटीन से बंधन नहीं बना पाते और ऑक्सीजन को कोशिका में खींचने में असमर्थ होते हैं। यही ट्रांस फैट की क़ातिल अदाएं है।

मैंने देखा कि तीन द्विव–बंध वाले असंतृप्त वसा–अम्ल, जिसे लिनोलेनिक–अम्ल कहते हैं, में भी 18 कार्बन होते हैं। इसकी पहचान और संरचना का अध्ययन सबसे पहले मैंने ही किया था। इसमें द्विव–बंध हमेशा एक ही जगह नहीं होते हैं। इसकी भारी और 18 कार्बन की लड़ में इलेक्ट्रोनिक ऊर्जा इतनी ज़्यादा होती है, जितनी 20 कार्बन वाले अगले अरकिडोनिक–अम्ल में भी नहीं होती। अलसी के तेल में विद्यमान लिनोलिक और लिनोलेनिक अम्ल में इलेक्ट्रॉंस की सम्पदा सबसे ज़्यादा होती है। लिनोलेनिक अम्ल और लिनोलिक अम्ल के साथ मिल कर चुंबक की तरह ऑक्सीजन को बड़े प्रभावशाली ढंग से आकर्षित करता है। अलसी में तीन द्विव–बंध वाले लिनोलेनिक–अम्ल और दो द्विव–बंध वाले लिनोलिक–अम्ल का अनुपात और संगम इतना अद्भुत होने के कारण ही इसे सुपर स्टार भोजन कहा जाता है। पेपर क्रोमेटोग्राफी द्वारा यह सब देखना और सिद्ध करना मेरे लिए सचमुच कितनो आसान था।

लोथर – क्या यही ऊर्जा कैंसर का उपचार करती है?

डॉ. जॉहाना बडविग – तुम ठीक कह रहे हो, हैंडसम, यही ऊर्जा जो गतिशील है और जीवन–शक्ति से परिपूर्ण है, कैंसर का उपचार करती है या कैंसर की उत्पत्ति होने ही नहीं देती। यदि आपके शरीर में यह जीवन–शक्ति है तो कैंसर का अस्तित्व संभव नहीं है। यही शरीर की रक्षा–प्रणाली को उत्कृष्ट बनाती है। आजकल रक्षा–प्रणाली की बहुत बातें होती है, लेकिन आवश्यक वसा–अम्ल ही रक्षा–प्रणाली को सुदृढ़ बनाने में सबसे बड़ी भूमिका निभाते हैं। एक बार एक बच्चे की हड्डी में सारकोमा हो गया था। बच्चा बार–बार कह रहा था कि किसी ने उसे स्कूल में धक्का दे दिया, जिससे वह गिर गया और यह तकलीफ हो गई। सभी डॉक्टर्स ने कहा, यह क्या बकवास है, क्या बच्चे को गिरने से सारकोमा सकता है। लेकिन मैं कहती हूँ कि यदि बच्चे की रक्षा–प्रणाली कमज़ोर है तो उसका गिरना भी सारकोमा के लिए जाखिम घटक बन सकता है।

लोथर – क्या ये ख़राब वसा या तेल खाने वाले सब लोग कैंसर के शिकार हो जाएंगे?

डॉ. जॉहाना बडविग – यह बहुत ज़रूरी है कि हम मनुष्य को शरीर, मन और आत्मा की एक संयुक्त इकाई के रूप में देखें। सभी पहलू महत्वपूर्ण होते हैं। उदाहरण के लिए किसी स्त्री की उसके पति से नहीं बनती है, वह उसे रोज़ ताने देता है और झगड़ता है, तो मेरा ओमखंड उसे कभी ठीक नहीं कर पाएगा।

लोथर – आप रोगी को ज़्यादा व्यायाम करने की सलाह नहीं देती हो?

डॉ. जॉहाना बडविग – हां लोथर, यह सब रोगी की स्थिति पर निर्भर करता है। मैं कैंसर के गंभीर रोगी को तेज़ चलने, सायकिल चलाने या योग करने की सलाह कभी नहीं दूँगी। उसे तो आराम करना चाहिए। हां, रोगी को हमेशा बिस्तर में नहीं पड़े रहने चाहिए बल्कि थोड़ा सक्रिय बने रहना चाहिए। रोगी के उपचार में पूरे परिवार की भागीदारी होना चाहिए और घर का वातावरण प्यार भरा होना चाहिए। यदि परिवार के लोगों का यह उपचार पसंद नहीं हो या वे उसका भोजन प्रसन्नतापूर्वक नहीं बनाए तो उपचार के कोई मायने नहीं रह जाएगे।

लोथर – क्या आपके मतानुसार कैंसर की बड़ी गांठे ऑपरेशन द्वारा निकाल देनी चाहिए?

डॉ. जॉहाना – इस बारे में मेरा कोई स्पष्ट मत नहीं है। हां मैं कीमो और रेडियो के सख़्त खिलाफ़ हूं। पेट में होने वाले कैंसर के रोगी को हार्मोन उपचार नहीं देना चाहिए। मेरे ख़याल से सर्जरी के बारे में निर्णय रोगी की स्थिति के अनुसार काफी सोच समझ कर लेना चाहिए। आंतों के कैंसर रोगियों में कोलोस्टोमी (नकली मलद्वार) शल्य करने में जल्दबाजी नहीं करनी चाहिए। आधुनिक चिकित्सा–तंत्र कैंसर रोगियो के साथ न्याय नहीं कर रहा है।

लोथर – आपने प्राकृतिक चिकित्सा का लाइसेन्स कैसे प्राप्त क्या?

डॉ. जॉहाना – फैट्स और फार्मास्युटिकल की विशेषज्ञ होने के नाते मैंने प्राकृतिक चिकित्सा का गहन अध्ययन किया था। मैंने अत्यंत असंतृप्त फैट के महत्व और विकृत हाइड्रोजनीकृत फैट के घातक प्रभावों को दुनिया के सामने रखा। काफी मरीज़ मुझसे मिलते थे, और परामर्श लेते थे। डॉक्टर्स की बिरादरी को लगने लगा था कि मैं उनके कार्यक्षेत्र में दख़ल दे रही हूं। मैं रोगियों का उपचार रूबी लेजर से भी करती थी।

तभी मैंने विभिन्न तेलों में प्रकाश के अवशोषण की सही सही स्पेक्ट्रोस्कोपिक गणना करके ELDI Oil (इलेक्ट्रोन डिफ्रेंशियल तेल) भी विकसित किया। इसकी मालिश और रूबी लेजर द्वारा उपचार करने से गंभीर रोगी को अभूतपूर्व फ़ायदा हुआ। इस सफलता से मैं स्वयं भी आश्चर्यचकित थी। कैंसर के रोगियों को एलडी तेल के प्रयोग से जादुई फ़ायदा मिल रहा था। तभी मुझे लगा कि अब मेरे दुश्मनों की परेशानी बढ़ने वाली है। इसलिए मैंने प्राकृतिक चिकित्सा का लाइसेंस ले लिया और लेजर द्वारा रोगियों का उपचार करने के लिए विशेष अनुमति भी प्राप्त कर ली।

लोथर – फिर आपने मेडीकल स्कूल में दाख़िला भी लिया?

डॉ. बडविग – (मुस्कुरा कर) लोथर तुम सच कह रहे हो। गोटिंजन में मैंने कैंसर से पीड़ित विख्यात प्रोफेसर मार्टियस की पत्नी का उपचार किया था, जो बहुत सफल रहा। यह बात कई समाचार पत्रों में भी प्रकाशित हुई थी। इसका वर्णन मैंने "द डैथ ऑफ अ ट्यूमर" वोल्यूम II (The Death of the Tumor Vol- II) में किया है। इसके बाद मैं कैंसर और अन्य बीमारियों के रोगियों का उपचार किया करती थी। मेरे कुछ विरोधियों ने कहा कि बडविग जब डॉक्टर नहीं है तो वह मरीजों का इलाज कैसे कर सकती है। मुझे यह बुरा लगा और 1955 में मैंने मेडीकल स्कूल में प्रवेश लिया और सभी विषयों की नियम पूर्वक मेडीकल की पढ़ाई शुरू की।

एक घटना मुझे याद आ रही है। एक रात को एक महिला अपने बच्चे को लेकर रोती हुई मेरे पास आई और बताया कि उसके बच्चे के पैर में सारकोमा नामक कैंसर हो गया है और डॉक्टर उसका पैर काटना चाहते हैं। मैंने उसे सांत्वना दी, उसको सही उपचार बताया और उसका बच्चा जल्दी ठीक हो गया और पैर भी नहीं काटना पड़ा। चूंकि तब मैं मेडीकल स्टूडेन्ट थी। इसलिये मेरे विरोधियों ने मुझ पर केस कर दिया कि मैं अस्पताल के सर्जरी वार्ड से मरीजों को बहला फुसला कर अपने घर ले जाती हूँ, उनका गलत तरीक़े से इलाज करती हूँ, इसलिए मुझे मेडीकल स्कूल से निकाल देना चाहिए। म्युनिसिपल कोर्ट ने मुझे पूछताछ के लिये बुलाया। मैंने जज को कहाः "मैं कभी सर्जरी वार्ड में नहीं गई। मुझे तो मालूम भी नहीं वो कहां है। वह महिला स्वयं मेरे पास आई थी। मैं उसके पास नहीं गई। मैंने उसके बच्चे का सफलतापूर्वक इलाज किया और पैर भी नहीं कटने दिया। (इसका उल्लेख मैंने अपनी पुस्तक "डैथ ऑफ ए ट्यूमर वोल्यूम 2" में किया है)श कोर्ट के जज और हमारी यूनिवर्सिटी के काउंसलर डॉ. हेन्ज दोनों ने कहाः "बडविग, तुमने बहुत अच्छा काम किया है। यहां कोई तुम्हारा बाल भी बांका नहीं कर सकता। यदि कोई तुम्हें परेशान करेगा तो चिकित्सा जगत में भूचाल जाएगा।"

इसके बाद मेडीकल स्कूल के प्रशासन ने मेरी कैंसर उपचार पद्धति का ध्यान से अवलोकन किया और वे बहुत प्रभावित हुए। उन्होंने मुझे कहा कि मैं उनके कैंसर विभाग में रेडियोथैरेपी और कीमोथैरेपी ले रहे कैंसर रोगियों का उपचार करूँ, जो मुझे मंजूर नहीं था। मेरे उपचार में रेडियाथैरेपी और कीमोथैरेपी की कोई जगह नहीं है। फिर वहाँ और भी कई पंगे हुए और अंततः मैंने अपनी मेडीकल पढ़ाई अधूरी ही छोड़ कर गोटिंगन को अलविदा कह दिया।

लोथर – क्या आप अपने कुछ व्याख्यान और प्रज़ेंटेशन के बारे में बतलाओगी?

डॉ. बडविग – सन् 1964 में अमेरीकन ऑयल कैमिस्ट सोसाइटी ने शिकागो के हिल्टन हॉटल में एक बहुत खास प्रजेन्टेशन के लिए डॉ. कॉफमेन और मुझे बुलाया गया। इससे पहले कि मैं मनुष्य की जीवन–क्रिया में असंतृप्त वसा के महत्व पर प्रकाश डालती, प्रोफेसर कॉफमेन निश्चिंत हो जाना चाहते थे। इसलिए उन्होंने मैक कम्पनी से पीली साइटोक्रोम डाई मंगवा कर रख ली थी। उन्होंने एक टिश्यू पेपर पर लगा कर दी और कहा, “इसे छूओ और देखो कि क्या यह लाल होता है?” मैंने उसे छूआ और वह तुरंत लाल हो गया। फिर उन्होंने पूछा, “क्या तुमने अपने हाथ में लाल रंग लगा रखा है?” मैंने हंस कर कहा, “नहीं प्रोफेसर, आप भी इसे छू कर लाल कर सकते हैं। इसे अपनी अंगुनियों से छू कर तो देखिये।” उनकी अंगुलियां भी लाल हो गई और मैंने कहा, “मुझे मालूम है प्रोफेसर, आपने भी नाश्ते में अलसी का तेल लेना शुरू कर दिया है।” यह देख कर सारे दर्शक खड़े हो गए और मेरी प्रशंसा में ज़ोर से तालियां बजाने लगे। इस प्रस्तुति का विवरण मैंने अपनी पुस्तक “कॉस्मिक पॉवर्स अगेंस्ट कैंसर” में लिखा है। दूसरी अहम प्रस्तुति मैंने टोकियो में दी। वहां किसी सभा में बालने वाली मैं पहली महिला थी। उस रात हॉटल में कई महिलाएं मुझसे मिली और आधुनिक समाज में नारी की भूमिका पर एक व्याख्यान दूँ, क्योंकि उस दिन सारे अखबारों में यह खबर बड़ी–बड़ी सुर्खियों में थी कि जापान में पहली बार किसी महिला (डॉ. बडविग) ने एक सम्मेलन में व्याख्यान दिया है।

जर्मन डॉक्टर रोह्म ने, जो अमेरिका चले गए थे, वहाँ जाकर मेरी शोध के बारे में एक लेख “हू वी आर, वी डॉक्टर्स?” (Who are we, we doctors) प्रकाशित किया।

लोथर – यदि रोगी को कॉटेज चीज़ से एलर्जी है या वह इसे खाना पसन्द नहीं करता है तो आप उसे क्या सलाह देती है?

डॉ. बडविग – बायोलोजिकल थेरेपीज़ सेनेटोरियम, स्वीडन के विख्यात निर्देशक मुझे जानते थे और मेरे उपचार से रोगियों का उपचार किया करते थे। एक बार उन्होंने मुझे फ़ोन पर बतलाया कि उन्हें अमेरिका के राष्ट्रपति बिल क्लिंटन का उपचार करना है, जिन्हें पनीर खाना पसंद नहीं हैं। मैंने उन्हें तो कुछ नहीं कहा, लेकिन मुझे आज तक कोई रोगी नहीं मिला जिसे अलसी के तेल और पनीर का मिश्रण लेने में कोई परेशानी आई हो।

लोथर – आप कैंसर से बचाव के लिए लोगों को क्या सलाह देती हैं, ताकि लोग कैंसर जैसे रोग से बचे रहें?

डॉ. बडविग – खाने के लिए सिर्फ़ अलसी के तेल की सलाह देती हूँ। मैं फ्रोजन मीट के प्रयोग के लिये हमेशा सख़्ती से मना करती हूँ। कभी–कभी ताज़ा मांस खाया जा सकता है। फूड स्टोर्स के फ़्रोजन सेक्शन से तो कुछ भी नहीं ख़रीदें, अपनी ब्रेड या रोटी खुद बनाएं। ऑलियोलक्स अलसी के तेल की अपेक्षा ज़्यादा दिन तक ख़राब नहीं होता। इसे ब्रेड, सलाद या सब्ज़ियों में प्रयोग कर सकते हैं। बाज़ार में मिलने वाले डिब्बा बंद फलों के ज्यूस की जगह घर पर फलों का ज्यूस निकाल कर पिएं। आलू और पनीर का प्रयोग कर सकते हैं।

हमारे चारों ओर का विद्युत चुंबकीय वातावरण भी बहुत महत्वपूर्ण होता है। सिन्थेटिक कपड़े शरीर से इलेक्ट्रोन चुराते है। इनके स्थान पर सूती, रेशमी या ऊनी कपड़े पहनें। फ़ोम के गद्दे रात भर में आपकी काफी ऊर्जा सोख लेते हैं। जूट या रूई के गद्दे प्रयोग करना चाहिए। घर के निर्माण में लकड़ी का प्रयोग अधिकाधिक होना चाहिए। लकड़ी और कालीन बाहरी रेडियेशन को घर के अंदर नहीं आने देते। अपनी राशि के अनुसार रत्नों को धारण करने से अनावश्यक हानिकारक किरणें दूर रहती हैं। रत्नों के अनुकूल प्रभावों पर पुस्तकें लिखी जानी चाहिए। नियमित समय पर सोना और जागना अति आवश्यक है।

हेलसिंकी के सर्जरी क्लिनिक प्रोफेसर हाल्मे मेरे द्वारा ठीक किए हुए रोगियों का पूरा लेखा जोखा रखते हैं। उनके अनुसार मुझे 90% से ज़्यादा सफलता मिलती है, वह भी उन रोगियो के उपचार में जहां ऐलाबपेथी जवाब दे चुकी होती थी।

लोथर – आप अपने रोगियों का उपचार कैसे शुरू करती हैं?

डॉ. बडविग – जब पहली बार रोगी परामर्श के लिए आता है तो मैं बडे घ्यान से रोगी को सुनती हूँ। मैं दिन के 3 बजे से 5 बजे तक रोगियों को देखती हूँ। उसे अपनी तकलीफों, चिकित्सा इतिहास (व्यक्तिगत, भूतकाल तथा पारिवारिक), उसके निदान, उपचार आदि के बारे में विस्तार से बताने देती हूं। मैं उसके व्यवसाय, शौक, आहार, घर के वातावरण आदि की पूरी जानकारी ले लेती हूं। इस दौरान मैं उसकी जीवन शैली, आहार, दाम्पत्य जीवन आदि के बारे में भी विस्तार से पूछ लेती हूँ।

अर्बुद अनुबंध (ट्यूमर कांट्रेक्ट)

यदि किसी को कैंसर हो जाता है तो वह कभी ईश्वर को, कभी कैंसर को या अपनी किस्मत को कोसना शुरू कर देता है। लेकिन यह बात तो ग़लत है। बेहतर यही है कि आप स्थिति को सहज रूप से स्वीकार करें और अपने विवेक से समुचित उपचार करें। क्यों न आप अपने ट्यूमर से एक आपसी समझौता करने की बात कहें। एक ऐसा समझौता जिसमें दोनों का ही फ़ायदा हो। इसमें आपको अपने आप से एक विधिवत अनुबंध करना पड़ेगा। इस अनुबंध का पहला पक्षकार भी आप हैं अर्थात जो आप आज हैं और दूसरा पक्षकार भी आप ही हैं, लेकिन जो आप आज से 12 महीने बाद होंगे। सुनने में यह बहुत अजीब पागलपन लगता हैं कि हम आपको आप से ही एक अनुबंध करने की बात कह रहे हैं। लेकिन आप याद करने की कोशिश कीजिये, शायद कभी आपने जीवन में इससे भी बड़े कई पागलपन किए होंगे।

इस अनुबंध को बनाने से पहले आपको अपने ट्यूमर से खुल कर बात करना ज़रूरी है, आखिर वह भी तो आपके ही शरीर का हिस्सा है। उसे स्पष्ट समझाइये कि उसका इस तरह बढ़ना आपके स्वास्थ्य के लिए खतरे की बात है, इस तरह तो आपकी मृत्यु भी हो सकती है। यदि आपकी मृत्यु होती है तो उसकी भी मृत्यु निश्चित है। यह बात ट्यूमर को स्पष्ट तरीक़े से समझाना बहुत ज़रूरी है। उससे कहिये कि इससे अच्छा तो यह होगा कि वे एक ऐसा समझौता करलें जिसमें दोनों ही पक्षों का फ़ायदा हो और दोनों ही स्वस्थ और निरोगी जीवन जी सकें।

इस अनुबंध में तीन अनुच्छेद होंगे। और इस अनुबंध की भूमिका में आप यह वचन देगे कि अगले तीन महीनें में आप अपने जीवन में क्या बदलाव लायेंगे। जिनको आप अनुबंध के दूसरे अनुच्छेद में लिखेगे। आपको इस अनुबंध को बहुत गंभीरता से लेना है और इसमें लिखी हुई शर्तों पर 100% अमल करना है। यह बहुत ही ज़रूरी है, अन्यथा ट्यूमर भी उसके हिस्से की शर्तों पर अमल नहीं करेगा।

लोथर कहते हैं कि उन्हें इस अनुबंध के बहुत सकारात्मक परिणाम मिले हैं। वे इस उपचार पर जितना अधिक कार्य कर रहे हैं, उतना ही उन लोगों के मन में होने वाले बदलाव को समझना सुगम होता जा रहा है, जो गंभीरता से इस तरह का अनुबंध करते हैं।

जरा सोचिये, क्यों आपका ट्यूमर निरंतर बढ़ता ही जा रहा है? यह ट्यूमर आप स्वयं ही तो हैं। आप ही वह शख़्स हैं जो यह निर्णय करता है कि आपके शरीर में क्या क्या होना है, चाहे वह सकारात्मक हो या नकारात्मक हो। आपके ट्यूमर में सिर्फ़ निरंतर बढ़ने की ही क्षमता है, यदि आप विश्वास करते हैं कि आपके शरीर के कुछ बुरी कोशिकाएं बन चुकी हैं जो अपना जीवन एक अलग तरीक़े से जी रही हैं।

लोथर कहते हैं कि आपके शरीर में स्थित ट्यूमर कोई दूसरी शख्सियत नहीं है, बल्कि वह तो आपके ही शरीर का एक हिस्सा है, दुर्भाग्यवश जिसकी बहुत उपेक्षा हुई है। यह बिलकुल वैसी ही स्थिति है जैसे एक बड़े परिवार में किसी सदस्य पर अन्य

लोग ध्यान देना बंद कर देते हैं और वह बिलकुल अलग–थलग पड़ जाता है। ट्यूमर के साथ भी यही होता है, और वह अपनी बेइज्ज़ती का बदला लेने तथा सबका ध्यान आकर्षित करने के लिए एक बाग़ी की तरह व्यवहार क़रने लगता है, अनियंत्रित रूप से बढ़ना शुरू कर देता है।

नीचे हम ट्यूमर कॉन्ट्रेक्ट का एक नमूना दे रहे हैं। आप इसमें आवश्यक शर्तें लिख कर हस्ताक्षर करें। आप चाहें तो अपना अनुबंध खुद भी बना सकते हैं। यह अनुबंध आपके लिए बहुत ज़रूरी है, इस पर मनन करने के लिए पर्याप्त समय निकालें। कम से कम एक रात इसे अपने बिस्तर के नीचे जरूर रख कर सोयें।

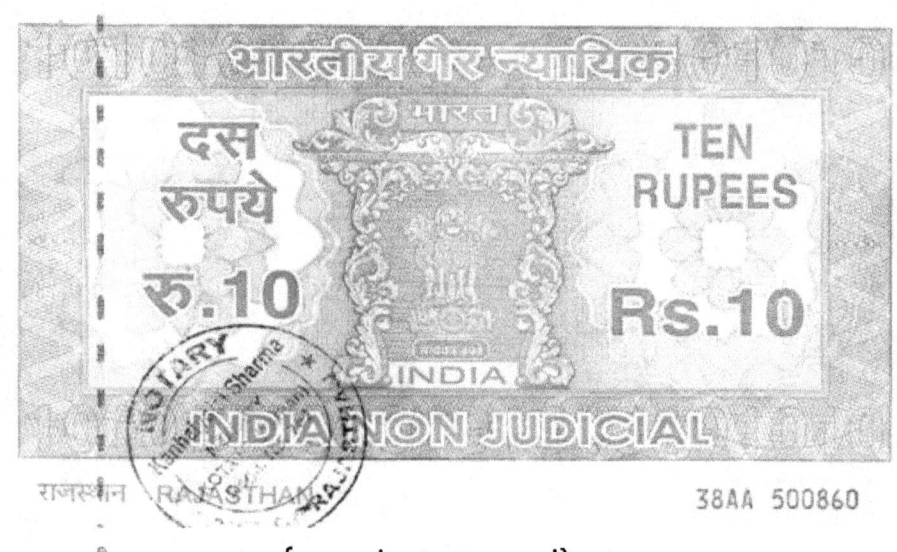

अर्बुद अनुबंध (ट्यूमर कांट्रेक्ट)

ईश्वर को साक्षी मान कर मुख्य पक्षकार

श्री .... पुत्र/पुत्री श्री............................. लिंग ....उम्र ....

और

उनके शरीर में स्थित ट्यूमर तथा मेटास्टेसिस
अपने पूरे होशोहवास में निम्न अनुबंध करते है।

पृष्ठ संख्या – 2

भूमिका

दोनों पक्ष इस अनुबंध में लिखी गई हर शर्त को मानने के लिए बाध्य रहेंगे। इनको मानने में दोनों पक्षों का स्वास्थ्य और खुशहाली निहित है।

अर्बुद यह वचन देता है कि वह सिकुड़ कर इतना सूक्ष्म बन जाएगा कि वह दूसरे पक्ष को दिखाई भी नहीं देगा और उसके शरीर में कोई विकार, दर्द, मेटास्टेसिस या किसी भी तरह का कोई उत्पात नहीं मचायेगा।

अनुबंध का मुख्य पक्षकार श्री .... ईश्वर का हाज़िर नाज़िर मान कर वचन देता है कि वह अपने जीवन में निम्न बदलाव लायेगा और इसके लिए अपनी पूरी ऊर्जा लगा देगा।

आज से वह जीवन में निम्न बदलाव लायेगा।

....

....

....

....

....

....

....

....

....

....

....

....

....

....

....

....

हस्ताक्षर मुख्य पक्षकार

पृष्ठ संख्या – 3

पृथक्करणीयता परिच्छेद (Severability Clause)

यदि किसी भी कारण से किसी पक्षकार को इस अनुबंध में लिखी गई बातों पर अमल करना असंभव लगने लगे तो भी यह अनुबंध नहीं टूटेगा। ऐसी स्थिति में दोनो पक्षकार मिल कर कोई ऐसा समाधान निकालने की कौशिश करेंगे, जिससे वर्तमान समस्या भी हल हो जाए और अनुबंध के मूल प्रारूप में कोई विशेष बदलाव भी नहीं आए। हर तीन महीने बाद इस अनुबंध की समीक्षा की जाएगी और इसकी सीमा अगले तीन महीने के लिए बढ़ा दी जाएगी। इस तरह यह अनुबंध 10 वर्ष तक मान्य रहेगा और किसी भी परिस्थिति में कोई भी पक्ष इस अनुबंध को निरस्त नहीं कर सकता है।

हस्ताक्षर	हस्ताक्षर
मुख्य पक्षकार	अर्बुद

गवाह 1

नाम

पता

फोन नं.

गवाह 2

नाम

पता

फोन नं.

दिनांक
स्थान

मानस–दर्शन

मानस–दर्शन Visualization शायद सबसे मुख्य विधा है जिसकी मदद से आप अपने जीवन को अभीष्ट दिशा में ले जा सकते हो। इसे समझने के लिए आप मेरी बात गौर से सुने। जो कुछ आप चारों तरफ देख रहे हैं, वह प्रारंभ में एक सिर्फ़ विचार ही होता है। जैसे यह कप जिसमें आप चाय ही रहे हैं या यह घर जिसमें आज आप रहते हैं, बनने से पहले वह

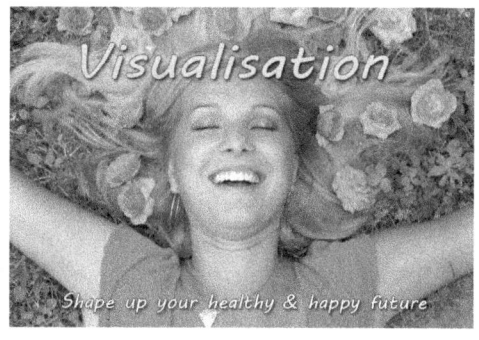

कभी आपके मन में एक विचार के रूप में ही था, कि आप ऐसा घर बनाना चाहते हैं। फिर आपने उसकी योजना बनाना शुरू किया, उसका नक्शा बनवाया और इसके बाद उसका निर्माण करवाया। तब जाकर उसका भौतिक अस्तित्व सामने आया, जिसमें आज आप रहते हैं। इस तरह मनुष्य का जीवन हमेशा समय की पटरी पर निरंतर आगे ही चलता जाता है और कभी पीछे मुड़ कर नहीं देखता है।

भूतकाल   भविष्य

→

आप इस बात को समझ लीजिए कि हमारे चारों तरफ जो कुछ भी है, वह शुरू में मात्र एक विचार, एक ऊर्जा, एक तरंग होती है। यह समझना बहुत आवश्यक है, यही एक तरीका है जिससे आप समझ सकते हैं कि ऊर्जा ही पदार्थ में परिवर्तित होती है। जरा सोचिये कि एक हिप्नोटिस्ट आपको यह मानने के लिए बाध्य कर देता है कि आपकी हथेली में जो सिक्का है वह बहुत गर्म है, उसकी गर्मी से आपकी हथेली लाल हो जाती है, यहाँ तक कि आपके हाथ में छाले भी पड़ सकते हैं। यहाँ सिक्का सिर्फ़ विचार के द्वारा ही आपको गर्म लगने लगा था। यदि आपने यह सोचा होता कि आपकी हथेली पर रखा सिक्का ठंडा है तो क्या आपकी त्वचा लाल हुई होती?

यदि आप यह विश्वास कर चुके हैं (लेकिन मेरे खयाल से अभी आप नही करेंगें) कि एक अमुक विचार से कुछ ही सैकंड में पदार्थ अपनी अवस्था बदल सकता है। तो एक समुचित विचार ट्यूमर (कैंसर) की अवस्था में बदलाव क्यों नहीं कर सकता है। कई वर्षों से मानस–दर्शन के प्रशिक्षक कार्ल सिमोंटन यही बात साबित करने की कौशिश तो कर रहे हैं। लोथर हरनाइसे (कुछ बिंदुओं को छोड़ कर) उनकी शोध का बहुत सम्मान करते हैं। अपने कई प्रयोगों से कार्ल ने यह सिद्ध किया है कि कैंसर के वे रोगी अधिक समय तक जीवित रहे, जिन्होंने मानस–दर्शन विधा को सही ढंग से अपनाया था। सिमोंटन अपने कैंसर के रोगियों को सिखाते हैं कि वे यह कल्पना करें कि उनकी श्वेत–कोशिकाएं कैंसर कोशिकाओं पर आक्रमण कर रही हैं, उन्हें नेस्तनाबूत कर रही हैं। लेकिन लोथर इस तरह के विचार से सहमत नहीं है। क्योंकि पहले तो

143

इस विचार में रोगी अपने ट्यूमर पर ध्यान केंद्रित करता है जबकि वे यह मानते हैं कि मुख्य समस्या कुछ और है ट्यूमर का महत्व द्वितीयक है। दूसरा रोगी अपने शरीर में एक युद्ध का विचार मन में लाता है, जब कि वे शत प्रतिशत यह मानते हैं कि कैंसर के रोगी को संतुलन और तारतम्य (Harmony) की आवश्यकता होती है, न कि युद्ध की कल्पना करने की।

श्री लोथर ने कैंसर के सैंकड़ों विजेताओं से साक्षात्कार किया है और वे इस नतीजे पर पहुँचे हैं कि कैंसर का रोगी अपने ट्यूमर से सीधा सामना करने से बचता है, लेकिन अपने स्वस्थ भविष्य की सुखद कल्पनाओं में डूबे रहना पसंद करता है। हालांकि हर रोगी की अपनी अलग तकनीक होती है, लेकिन सबका अंत समान ही होता है, अपने सुखद भविष्य का सृजन करना। लोथर यह मानते हैं कि उनके 3E कार्यक्रम में सबसे अहम कोई बिंदु है तो वह मानस–दर्शन ही है। क्योंकि यदि अपना भविष्य हम सृजन नहीं करेंगें तो और कौन करेगा? कृपया अपनी समय रेखा का पुनः अवलोकन कीजिये और विचार–वस्तु रेखा से इसकी तुलना कीजिये।

विचार → वस्तु

भूतकाल → भविष्य

दोनों रेखाएं एक ही दिशा में चल रही हैं और दोनों पीछे नहीं मुड़ती हैं। आप इनमें से किसी भी रेखा को पीछे नहीं मोड़ सकते हैं। इसलिए आज से ही प्रारंभ करें, खुद अपने भविष्य का सृजन करना शुरू करें।

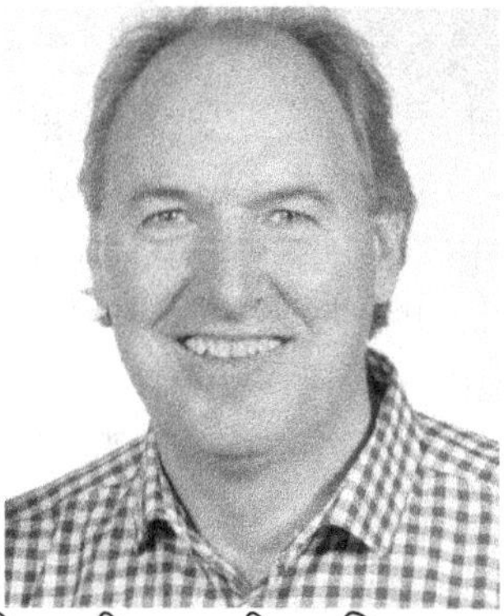

नीचे मैं आपको श्री लोथर की तकनीक को विस्तार से समझाने की कौशिश करूँगा, जो उन्होंने अपने मित्रों और यूरोप के प्रसिद्ध मानस–दर्शन के प्रशिक्षक जेक ब्लैक और क्लॉस पर्टल से सीखी है। पिछले कुछ वर्षों में ग्लॉसगो के जेक ब्लैक ने अपनी माइंड स्टोर सिस्टम 50,000 से ज़्यादा लोगों को सिखाया है। वे कई विख्यात लोगों और कम्पनियों के भी कंसल्टेंट है। लोथर कहते हैं कि कैंसर के हर रोगी को जेक ब्लैक (अंग्रेजी) या क्लॉस पर्टल (जर्मन) के सेमीनार में जाकर मानस–दर्शन की तकनीक सीखना ही चाहिए।

आमतौर पर कैंसर का रोगी यह सोचता है कि उसके लिए सबसे मुख्य काम ट्यूमर को नष्ट करना है, जब ट्यूमर से मुक्ति मिल जाएगी तब वह कोई आध्यात्मिक उपचार को अपनायेगा। लेकिन यह बहुत जोखिम भरा निर्णय है। यह बहुत ज़रूरी है कि रोगी ट्यूमर को ख़त्म करने के उपचार के साथ ही मानस–दर्शन तकनीक से अपने सुखद भविष्य का सृजन भी करना शुरू करे।

कैसे? यह शब्द भी बहुत महत्व रखता है क्योंकि यह कई अहम निर्णय लेने में व्यवधान पैदा करता है। प्रायः जिन लोगों ने कभी ध्यान (Meditation) नहीं किया है

या जिनके विचार आध्यात्मिक नहीं हैं, मानस–दर्शन के महत्व को नहीं समझ पाते हैं। इसलिए यह सोचने की ग़लती मत कीजिये कि यह मानस–दर्शन कैसे ट्यूमर को नष्ट करेगा, बल्कि मुझ पर और लोथर पर विश्वास कर लीजिए कि यह कार्य करता है।

वैसे आपको मानस–दर्शन सिखाने वाले कई प्रशिक्षक मिल जाएंगे। लेकिन अधिकांश प्रशिक्षकों को कैंसर के रोगियों को मानस–दर्शन सिखाने का अनुभव नहीं होता है। वे आठ दिन तक आपको अधूरा ज्ञान देते हैं, और कुछ ही दिनों में आप फिर सब कुछ भूल जाते हैं। एक अच्छे प्रशिक्षक की पहचान करना भी कठिन काम है।

संक्षेप में मैं यही कहूँगा कि आप अपने प्रशिक्षक से अपने भविष्य को सुखद बनाने की तकनीक सीखें। भूत या वर्तमान पर अधिक ध्यान देने की ज़रूरत नहीं है। लोथर कहते हैं कि यदि आप अपने भूतकाल के बारे में जानते हैं तो भविष्य को बदलना आसान रहता है। लोथर यह नहीं कहते हैं कि रोगी अपने भूतकाल के बारे में बिलकुल नहीं सोचे, आप उन्हें गलत मत समझिये। कैंसर के उपचार में भविष्य के सृजन पर पर्याप्त ध्यान देना आवश्यक होता है।

नदिया के दाएं तट पर आपका ड्रीम हाउस

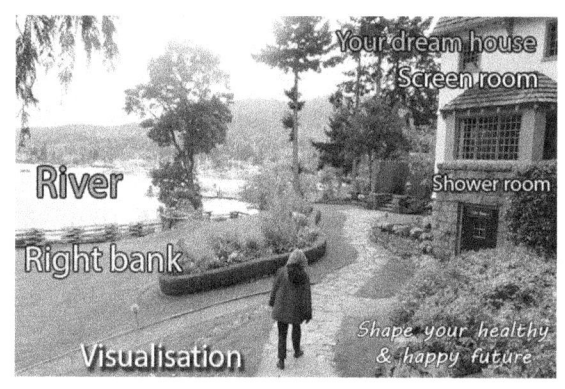

अपने शरीर पर सकारात्मक प्रभाव डालने के लिए बहुत ज़रूरी है कि आप बिलकुल शांत (Relaxed State) होकर विचार और सृजन करना शुरू करें। शान्त होना पहली प्रक्रिया है। इसके लिए आपको अल्फा स्थिति में आना ज़रूरी है। अल्फा शब्द का मतलब मस्तिष्क की शांत अवस्था है। जैसे ई.ई.जी. में मस्तिष्क की चेतना का चित्रण होता है। मस्तिष्क में शांत अवस्था (7-14 hertz) में उत्पन्न तरंगों को अल्फा तरंग कहते हैं (बीटा, थीटा और डेल्टा अन्य तरंगें होती हैं)। मन को शांत करने के लिए कई तकनीकें या मेडीटेशन सिखाया जाता है। इसके लिए कुछ पुस्तकें और सी.डी. भी मिल जाती हैं। या आप शास्त्रीय संगीत सुन कर भी रिलेक्स हो सकते हैं।

जब आप शांति की गहन अवस्था को पूरी तरह प्राप्त करलें, तभी आप कल्पना करना शुरू करें। आप सोचिये कि आप एक शांत नदी के दाएं तट पर चलते जा रहे हैं। थोड़ा आगे चल कर आप दाई तरफ मुड़ते हैं। आपको नीला आकाश और हरियाली दिखाई देती है। हरे–भरे पेड़ों के बीच में एक सुंदर सा घर दिखाई देता है, जिसकी छत लाल रंग की है (कृपया अपने ड्रीम हाउस की कल्पना कीजिए)। अब आप घर में प्रवेश करते हैं और एक सुंदर से स्नान घर में जाते हैं, जहाँ एक शावर लगा है। शावर के नीचे खड़े होकर आप अपनी सारी नकारात्मकता को धो डालते हैं। इसके बाद आप सूर्य की सुनहरी धूप में बैठते हैं, जहाँ कुछ ही पलों में तेज़ धूप आपके शरीर को सुखा देती है।

स्क्रीन रूम

इसके बाद आप एक स्क्रीन रूम में जाते हैं। आपके सामने वाली दीवार पर तीन बड़े स्क्रीन लगे हैं। आप स्क्रीन के सामने एक सोफे पर आराम से बैठ जाते हैं। आपके हाथ में रिमोट कंट्रोल होता है। बांई तरफ का स्क्रीन भविष्य के दृश्य बताता है, दाहिनी तरफ का स्क्रीन भूतकाल के दृश्य दिखाता है और बीच का स्क्रीन वर्तमान के दृश्य दिखाता है। आपको जो कुछ भी समस्या हो, आप रिमोट से बीच का स्क्रीन चालू कीजिये। आप यह स्वीकार कीजिये कि आपके पहले भी कई लोगों को यह तकलीफ हुई है। अब आप दाहिनें स्क्रीन को चालू कीजिये। आप भूतकाल में यह देखिये कि क्या आपको पहले भी यह तकलीफ हुई थी? यदि हुई थी तो क्या आपने इसका समाधान ढूँढ़ लिया था? आमतौर पर वर्तमान की चुनौतियों का समाधान भूतकाल में नहीं मिलता है। लेकिन यदि कोई तकलीफ जीवन में दो बार घटित हो जाए, तो भूतकाल में उसका समाधान ढूँढ़ना बहुत हितकर होता है। अब आप रिमोट कंट्रोल की मदद से इस स्क्रीन की तस्वीर को छोटा करके पॉज़ कर दें। इसके बाद आप रिमोट कंट्रोल की मदद से बीच वाले स्क्रीन की तस्वीर को भी छोटा कर दें और पॉज़ं का बटन दबा दें।

अब आप शांत होकर बाएं स्क्रीन को चालू करें और अपनी समस्या का समाधान खोजने की कोशिश करें। ऐसी स्थिति की कल्पना कीजिए जहाँ आपकी समस्या पहले ही ठीक हो चुकी है। जैसे आपकी बाई जांघ में एक ट्यूमर है, जिसकी वजह से आप चल भी नहीं पाते हैं। अब आप कल्पना कीजिये कि आप दोस्तों के साथ स्कीइंग कर रहे हैं। आप बर्फ की चोटियों, सर्द हवाओं, दोस्तों के हंसने की आवाजें और आपकी तेज़ चलती सांसों को महसूस कीजिए। अब इन तस्वीरों को बड़ा करें, उनकी ब्राइटनेस बढ़ाएं और अपने शरीर पर इन तस्वीरों की परछाई को महसूस करें। जब भी वक्त मिले आप रोज़ स्क्रीन रूम में जाइए और स्वयं को स्कीइंग करते हुए निहारते रहिए। अब आपको बीच या दाहिने स्क्रीन पर देखने की ज़रूरत नहीं है। सीधे बांए स्क्रीन पर देखिए।

आपका अगला कार्य अपने स्कीइंग के इस वीडियो को एक डी.वी.डी. में रिकॉर्ड करना है। अब इस डी.वी.डी. को अपने सामने एक टेबल पर रखें "यूनीवर्स वीडियो रिकॉर्डर" में डालिये और इस रिकॉर्डिंग को पूरे दुनिया में रिले कर दीजिए। यह बहुत ज़रूरी बात है। इससे आपके सभी लोग आपके भावी उद्देष्य से अवगत हो जाएंगे। इस तरह अचानक दूसरे लोग जो आपकी मदद करना चाहते हैं, आपके जीवन में आ जाएंगे। इसके बाद आप घर से बाहर निकलें और नदी के किनारे लौट आएं। सात तक गिनती करें और मानस–दर्शन के सत्र का

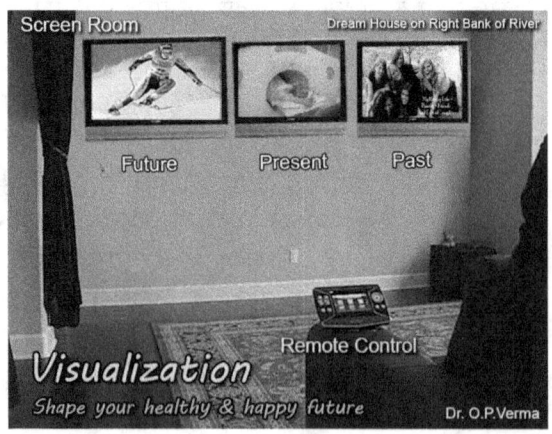

समापन कर दें।

मैं जानता हूँ कि शुरू में आपको यह सब समझ के परे की बात लगेगी। लेकिन मुझ पर विश्वास कीजिये, जल्दी ही आपको इसके अच्छे परिणाम देखने को मिलेंगे। यदि आपको फिर भी विश्वास नहीं है, तो आप यह छोटी सी तकनीक आजमा कर देखिये। मसलन एयरपोर्ट या रेल्वे स्टेशन पर पार्किंग प्लेस के बारे में विचार कीजिये या अपने बिजनेस पार्टनर्स के साथ मीटिंग के परिणाम के बारे में सोचिये। यदि यह छोटा सा टोटका काम करता है तो कोई बड़ी बात के बारे में कल्पना कीजिये। जब पूरा आत्मविश्वास हो जाए तब अपना भविष्य संवारना शुरू कीजिये।

एक बात का विशेष ध्यान रखिये कि अंत हमेशा सबके लिए सुखद होना चाहिए। अपने फायदे के लिए किसी का नुकसान नहीं होना चाहिए।

अपने मकान में कुछ और कमरे बनवाइए

नदिया के किनारे स्थित आपके ड्रीम हाउस में कुछ और कमरे भी बनवा सकते हैं। जैसे आप एक कमरा अपने लिए विश्राम करने और रिलेक्सेशन के लिए बनवा सकते हैं, जहाँ आप दर्द होने पर रिलेक्स होने के लिए जा सकते हैं। आप एक मीटिंग रूम बनवा सकते हैं। इस बैठक में आप महत्वपूर्ण लोगों को बुला सकते हैं और उनकी अमूल्य राय ले सकते हैं। आप किसी भी हस्ती को जैसे महात्मा गांधी, स्वामी विवेकानंद, आइंसटाइन, लोथर हरनाइसे, डॉ. बडविग, प्रोफेसर अब्दुल कलाम या मदर टरेसा को बुलवा कर आमने–सामने बैठ कर अपनी समस्या के बारे में उनकी राय ले सकते हो।

आप अपने रिश्तेदारों और करीबी दोस्तों को बुलवा कर एक समारोह का आयोजन कर सकते हैं। सब लोग आपके सामने कुर्सियों पर बैठे होगे और आप मंच पर खड़े होकर अपनी स्कीइंग या अमरनाथ की यात्रा के अनुभवों को रोचक ढंग से बता रहे हैं। सारांश यह है कि कहानी कुछ भी हो लेकिन आप स्वस्थ हैं और सभी आपको स्वस्थ हालत में देख रहे हैं। तभी तो ये सब भी आपको अपना सुखद भविष्य बनाने में मदद करेंगे।

एक प्रश्न अक्सर पूछा जाता है कि नदिया के दाहिने किनारे बने मकान में कितनी बार जाना चाहिए। वैसे तो कोई निश्चित नियम नहीं हैं। फिर भी इस बारे में लोथर यही कहते हैं कि जब भी वक्त मिले मकान में जरूर जाइये। यदि आपकी तकलीफ गंभीर है तो आपको दिन में कई बार जाना चाहिए।

मानस–दर्शन स्वास्थ्य में जबर्दस्त सकारात्मक परिवर्तन लाता है। इसमें कोई खर्च नहीं होता और यह तकनीक 100% काम करती है। इस तकनीक को आप गंभीर रोगों के उपचार, जीवन को ख़ुशहाल बनाने या आर्थिक सफलता पाने के लिए प्रयोग कर सकते हैं। इस विधा से आप अपने भविष्य को जैसा चाहो वैसा बना सकते हो।

बडविग से मिल कर धन्य हुए ब्रूस बार्लिएन

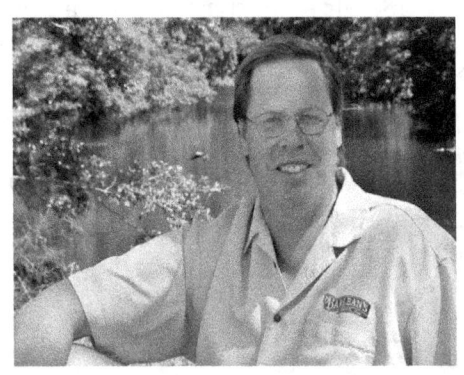

मैं डॉ. जॉहाना बडविग द्वारा फैट और तेलों पर गई महान खोज से बहुत ज़्यादा प्रभावित था। मैं तो क्या पूरा विश्व उनकी खोज से अचंभित था। उनका नाम सात बार नोबेल पुरस्कार के लिए चयनित हुआ था, यह कोई साधारण घटना तो नहीं थी। अब तक पूरे विश्व के लोग इस धारणा को अंतिम रूप दे चुके थे कि फैट हमारे लिए एक खलनायक के सिवा कुछ नहीं, जो हमारा कॉलेस्ट्रोल बढ़ाता है और हमारे दिल को नुकसान पहुंचाता है। दरअसल कई दशकों से फैट के बारे में हमें अधूरा ज्ञान ही परोसा जा रहा था। बडविग की खोज लोगों को फैट्स के बारे में ज्ञान का नया प्रकाश दे रही थी। लोग बड़े आश्चर्यचकित थे कि जिस अलसी के तेल का प्रयोग वे दशकों पहले छोड़ चुके थे, वह उनके स्वास्थ्य के लिए इतना ऊर्जावान और गुणकारी है। उडो इरेस्मस की बेस्ट सेलर बुक "Fats that heal and fats that kill" उन्हीं दिनों आई थी, जब अमेरिका के लोग फैट के स्वास्थ्यवर्धक गुणों से प्रभावित हो रहे थे या यूं कहें कि पुनः प्रभावित हो रहे थे। अभी तक इस बुक के दस संस्करण मुद्रित हो चुके हैं और दो लाख से ज़्यादा प्रतियां बिक चुकी हैं। इस पुस्तक में भी बडविग के सिद्धांतों और अलसी के तेल के गुणों का ही बखान किया गया है।

हमने भी उन्हीं दिनों अमरीका में अलसी के उत्पाद बनाना शुरू किया था। यह सन् 1990 की घटना है और तब मैं 24 साल का था। मैं चाहता था कि डॉ. बडविग से उत्कृष्ट अलसी का तेल बनाने की सही तकनीक सीखूं। मैंने उन्हें कई फ़ोन किए और बतलाया कि मैंने उनके बारे में जितना भी साहित्य अंग्रेजी में उपलब्ध हो सका, पढ़ा है और मैं उनका बहुत बड़ा प्रशंसक हूं। उन्होंने मेरी बातों को ध्यान से सुना। लेकिन वे ज़्यादा नहीं बोली। मैं रोज़ उनसे बातें करने लगा। उनकी बातें बड़ी स्पष्ट और सम्मोहक होती थी तथा उनकी आवाज में गहराई और आत्मविश्वास था। वे चाहती थी कि मैं जर्मनी जाकर उनसे मिलूं। बस फिर क्या था मैं तुरंत फ्लाइट से स्ट्रॉसबर्ग, फ्रांस पहुंचा। वहां से डॉ. बडविग का छोटा सा शहर फ्रूडेनस्टेड–डाइटर्सवीलर 50 किलोमीटर था। एयरपोर्ट पर टेक्सी मेरा इंतजार कर रही थी। वहां कड़ाके की सर्दी थी, बर्फ़ गिर रही थी, ठंडी हवाएं चल रही थी। ब्लैक फ़ोरेस्ट के लुभावने और मनोरम दृश्य देख कर मेरी सारी थकावट चुटकियों में ग़ायब हो गई। फ्रूडेनस्टेड

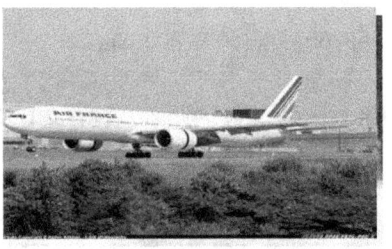

पहुंचते–पहुंचते अंधेरा हो चुका था। वहां के शानदार पॉम फोरेस्ट हॉटल में मेरा कमरा बुक था, जो डॉ. बडविग के बंगले के पास ही था।

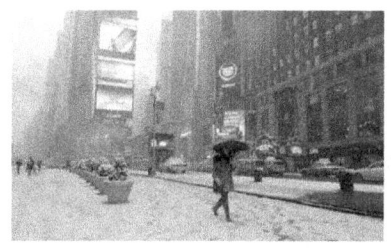

अगले दिन सुबह 10 बजे मैं छाता लेकर पैदल ही उनके घर पहुंचा। रात को बहुत बर्फ़ गिरी थी। घरों और सड़कों पर काफी बर्फ जमी हुई थी। उन्होंने बड़ी गर्मजोशी के साथ मेरा स्वागत किया। वे असीम ऊर्जा से सराबोर थी, उनकी आँखों में एक ख़ास चमक थी और वे अपनी उम्र से काफी युवा और आकर्षक दिखाई दे रही थी। उनका लिविंग रूम काफी गर्म था। उन्होंने मेरे लिये सॉवरक्रॉट–बींस सलाद और गर्म हर्बल चाय मंगवाई। पहली बार मैंने सात दिन उनके साथ बिताए। रोज़ मैं उनके घर जाता, हम ढेरों बाते करते और वे मुझे उनके द्वारा बनाए गए अच्छे, लज़ीज और स्वास्थ्यप्रद व्यंजन खिलाती। वे बहुत अच्छी कुक थी। उनका मसालों का चयन बड़ा संतुलित होता था। वे कई तरह के सलाद और सॉस भी बनाती थी।

अपने घर में वह पूरी तरह रिसर्च और मरीजों के इलाज में व्यस्त रहती थी। उनके लिविंग रूम में चारों तरफ बड़ी बड़ी अलमारियां थी, जिनमें तीन इंच मोटे सैंकड़ों फोल्डर्स रखे थे, जिनमें उनके रिसर्च पेपर्स, किताबें, ओमेगा–3 फैटी एसिड, ट्रांस फैट, फोटोन, इलेक्ट्रोन युक्त तेलों आदि विषयों पर लिखे सैंकड़ों लेख रखे हुए थे। उनका टीवी लिविंग रूम के एक कोने में रखा हुआ था, जिस पर भी कुछ फाइलें रखी रहती थी। ऐसा लगता था जैसे वे टीवी कभी–कभार ही देखती होंगी।

मरीजों के इलाज के लिए उनके कमरे में एक अत्याधुनिक और काफी विशाल रूबी लेज़र मशीन भी रखी हुई थी। इससे निकलने वाली हानिकारक किरणों से बचने के लिए उन्होंने एक ख़ास तरह का चश्मा भी बनाया हुआ था। उन्होंने घर में एक सुंदर बग़ीचा भी बना रखा था, जिसमें एक विशाल, आकर्षक और बहुमूल्य एलोवेरा का प्लांट भी लगा था।

इसके बाद भी मैं कई बार उनसे मिलने जर्मनी गया। जर्मनी प्रवास के दौरान मैंने उनकी कुछ पुस्तकों का अंग्रेजी में अनुवाद भी करवाया। लोग उनकी खोज से प्रभावित हो रहे थे। यह उनके शब्दों का ही जादू था, तभी तो हमने 500,000 से ज़्यादा पुस्तकें बेचीं।

मैंने उन्हें हमारे तेल के नमूने बताए जो मैं साथ ले गया था। उन्होंने हमारे नमूनों को बहुत पसंद किया। उन्होंने बताया कि बाज़ार में बिकने वाली ऐक्सपेलर मशीनें अच्छा अलसी का तेल निकालने के लिए उपयुक्त नहीं हैं। उन्होंने कहा कि तेल गर्म नहीं होना चाहिए। आप 100 डिग्री फारेन्हाइट के ऊपर नहीं जा सकते। आपको अपनी मशीन स्वयं बनवानी होगी। उन्होंने यह भी बताया कि आपको बीजों में 40% तेल छोड़ देना चाहिए। अच्छी गुणवत्ता वाले और स्वादिष्ट इलेक्ट्रोन युक्त तेल के लिए आवश्यक है कि आप बीजो में 40% तेल छोड़ दें। यदि आप ज़्यादा तेल निकालोगे तो तेल की गुणवत्ता कम हो जाएगी। वे मुझे वहाँ के अच्छे एक्सेलर प्लांट दिखाने भी ले गयी और मुछे इस विषय की कई बारीकियां भी समझाई।

अनसुलझा आघात – कैंसर का अहम कारक

जर्मनी के शल्य–चिकित्सक और कैंसर विशेषज्ञ डॉ. राइक गीर्ड हेमर (जन्म – 1935) पिछले दस वर्ष से कैंसर के मनोविज्ञानिक पहलुओं और उपचार पर शोध कर रहे हैं। इन्होंने 40,000 से अधिक सभी तरह के कैंसर रोगियों से पूछताछ और परीक्षण किए। वे आश्चर्यचकित थे कि कैंसर एक अंग से उसके पास के अंग में क्यों नहीं फैलता है। जैसे कि उन्होंने एक ही स्त्री में गर्भाशय–ग्रीवा (Cervix) और गर्भाशय (Uterus) दोनों के कैंसर कभी एक साथ नहीं देखे। उन्होंने इस बात पर भी गौर किया कि उनका हर रोगी कैंसर होने के कुछ वर्षों पहले किसी मानसिक आघात या सदमें से गुजरा था, और वह इस सदमें से पूरी तरह निकल नहीं पाया था।

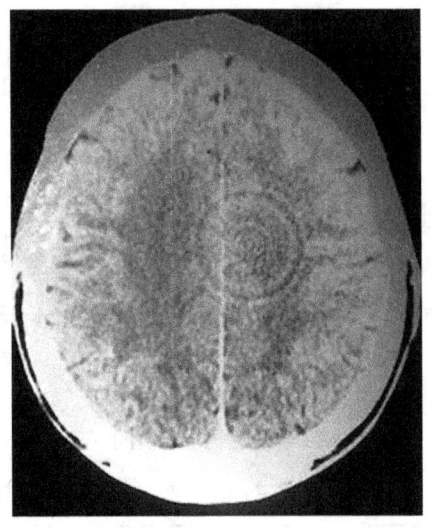

डॉ. हेमर हर रोगी के सिर का सीटी स्केन भी करवाते थे। और उन्होंने यह भी देखा कि हर रोगी के सीटी स्केन में मस्तिष्क के किसी खास हिस्से में गहरे धब्बे या छल्ले होते थे। यह बात भी क़ाबिले गौर थी कि अमुक कैंसर के रोगी के मस्तिष्क में वह छल्ले बिलकुल एक खास जगह पर ही होते थे। उन्होंने सभी रोगियों में कैंसर के ठिकाने, मस्तिष्क में छल्लों की स्थिति और सदमें की किस्म में शत–प्रतिशत एक खास तरह का संबंध देखा। यह बहुत चौंकाने वाली बात थी। इन अनुभवों के आधार पर डॉ. हेमर ने निष्कर्ष निकाला कि हर भावना (जैसे क्रोध, कुंठा या संताप) को महसूस करने के लिए मस्तिष्क में विशेष स्थान होता है और यह स्थान किसी ख़ास अंग की गतिविधि का नियंत्रण भी करता है। जब कोई व्यक्ति लंबे समय तक किसी तरह के सदमे से गुज़रता है, जिसे वह सुलझा भी नहीं पाता है, तो नकारात्मक संकेत मिलते रहने से मस्तिष्क का वह स्थान भी कुंठित, क्रोधित और कर्महीन हो जाता है। कर्महीन होने से वह एक खास अंग की कार्य–प्रणाली की ठीक से देखभाल नहीं कर पाता और आधे–अधूरे और ग़लत सन्देश भेजने लगता है। फलस्वरूप उस अंग में असामान्य कोशिकाएं बनने लगती हैं और वह कैंसर से ग्रस्त हो जाता है। उन्होंने यह भी सिद्ध किया कि कैंसर का फैलना (स्थलांतर या Metastasis) किसी नये सदमे के कारण होता है, जैसे कैंसर होने का तनाव या कैंसर के लिए दिया जाने वाला क्रूर और कष्टप्रद उपचार (कीमो और रेडियो)।

डॉ. हेमर ने रोगियों को उपचार के साथ मनोचिकित्सा देना भी शुरू कर दिया। उन्होंने अनुभव किया कि जैसे ही मनोचिकित्सा असर दिखाती है और रोगी सदमे से निकल जाता है, कोशिका स्तर पर उसके कैंसर का बढ़ना तुरंत रुक जाता है और मस्तिष्क के धब्बे गायब होने लगते हैं। अब एक्स–रे में छल्लों की जगह क्षतिग्रस्त

स्थान के चारो तरफ निरोग होती जलमग्न (Healing Edema) कोशिकाएं दिखाई देती हैं। शरीर और मस्तिष्क के बीच पुनः अच्छे संबंध बनने लगते हैं। इसी तरह का दृष्य उन्होंने (निरोग होती जलमग्न कोशिकाएं) कैंसर के चारों तरफ भी देखा। इसके बाद कैंसर की गांठें ठीक होती दिखाई देने लगी। इस तरह डॉ. हेमर ने सिद्ध किया कि अनसुलझे सदमे, प्रतिद्वंद और आघात के कारण कैंसर और अन्य रोग होते हैं। संलग्न तालिका में इन्होंने विभिन्न तरह के सदमों और उनके कारण होने वाले कैंसर को प्रदर्शित किया है।

अपरिहार्य तनाव या सदमा

जब कोशिका में एडरिनेलीन का स्तर घटता है, तो शर्करा की मात्रा बढ़ती है और ऑक्सीजन की कमी होती है तो कैंसर की शुरूआत होती है, जिसके फलस्वरूप कोशिका की वायवीय श्वसन–क्रिया (Oxygen Krebs cycle) बाधित होती है और कोशिका म्यूटेशन की शिकार हो जाती है। शरीर की कोशिका पर तनाव या सदमे के कई कारण हो सकते हैं।

मनोवैज्ञानिक तनाव के कारण अपरिहार्य सदमा (Unavoidable shock), दबा हुआ क्रोध (Repressed Anger), अवसाद, एकाकीपन, अनिद्रा, भावनात्मक सदमा, और बाहरी तनाव होते हैं। भौतिक तनाव के कारण कुपोषण, रसायन, टॉक्सिंस, विद्युत–चुंबकीय विकिरण, परजीवी संक्रमण, यकृत, वृक्क या आंत्र रोग, और निष्क्रिय जीवनशैली आदि होते हैं। कैंसर के अधिकांश रोगियों में मनोवैज्ञानिक और भौतिक दोनों ही तरह के तनाव हो सकते हैं। यह तनाव या सदमा लगभग 18–24 महीने में रोगी को कैंसर का शिकार बना देता है। इस रोगजनकता को डॉ. गीर्ड हेमर ने निम्न पांच चरणों में बांटा हैं।

चरण – 1 – सबसे पहले अपरिहार्य तनाव की दस्तक

यह चरण कैंसर के निदान के लगभग दो वर्ष पूर्व शुरू होता है, जब व्यक्ति किसी भारी सदमे या कोई मानसिक तनाव का शिकार होता है। वह रातों में चैन से सो नहीं पाता। उसकी शीर्ष–ग्रंथि (Pineal Gland) मेलाटोनिन हार्मोन बनाना कम कर देती है। यह हार्मोन कैंसर–कोशिका की संवृद्धि (Growth) को काबू में रखता है और शरीर की रक्षाप्रणाली को मज़बूत बनाता है।

इस चरण में मस्तिष्क का अमुक हिस्सा मानसिक तनाव के कारण कर्महीन और कुंठित हो जाता है। मस्तिष्क का यह हिस्सा किसी खास अंग की गतिविधि का नियंत्रण भी करता है और इसलिए यह उस अंग की कार्य–प्रणाली की ठीक से देखभाल नहीं कर पाता और आधे–अधूरे और गलत सन्देश भेजता है और वह कैंसर से ग्रस्त हो जाता है।

चरण – 2 – तनाव – रक्षाप्रणाली का दुश्मन

दूसरे चरण में तनाव, हार्मोन कोर्टिजोल के बढ़ता स्तर और रोगी के अवचेतन मन में मरने की इच्छा के कारण शरीर की रक्षाप्रणाली कमज़ोर होती है। जब रोगी लंबे

समय तक तनाव और अपरिहार्य सदमे के कारण जीवन में निराश हो जाता है और जीवन के कष्ट तथा संघर्ष को सुलझाने में पूर्णतः असमर्थ महसूस करता है तो उसका अवचेतन मन रक्षाप्रणाली को गुपचुप जीवन को शटडाउन करने के संदेश भेजता रहता है।

इससे सोमेटिड्स (Somatids) हरकत में आ जाते हैं। सोमेटिड सूक्ष्म मित्र जीवाणु होते हैं, जो रक्त–प्रवाह में विचरण करते हैं। स्वस्थ मनुष्य में, जिसकी रक्षाप्रणाली मज़बूत होती है, इनके जीवन–चक्र में तीन चरण होते हैं – सोमेटिड, बीजाणु (Spore) और दि्व–बीजाणु (Double Spore), लेकिन यदि शरीर की रक्षा–प्रणाली कमज़ोर होती है तो इसके जीवन–चक्र में 13 चरण और जुड़ जाते हैं (कुल 16 चरण)।

ये 13 चरण रोगी के लिए घातक होते हैं और इनके कई रूप विषाणु, कीटाणु और यीस्ट की तरह के फंगस आदि देखे जा सकते हैं। प्रोफेसर गेस्टन नैसंस ने 1950 में दुनिया का सबसे छोटा सूक्ष्मदर्शी (Somatoscope) बनाया था और यह सिद्ध किया था कि जब शरीर की रक्षाप्रणाली बुरी तरह कमज़ोर पड़ जाती है, तो 18–24 महीने में इन सोमेटिड्स के हानिकारक 13 रूप देखे जा सकते हैं।

चरण – 3 – तनाव बढ़ाये कोशिका में मिठास

तीसरे चरण में बढ़ा हुआ कोर्टिजोल हार्मोन शरीर में ऐडरिनेलीन का स्तर कम करता है। जब मनुष्य लंबे समय तनाव में रहता है तो शरीर में ऐडरिनेलिन के भंडार खाली होने लगते हैं और कोशिका में शर्करा की मात्रा बढ़ती है।

ऐडरिनेलीन का मुख्य कार्य कोशिका में शर्करा को कम करना है। दूसरी तरफ इंसुलिन शर्करा को कोशिका में भेजता हैं। जब कोशिका में ऐडरिनेलिन कम होता है तो शर्करा की मात्रा बढ़ती है और ऑक्सीजन भी कम पहुँचती है। इसीलिए कई कैंसर के रोगी कमज़ोरी और थकान महसूस करते हैं क्योंकि कोशिका में ऐडरिनेलीन बहुत कम होता है जो शर्करा को ऊर्जा में बदलने में सहायक होता है।

चरण – 4 – कोशिका में फंगस की घुसपेठ

इस चरण में शरीर के कमज़ोर हिस्सों में पल–बढ़ रहे

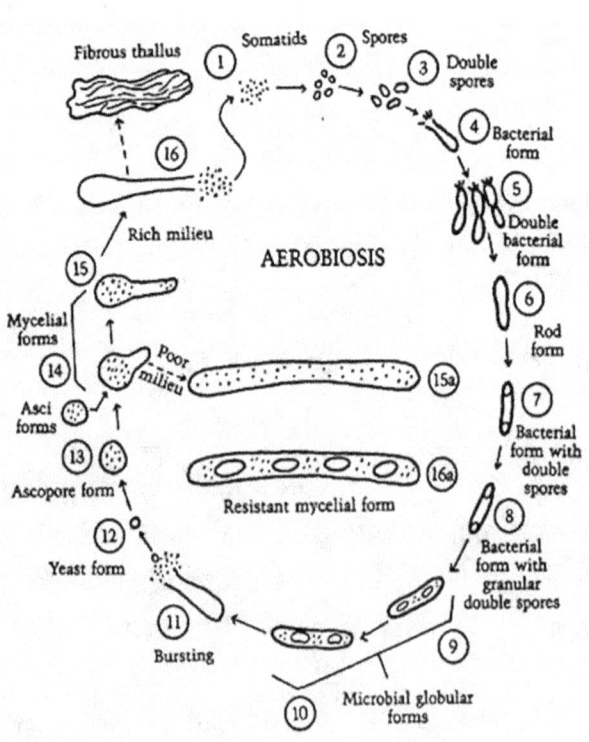

हानिकारक जीवाणु (Virus-Bacteria-Fungus) शर्करा की गंध से आकर्षित होकर कोशिका में घुस जाते हैं और उसका ख़मीर करते हैं, इस क्रिया में माइकोटॉक्सिन बनते हैं। ये माइकोटॉक्सिन कोशिका की क्रेब–चक्र (यह क्रिया ऑक्सीजन द्वारा शर्करा से ऊर्जा बनाती है) को बाधित करते हैं। और इलेक्ट्रोन परिवहन श्रृंखला (Electron Transport Chain) को बाधित करते हैं जिससे ए.टी.पी. अणुओं की संख्या बुरी तरह घटती है (ATP molecules provide energy to the cell)। ऑक्सीजन और ऊर्जा की कमी के कारण सामान्य कोशिका विभाजन की क्रिया में विकृत होकर कैंसर कोशिका में परिवर्तित हो जाती है।

जीवाणुओं शर्करा का ख़मीर करते हैं जिससे लीवोरोटेटरी लेक्टिक एसिड बनता है और शरीर के ऊतक और कोशिकाओं में अम्लता बहुत बढ़ जाती है। अम्लता बढ़ाने में कोर्टिजोल के ख़मीरीकरण, कुपोषण, निष्क्रियता भी अपनी भूमिका निभाती है। विषाणु, कीटाणु, यीस्ट, फंगस, केंडिडा और कैंसर–कोशिकाएं अम्लीय माध्यम में फलती–फूलती हैं और राहत महसूस करती हैं।

चरण – 5 – फंगस और कैंसर कोशिका में प्रवेश करता है – दोस्ती का नया अध्याय

इस चरण में जीवाणु (विषाणु, कीटाणु, यीस्ट और फंगस आदि) नई कैंसर कोशिका से दोस्ती करते हैं और मिल कर बड़े मजे करते हैं। कैंसर कोशिका के पास शर्करा भरपूर है पर उसके दहन के लिए ऑक्सीजन नहीं हैं, दूसरी तरफ भूखे और चटोरे जीवाणु शर्करा के ख़मीर द्वारा ऊर्जा उत्पादन में माहिर हैं। बस वे शर्करा का जम कर ख़मीर करते हैं और ऊर्जा को खुद भी खाते हैं और कोशिका को भी खिलाते हैं ताकि वह तेज़ी से विभाजित हो और नई कैंसर कोशिकाएं बनाएं। साथ में जीवाणु निरंतर माइकोटॉक्सिन भी बनाते रहते हैं और कैंसर कोशिकाओं को सामान्य कोशिका बनने से रोकते हैं। दूसरे शब्दों में ये जीवाणु अपने मतलब (शर्करा) के लिए कैंसर कोशिकाओं को बंदी बना लेते हैं, ताकि कैंसर कोशिकाएं उनके लिए शर्करा जमा करती रहे।

चरण – 6 – तनाव – कैंसर की संवृद्धि और स्थलांतर (Metastasis) को भी प्रोत्साहन

इस आखिरी चरण में बढ़े हुए तनाव हार्मोन नोरएपिनेफ्रीन और एपिनेफ्रीन कैंसर कोशिका को तीन यौगिक MMP-2, MMP-9 (both Martix Metalloproteinases) और संवृद्धि यौगिक VEGF (Vascular Endothelial Growth Factor) बनाने के लिए उकसाते हैं।

MMP-2, MMP-9 कैंसर कोशिका के बाहरी खोल को तोड़ देते हैं जिससे वे सहजता से शरीर के दूसरे अंगों में फैल जाते हैं। VEGF नई कैंसर की गांठों में नई रक्तवाहिकाएं बनाने के लिए कार्य करता है, ताकि कैंसर कोशिकाएं जल्दी–जल्दी फलें फूलें। जैसे ही कैंसर का निदान होता है, यह खबर पहले से ही तनावग्रस्त रोगी के लिए एक और नया सदमा साबित होती है, जिसके फलस्वरूप कैंसर कोशिकाएं किसी नई जगह या अंग में अपना बसेरा बनाती हैं।

डॉ. राइक गीर्ड हेमर का परिचय

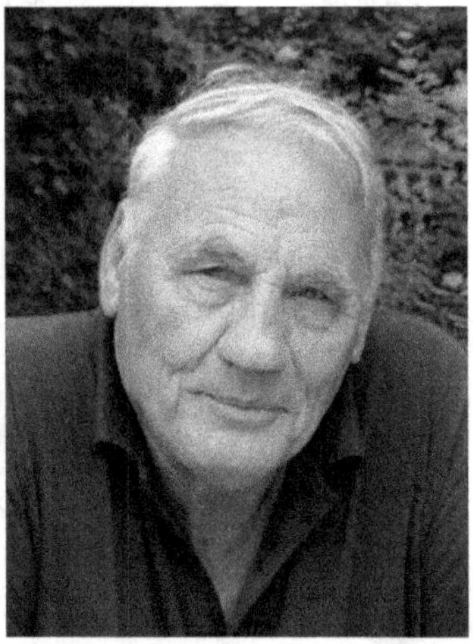

डॉ. राइक गीर्ड हेमर सन् 1935 में फ्रिसिया, जर्मनी में पैदा हुए थे। उन्होंने ट्यूबिंगन विश्वविद्यालय में आध्यात्म–विद्या और चिकित्साशास्त्र का अध्ययन किया था। सन् 1957 में उन्होंने आध्यात्म–विद्या की परीक्षा उत्तीर्ण की और सन् 1962 में मेडीसिन की पढ़ाई पूरी की और सन् 1963 में उन्हें मेडीकल रजिस्ट्रेशन मिल गया था। पढ़ाई के दौरान ही उनकी दोस्ती एक मेडीकल छात्रा सिग्रिड ऑल्डेनबर्ग से हुई और एक साल बाद ही दोनों ने शादी रचा ली।

सन् 1972 में उन्होंने इंटरनल मेडीसिन में डॉक्टर ऑफ मेडीसिन की डिग्री हासिल की और ट्यूबिंगन विश्वविद्यालय की क्लिनिक में ही कैंसर के रोगियों का उपचार करने लगे। वे बहुत बुद्धिमान थे और उन्होंने कई आविष्कार किए, जिनमें प्रमुख हैं नॉन–ट्रॉमेटिक स्केल्पल (जो साधारण रेजर ब्लेड से 20 गुना अधिक तेज़ था), प्लास्टिक सर्जरी के लिए हड्डी काटने की आरी और स्वचालित मसाज टेबल आदि।

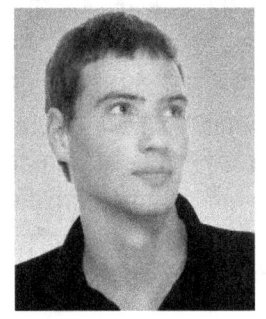

इन आविष्कारों से उन्होंने बहुत धन अर्जित किया और रोम में अपनी क्लीनिक शुरू की। 18 अगस्त, 1978 को सेवॉय, इटली के राजकुमार विक्टर एमानुएल की गोली से उनका बेटा डर्क बुरी तरह घायल हो गया। अंततः 7 दिसम्बर को उसकी मृत्यु हो गई। यह पूरे परिवार के लिए बड़ा सदमा था। कुछ समय बाद उन्हें टेस्टीज का कैंसर हो गया और उसी दौरान उनकी पत्नी को स्तन कैंसर हो गया। उन्हें लगा कि यह उन्हें बेटे की मृत्यु के कारण ही हुआ है। उन्होंने इसे डर्क हेमर सिंड्रोम का नाम दिया यह घटना ने उनके जीवन में एक नया मोड़ साबित हुई।

उन्होंने कैंसर के रोगियों पर वर्षों तक शोध की और सिद्ध किया कि हर रोग किसी न किसी मानसिक आघात या सदमें के कारण होता है। उन्होंने 40,000 रोगियों पर प्रयोग किए और इन अनुभवों के आधार पर नई जर्मन मेडीसिन के पांच नियम (The Five Biological Laws of the New Medicine) बनाएं उनके नतीजे चौकाने वाले थे, परंतु डाक्टर्स की बिरादरी उनकी बातों को मानना नहीं चाह रही थी। उनकी शोध से किसी को फ़ायदा होता नजर नहीं आ रहा था। मस्तिष्क सी.टी.स्केन में धब्बों के बारे में रेडियोलोजिस्ट कहने लगे कि ये तो मशीन की त्रुटियों के कारण बने (आर्टीफेक्ट) हैं। जबकि मशीन बनाने वाली सीमेंस कम्पनी भी कह रही थी कि ये धब्बे आर्टीफेक्ट नहीं हैं।

आखिरकार सन् 1981 में उन्होंने अपनी शोध को सत्यापन के लिए ट्यूबिंगन विश्वविद्यालय में प्रस्तुत किया। वे चाहते थे कि उनकी खोज को मेडीकल स्कूल में

पढ़ाया जाए ताकि रोगियों को उसका लाभ मिल सके। लेकिन विश्वविद्यालय ने उनकी शोध का अवलोकन करने से मना कर दिया। और कुछ ही समय बाद उन्हें चेतावनी दी गई कि वे अपनी ही शोध को नकारे और इसे कचरे के डिब्बे में डाल दें। उनकी पत्नी भी बेटे की मौत के संताप से कभी निकल नहीं पाई और अंततः सन् 1985 में भगवान को प्यारी हो गई।

डॉ. हेमर के विरुद्ध षड़यंत्र गहरे होते गए, उन पर मकदमे किए गए और सन् 1986 में अदालत ने उनका मेडीकल रजिस्ट्रेशन छीन लिया। हालांकि अदालत में कोई भी उनके शोध–पत्र झुंठला नहीं पाया। सच्चाई के लिए उन्होंने फिर भी हार नहीं मानी और लड़ते रहे।

लेकिन सन् 1997 में उन्हें बिना लाइसेंस के तीन रोगियों को मुफ्त में देखने के जुर्म में गिरफ्तार किया और 19 महीने के लिए जेल भेज दिया गया। गिरफ्तारी के समय पुलिस उनके शोध–पत्र भी साथ ले गई। उनकी शोध, अध्ययन और उपचार इतना प्रभावशाली था कि अदालत में पब्लिक प्रोसीक्यूटर को भी मानना पड़ा कि उन्होंने कैंसर की अंतिम अवस्था के जिन 6500 मरीजों का इलाज किया था, पाच साल बाद भी उनमें से 6000 जिन्दा थे।

9 सितम्बर, 2004 को उन्हें स्पेन में अपने घर पर फिर गिरफ्तार किया और फ्रांस की जेल में भेज दिया गया। उन पर इल्ज़ाम था कि उनकी किताब पढ़ कर कुछ फ्रेंच रोगियों की मृत्यु हो गई, जब कि वे कभी उन रोगियों से मिले ही नहीं थे। फरवरी, 2006 को उन्हें जेल से रिहा किया गया और मार्च, 2007 में उन्हें नोर्वे भेज दिया गया। आज वे सेन्दियोर्ड, नोर्वे में निर्वासन का जीवन बिता रहे हैं। क्या यही है मानवता की सच्ची सेवा करने का ईनाम!

अनसुलझे आघात और कुंठा का उपचार

आघात और कुंठा मूल कारण को दूर करें– कैंसर होने का मतलब डैथ सेंटेंस नहीं है, यह तो सिर्फ एक संकेत है कि आपके भौतिक, मानसिक, भावनात्मक और आध्यात्मिक शरीर का संतुलन बिगड़ गया है। आपके अंतरमन में कुछ पुराने घाव हैं, जिन्हें आपने भरने की कौशिश नहीं की है। आप किसी थेरेपिस्ट या हीलर से संपर्क कीजिए, वह इन घावों को भरने में आपकी पूरी मदद करेगा। आजकल कई डी.वी.डी. और पुस्तकें भी उपलब्ध होती हैं, जो आपके अवचेतन मन में दबे आघात और कुंठाओं को ठीक करने में मदद करेंगी।

तनाव से निकलें – सिस्टम चैंज – लोथर हर्नाइसे ने ऐसे सैंकड़ों रोगियों का साक्षात्कार है, जो कभी कैंसर की मरणासन्न अवस्था में थे और वे आज अपने कैंसर को परास्त करके स्वस्थ और कैंसरमुक्त जीवन जी रहे हैं। इन सभी ने अपने जीवन में कुछ साहसिक और क्रांतिकारी परिवर्तन किए। लोथर इसे सिस्टम चैंज कहते हैं। इसका मतलब यह है कि इन लोगों ने स्वच्छंद और तनावमुक्त जीवन जीने की खातिर तकलीफ देने वाली नौकरी, बीबी, शहर या देश तक छोड़ दिया।

मेडीटेशन करें और मेलाटोनिन बढ़ाएं– कैंसर का रोगी प्रायः चैन से सो भी नहीं पाता और इसलिए उसकी शीर्ष ग्रंथि (Pineal Gland) पर्याप्त मेलाटोनिन भी नहीं बना पाती। याद रखिए जब हम सोते हैं तब शीर्ष ग्रंथि मेलाटोनिन का स्त्राव करती है। मेडीटेशन करने पर भी मेलाटोनिन का स्त्राव बढ़ता है। तो क्यों न रोज़ आधा घंटा मेडीटेशन किया जाए। आप सोते समय मेलाटोनिन (मेलोसेट 3 मिली ग्राम) की गोली भी ले सकते हैं।

रिलेक्स करें और स्ट्रेस हार्मोन घटाएं – तनाव के कारण आपका स्ट्रेस हार्मोन कोर्टिजोल शरीर में एडरिनेलीन के भंडार भी खाली कर देता है। इसलिए आप मन को शांत रखने के लिए जरूर कुछ उपाय करें, ताकि आपका स्ट्रेस हार्मोन कोर्टिजोल का स्तर कम बना रहे। आपको रोज़ एक–दो घंटे रिलेक्स करना चाहिए। इसके लिए आप कई उपाय कर सकते हैं जैसे बगीचे में टहलना या बैठे रहना, मसाज करवाना, मेडीटेशन, विज्वलाइजेशन, योगा या योगनिद्रा।

फंगस को करें बाय कैंसर अपने आप भग जाए – कैंसर में फंगस या यीस्ट का उपचार बहुत जरूरी है, फंगस के बिना कैंसर का अस्तित्व संभव ही नहीं है। यदि शरीर में लंबे समय तक मानसिक या दैहिक आघात बना रहता है तो इम्यूनिटी कमजोर पड़ती है। इसके फलस्वरूप कोशिका में सुरक्षित और निरापद सोमेटिड्स परिवर्तित होकर खतरनाक वायरस–जीवाणु–यीस्ट का रूप धारण कर लेते हैं। ये कोशिका के न्युक्लियस में पहुँच कर माइकोटॉक्सिन बनाते हैं, जो डी.एन.ए. को क्षतिग्रस्त करते हैं और म्यूटेशन द्वारा कैंसर का कारक बनते हैं। ये कैंसर कोशिका में ग्लूकोज को फर्मेंट करते हैं और कैंसर कोशिकाओं की संवृद्धि में सहायता करते हैं। इसलिए आप इन खतरनाक वायरस–जीवाणु–यीस्ट को नेस्तनाबूत करने के लिए कोई एक उपचार जरूर करें, जैसे एप्पल साइडर विनेगार, लहसुन, सोडा बाइकार्ब, ऐसियक चाय या हाइपरथर्मिया।

डिटॉक्सीफिकेशन – टॉक्सिंस (माइकोटॉक्सिन और अन्य टॉक्सिन) के साथ फंगस, रसायन, एंटीबायोटिक्स, कीमोथेरेपी, फर्मेंटेशन आदि से बनने वाले उत्सर्जी पदार्थ शरीर में लेक्टिक एसिड, मृत कैंसर कोशिकाएं, जीवाणु, पेरेसाइट्स आदि इकट्ठे होकर लीवर में पहुंचते हैं। लीवर इम्यून सिस्टम का मुख्यालय है। यहां इन दूषित और उत्सर्जी तत्वों की उपस्थिति इम्यूनिटी को कमजोर बनाती है, वायरस–जीवाणु–यीस्ट और कैंसर कोशिकाओं के फलने–फूलने के लिए बढ़िया माहौल तैयार करती है। इसलिए लीवर, किडनी, कोलोन और गाल ब्लाडर से टॉक्सिंस निकालना बहुत जरूरी है। इस हेतु लीवर–कोलोन क्लींज़, कॉफी एनीमा या ओजोन थेरेपी में से कोई एक उपचार करना बहुत जरूरी है। लंग कैंसर में ओजोन थेरेपी उपचार नहीं देना चाहिए।

नायसिन (विटामिन बी–3) कोशिका में ऊर्जा–निर्माण और स्वस्थ कार्य–प्रणाली के लिए बहुत अहम तत्व हैं। इसके बिना ऊर्जा–निर्माण की प्रमुख कड़ी क्रेब्स सायकल संपन्न नहीं हो पाती। इसलिए कोशिका सिर्फ ग्लाइकोलाइसिस और फर्मेंटेशन द्वारा ऊर्जा बनाना शुरू कर देती है और कैंसर कोशिका में तब्दील हो जाती है। अतः रोगी

अंग	अनसुलझा सदमा
एडरीनल कॉर्टेक्स	पथभ्रष्ट होना Wrong Direction. Gone Astray
मूत्राशय Bladder	बुरा सदमा, कटु अनुभव Ugly Conflict. Dirty Tricks
अस्थि Bone	हीनभावना, असम्मान Lack of Self-Worth. Inferiority Feeling
मस्तिष्क कैंसर Brain Cancer	हठ, कुंठा, निराशा Stubborness. Refusing to Change Old Patterns. Mental Frustration
स्तन दुग्ध ग्रंथि Breast Milk Gland	देखभाल में कमी या बेसुरापन Involving Care or Disharmony
स्तन दुग्ध नलिका Milk Duct	अलगाव Separation Conflict
स्तन बायां Breast (Left)	मां, बच्चों या अन्य घरेलू सदमा Conflict Concerning Child, Home, or Mother
स्तन दाहिना Breast (Right)	जीवनसाथी या अन्य व्यक्ति से मतभेद Conflict with Partner or Others
गर्भाशय ग्रीवा Cervix	गहरी कुंठा Severe Frustration
पित्ताशय Gall Bladder	प्रतिस्पर्धा या प्रतिद्वन्दता Rivalry Conflict
ह्रदय Heart	लम्बा सदमा Perpetual Conflict
स्वर यंत्र Larynx	डर Conflict of Fear and Fright
फेफड़ा Lungs	मृत्यु या दम घुटने का डर Fear of Dying or Suffocation, including Fear for Someone Else
अग्न्याशय Pancreas	परिजनों से तनाव या क्रोध Anxiety-Anger Conflict with Family Members, Inheritence
पुरुष ग्रंथि Prostate	बुरा लैंगिक सदमा Ugly Conflict with Sexual Connections or Connotations
मलाशय Rectum	बेकार होने का डर Fear of Being Useless
त्वचा Skin	बदनामी या लांछन Loss of Integrity
प्लीहा Spleen	शारीरिक या भावनात्मक प्रताड़ना Shock of Being physically or emotionally Wounded
आमाशय Stomach	किसी पर अत्यधिक क्रोध Indigestible Anger. Swallowed Too Much
वृक्क और अंडकोष Testes & Ovaries	साथी की मृत्यु या मतभेद Loss Conflict
थायरॉयड Thyroid	असहाय महसूस करना Feeling Powerless
ज्नउवत (in location)	कोई पुराना आघात भूल न पाना या पश्चाताप Nursing old hurts and shocks. Building remorse
गर्भाशय Uterus	लैंगिक सदमा Sexual Conflict

– को 500 से 1500 मिलिग्राम नायसिन देना बहुत जरूरी है। विटामिन–सी बिना किसी दिक्कत के 12 ग्राम प्रति दिन दी जा सकती है।

शरीर का पीएच क्षारीय रखें – फर्मेंटेशन और वायरस–जीवाणु–यीस्ट भरपूर लेक्टिक एसिड बनाते हैं और कैंसर कोशिकाओं के फलने–फूलने क लिए अम्लीय माध्यम तैयार करते हैं। चूँकि कैंसर कोशिकाओं के क्षारीय पीएच (7.5 या और अधिक पीएच) में दम घुटने लगता है। इसलिए पीएच को क्षारीय रखने के लिए तीन–सूत्रीय

उपचार जरूरी है। 1– क्षारीय भोजन, 2– तनाव प्रबंधन ताकि लेक्टिक एसिड बहुत कम बने और 3– डेक्सट्रोरोटेट्री लेक्टिक एसिड जो हमें पनीर द्वारा प्राप्त होता है और जो ख़राब लीवोरोटेट्री लेक्टिक एसिड को निष्क्रिय करता है।

मृत्यु का भय छोड़ें और सकारात्मकता लाएं – कई बार भारी तनाव और मानसिक आघात के कारण व्यक्ति की जीने इच्छा ही खत्म हो जाती है और उसके अवचेतन मन में मरने की इच्छा घर कर जाती है, अवचेतन मन इम्यून शक्ति को धराशाई कर देता है और यह कैंसर का कारक बनती है। इसका उपचार जरूरी है। विज्वलाइजेशन ये सारी नकारात्मक भावनाएं निकाल कर रोगी में जीने की नई उमंग भर देता है।

प्रार्थना करो और आशीर्वाद पाओ – आपको ईश्वर से सीधा जोड़ती है और अवचेतन मन की सारी नकारात्मक भावनाएं निकाल देती है। यदि कोई कैंसर की आखिरी अवस्था का उपचार पूछे तो जहन में जो पहला विकल्प आता है वह है प्रार्थना। ईश्वर से विनती करें कि वह आपके जीवन को अनुराग और आरोग्य से भर दे। यह बात बिलकुल सत्य है कि सच्चे मन से की गई प्रार्थना ईश्वर जरूर सुनता है।

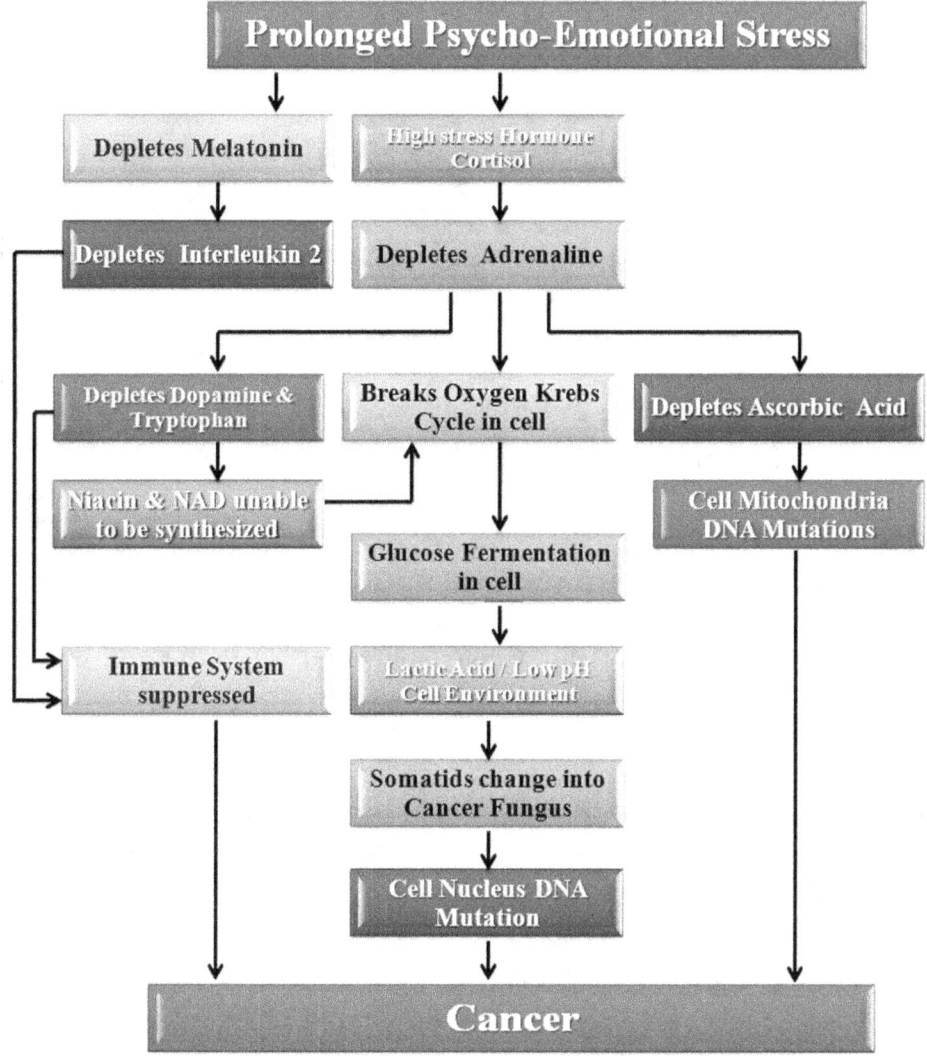

Prolonged Psycho-Emotional Stress
Depletes Melatonin
High stress Hormone Cortisol
Depletes Interleukin 2
Depletes Adrenaline
Depletes Dopamine & Tryptophan
Breaks Oxygen Krebs Cycle in cell
Depletes Ascorbic Acid
Niacin & NAD unable to be synthesized
Cell Mitochondria DNA Mutations
Glucose Fermentation in cell
Immune System suppressed
Lactic Acid / Low pH Cell Environment
Somatids change into Cancer Fungus
Cell Nucleus DNA Mutation
Cancer

Dr. O.P.Verma

जादू की थप्पी – ई.एफ.टी.

इमोशनल फ्रीडम टेकनीक (Emotional Freedom Technique) सामान्य मनोचिकित्सा से अलग एक नई जादुई उपचार पद्धति है जो हमारे शरीर की सूक्ष्म ऊर्जा प्रणाली में आई रुकावट को दूर करती है और हमारे शरीर तथा मन से नकारात्मक भावनाओं को निकाल देती है। जिससे हमें

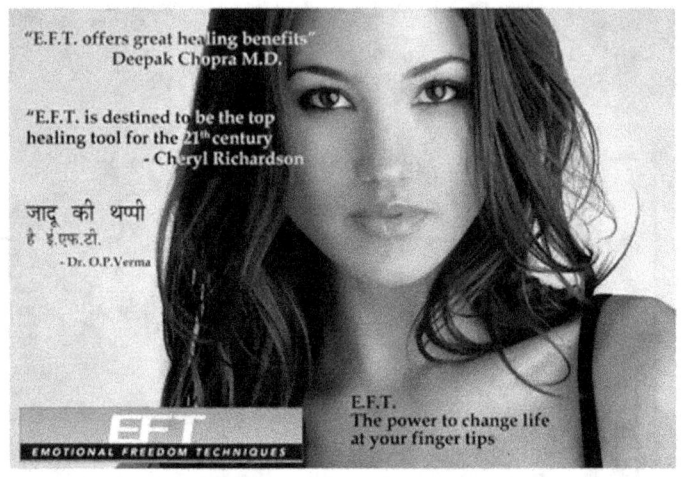

भावनात्मक और दैहिक विकारों से तुरंत मुक्ति मिल जाती है। मैं इसे हिन्दी में जादू की थप्पी कहना पसन्द करूंगा। चीन में इस ऊर्जा को ची या Qi कहते हैं जो शरीर की ऊर्जा तंत्रिकाओं (Meridians) में बहती है। 5000 वर्ष पुरानी एक्युपंक्चर और एक्युप्रेशर उपचार पद्धतियां भी इसी सूक्ष्म ऊर्जा प्रणाली पर आधारित हैं। गैरी क्रेग द्वारा विकसित इस उपचार को भावनात्मक एक्युपंक्चर भी कहते हैं, लेकिन इसमें सुई न लगा कर ऊर्जा बिंदुओं को दो अंगुलियों से थपथपाया (Tapping) जाता है। यह डर, भय, चिंता, क्रोध, व्यसन, आघात, अवसाद, बुरे स्वप्न, दर्द, सिरदर्द आदि सभी भावनात्मक और दैहिक विकारों का सरल लेकिन सशक्त उपाय है। जिस प्रकार हमारे कम्प्यूटर में एक रिस्टार्ट बटन होता है और जब कोई गड़बड़ होती है या कम्प्यूटर हेंग हो जाता है, तो रिस्टार्ट बटन दबाने पर कम्प्यूटर पुनः ठीक से चालू हो जाता है। उसी तरह ई.एफ.टी. भी हमारी सूक्ष्म ऊर्जा प्रणाली में आई रुकावट को ठीक करने के लिए रिस्टार्ट बटन का काम करती है।

इतिहास

1980 में डॉ. रोज़र केलहन मेरी नाम की एक महिला का उपचार कर रहे थे, जिसे पानी से बहुत डर लगता था। इस कारण उसे बुरे स्वप्न आते थे और तेज़ सिरदर्द रहता था। डॉ. रोज़र से पहले भी मेरी कई मनोचिकित्सकों से उपचार ले चुकी थी। डेढ़ वर्ष तक मनोउपचार देने के बाद भी जब उसे कोई लाभ नहीं हुआ तो रोज़र को विचार आया कि इसकी आंख के नीचे (आमाशय के बिंदु पर) थपथपा कर उसका असर देखते हैं। जैसे ही उन्होंने उसकी आंख के नीचे थप्पी मारी, उसके आमाशय में तेज़

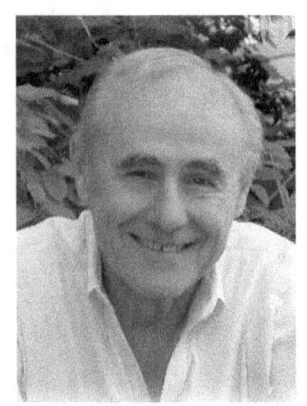

160

दर्द हुआ और वह चिल्लाई। लेकिन चिल्लाने के साथ ही वह बोल उठी कि उसका पानी से डर ख़त्म हो गया है। वह हंसती हुई दौड़ कर पास ही एक स्वीमिंग पूल गई, पानी से अपना मुंह धोने लगी और पानी से खिलवाड़ करने लगी। एक जादू की थप्पी से वह पूरी तरह ठीक हो चुकी थी। इस घटना से प्रेरित होकर डॉ. केलहन ने आगे शोध को जारी रखा और सिद्ध किया कि हमारी सारी नकारात्मक भावनाओं का कारण शरीर की सूक्ष्म ऊर्जा प्रणाली में रुकावट आना है। उन्होंने एक्युपंक्चर और काइनेसियोलोजी का समन्वय कर थॉट फील्ड थेरेपी विकसित की, जो उन्होंने गैरी क्रेग को सिखाई। गैरी क्रेग ने उसे और संशोधित कर ई.एफ.टी. के नाम से प्रचलित किया। आज लाखों लोग इसे अपना रहे हैं।

ई.एफ.टी. की मूल विधि
(BASIC RECIPE OF EFT)

समस्या की परिभाषा और तीव्रता निर्धारण

पहले आप अपनी समस्या या विकार को ठीक से महसूस करें तथा उसे सरल और स्पष्ट भाषा में परिभाषित करें, जिसे आप ई.एफ.टी. द्वारा ठीक करना चाहते हैं जैसे कैंसर का डर, सिर का दर्द, कमर का दर्द या गुस्सा आदि। अब अपनी समस्या या तकलीफ़ का उसकी तीव्रता के आधार पर आंकलन करें और उसे एक से दस के बीच कोई नंबर प्रदान करें। इसे हम तीव्रता सूचकांक कह सकते हैं। तकलीफ या समस्या सबसे ज़्यादा हो तो उसे 9 या 10 अंक देंगे और सबसे कम हो तो 2 या 3 देंगे। चूंकि हम यह तीव्रता किसी पैमाने या मीटर से नहीं नापते बल्कि अपने विवेक से आंकलन करते हैं इसलिए इसको अंग्रेजी में सब्जेक्टिव यूनिट ऑफ डिसऑर्डर भी (Subjective Units of Disorder) कहते हैं।

स्वीकारोक्ति वाक्य बनाना

अब आप एक स्वीकारोक्ति वाक्य बनाएंगे। जिसकी भाषा इस तरह होगी, हालांकि मुझे यह समस्या है लेकिन मैं स्वयं को पूर्णता और गंभीरता से स्वीकार करता/करती हूँ अपने आप को प्यार करता/ करती हूँ। उदाहरण के लिए यदि आपको कैंसर से बहुत डरे हुए हैं तो आप कहेंगे कि "*हालांकि मुझे कैंसर से बहुत डर है, लेकिन मैं स्वयं को पूर्णता और गंभीरता से स्वीकार करता/करती हूँ अपने आप को प्यार करता/ करती हूँ।*" ध्यान रखें कि पूर्णता और गंभीरता पर ज़ोर देकर बोलना है। भाषा सरल रखें ताकि आपकी सूक्ष्म ऊर्जा प्रणाली को समस्या समझ में आ जाए, क्योंकि उसकी बुद्धि छोटे बच्चे के समान होती है।

ई.एफ.टी. की मुख्य क्रिया को हम चार चरणों में बांट सकते हैं।

1- **रूपरेखा** (Setup)
2- **जादू की थप्पी** (The Tapping Sequence)
3- **पुनरावृत्ति** (Repeat The Tapping Sequence)

161

4- **नवकर्म प्रक्रिया** (9 Gamut Procedure)

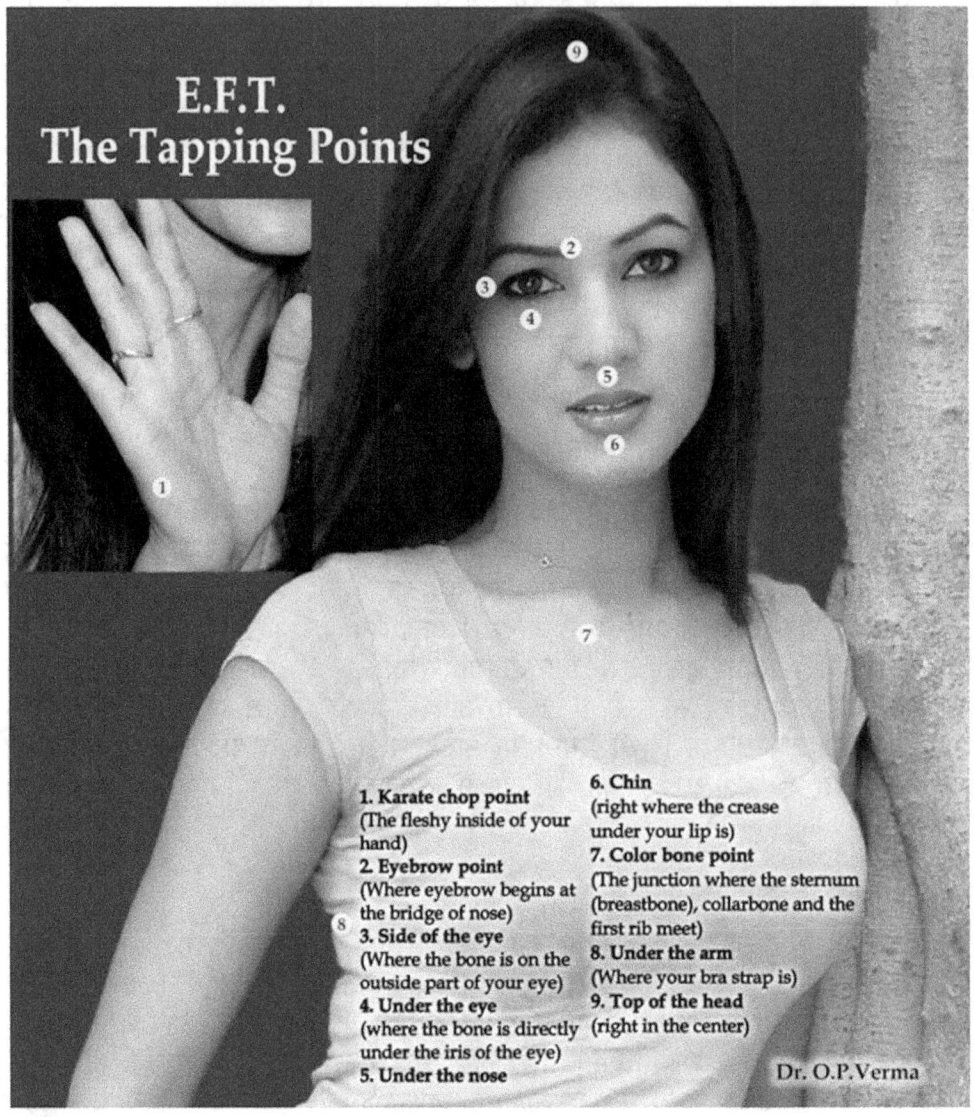

E.F.T.
The Tapping Points
1. Karate chop point
(The fleshy inside of your hand)
2. Eyebrow point
(Where eyebrow begins at the bridge of nose)
3. Side of the eye
(Where the bone is on the outside part of your eye)
4. Under the eye
(where the bone is directly under the iris of the eye)
5. Under the nose
6. Chin
(right where the crease under your lip is)
7. Color bone point
(The junction where the sternum (breastbone), collarbone and the first rib meet)
8. Under the arm
(Where your bra strap is)
9. Top of the head
(right in the center)
Dr. O.P.Verma

रूपरेखा (Setup)

अब आपको स्वीकारोक्ति वाक्य तीन बार दोहराते हुए अपनी छाती पर स्थित दाहिने या बाएं या दोनों सुकुमार स्थल (Sore Spot) को अंगुलियों से रगड़ना है या कराटे चॉप पॉइंट को थपथपाना है। रगड़ने या थपथपाने में बहुत ज़्यादा ताकत भी नहीं लगानी है। सुकुमार स्थल मालूम करने के लिए गर्दन के निचले भाग में स्थित गड्डे में अंगुली रखें और तीन इंच नीचे जाएं और फिर तीन इंच बगल की दिशा में अंगुली ले जाएं। यही सुकुमार स्थल (Sore Spot) है। यदि इस जगह अंगुलियां रगड़ने या घुमाने में तकलीफ या दर्द हो तो आप दूसरी तरफ के सुकुमार स्थल या कराटे

चॉप पॉइंट को थपथपा सकते हैं। हाथ की छोटी अंगुली कनिष्ठा के आधार और कलाई के बीच के मांसल हिस्से को कराटे चॉप पॉइंट कहते हैं।

जादू की थप्पी (The Tapping Sequence)

इस चरण में आपको पुनरावृत्ति वाक्य दोहराते हुए और अपना ध्यान समस्या पर केंद्रित करते हुए चेहरे, छाती और हाथ के अमुक बिंदुओं को क्रमवार थप्पी लगाना है। थप्पी लगाने के लिए दाहिने या बांये किसी भी हाथ की दो अंगुलियां उपयुक्त रहती हैं, इससे बिंदु अच्छी तरह उत्प्रेरित हो जाता है। हर बिंदु को सात बार थपथपाना चाहिए। इन बिंदुओं को थपथपाने से हमारी सूक्ष्म ऊर्जा प्रणाली समझ लेती है कि हमें किस तकलीफ से छुटकारा पाना है। आप दाहिने या बांये किसी भी तरफ के बिंदु थपथपा सकते हैं और ध्यान रखे कि बहुत ज़्यादा ताकत नहीं लगायें। सबसे पहला बिंदु भ्रकुटि बिंदु हैं, जिसे आप सबसे पहले दो अंगुलियों से सात बार थपथपाएंगे। इसके बाद विभिन्न बिंदुओं को थपथपाते हुए आगे बढ़ेंगे। आपको कुल 12 बिंदुओं को थपथपाना है जो मैं नीचे दे रहा हूँ।

- भ्रकुटि बिंदु या EB = Eyebrow भौंह के अंदर वाली जगह पर स्थित होता है, जहां से भौंह शुरू होती है।
- नेत्र पार्श्व बिंदु या SE = Side of Eye यह नेत्र के बाहरी किनारे के पास स्थित होता है, जहां भौंह ख़त्म होती है।
- अधो नेत्र बिंदु UE = Under Eye यह बिंदु आँख के एक इंच नीचे स्थित होता है।
- अधो नासिका बिंदु UN = Under Nose यह बिंदु नाक के नीचे और ऊपरी होंठो के ऊपर स्थित होता है।
- ठुड्डी बिंदु CH = Chin यह बिंदु आपकी ठुड्डी के ऊपर और निचले होंठो के बीच स्थित होता है।
- हंसली बिंदु CB = Collarbone यह गर्दन के निचले हिस्से में स्थित गड्डे के एक इंच नीचे और एक इंच बाहर स्थित होता है।
- अधो स्तनाग्र बिंदु BN = Below nipple यह पुरुषों में स्तनाग्र के एक इंच नीचे और स्त्रियों में उस जगह स्थित होता है जहां स्तन का निचला हिस्सा छाती से मिलता है।
- अधो कक्ष बिंदु UA = Under Arm यह आपकी बगल में कांख से चार इंच नीचे स्थित होता है।
- अंगुष्ठा बिंदु TH = Side of Thumbnail यह बिंदु अंगूठे पर नाखून के आधार के बाहरी सिरे पर स्थित होता है।
- तर्जिनी बिंदु IF = Side of Index Finger Nail यह बिंदु तर्जिनी पर नाखून के आधार पर अंगुठे की तरफ स्थित होता है।
- मध्यमा बिंदु MF = Side of Middle Finger Nail यह बिंदु मध्यमा पर नाखून के आधार पर अंगुठे की तरफ स्थित होता है।

- कनिष्टा बिंदु LF = Side of Little Finger Nail यह बिंदु कनिष्टा पर नाखून के आधार पर अंगुठे की तरफ स्थित होता है।
- KC = Karate Chop Point

पुनरावृत्ति (Repeat The Tapping Sequence)

अब दूसरे चरण को एक बार फिर दोहराये। अर्थात सभी बिंदुओं को पुनरावृत्ति वाक्य दोहराते हुए और अपना ध्यान समस्या पर केंद्रित करते हुए सभी बिंदुओं को क्रमवार थप्पी लगाइए। इसके साथ ई.एफ.टी. का एक चक्र पूरा होता है। अब एक लंबा श्वास लीजिए और अपनी तकलीफ का पुनः आंकलन कीजिये और फिर से 1 से 10 के बीच अंक दीजिए। आपके समक्ष तीन परिस्थितियां हो सकती हैं। आपकी तकलीफ में या तो पूरा लाभ मिल सकता है, कोई फ़ायदा नहीं मिले या आपको तकलीफ में आंशिक फ़ायदा हुआ हो। आंशिक लाभ मिलता है तो आपको ई.एफ.टी. के कुछ चक्र और दोहराने पड़ेंगे और हर बार तकलीफ का पुनः आंकलन भी करना पड़ेगा। आप देखेंगे कि आपकी तकलीफ में हर बार थोड़ा–थोड़ा फ़ायदा होगा। यहां एक बात बहुत महत्वपूर्ण है कि आपको थोड़ा फ़ायदा दिखने पर स्वीकारोक्ति वाक्य और पुनरावृत्ति वाक्य में आपकी समस्या के पहले एक जुमला और जोड़ेगे, जो होगा *बचा हुआ*। जैसे अब आपका स्वीकारोक्ति वाक्य होगा *"हालांकि मुझे कैंसर से अभी भी डर बचा है, लेकिन मैं स्वयं को पूर्णता और गंभीरता से स्वीकार करता/करती हूँ, अपने आप को प्यार करता/करती हूँ।"* ध्यान रखें कि पूर्णता और गंभीरता पर ज़ोर देकर बोलना है और पुनरावृत्ति वाक्य होगा *"बचा हुआ कैंसर का डर।"*

लगभग 80 प्रतिशत रोगियों को इस उपचार से लाभ मिलता है। कई बार यह उपचार चमत्कार भी करता है। लेकिन यह भी हो सकता है कि आपको इस उपचार से कोई फ़ायदा नहीं हो। ऐसी स्थिति में आप देखें कि आपके स्वीकारोक्ति वाक्य में कोई त्रुटि तो नहीं है। अपने विवेक से उसे बदल कर देखें। आप यह भी ध्यान रखें कि क्या आप तीव्रता सूचकांक शून्य आने तक ई.एफ.टी. कर कर रहे हैं। सृजनशीलता, विश्वास, सकारात्मक सोच और धैर्य रखना हमेशा हितकारी होता है। जब भी कोई अड़चन आए, निसंकोच किसी ई.एफ.टी. विशेषज्ञ से परामर्श करे। वह आपकी त्रुटियां सुधार देगा और आपको सही तरीक़े से ई.एफ.टी. करना भी सिखला देगा।

नवकर्म प्रक्रिया

(9 GamutProcedure)

नवकर्म प्रक्रिया या 9 Gamut Procedure में आप अपने नवकर्म बिंदु को थपथपाते हुए 9 विभिन्न क्रियाएं करनी है जैसे आँखों की अमुक क्रियाएं, कोई गाना गुनगुनाना, 1 से 5 तक गिनता आदि। ये क्रियाएं अजीब लगती हैं, पर ये मस्तिष्क के कुछ हिस्सों को उत्साहित करती हैं और मस्तिष्क भी सूक्ष्म ऊर्जा प्रणाली को संतुलित करने में आपकी मदद

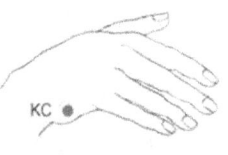

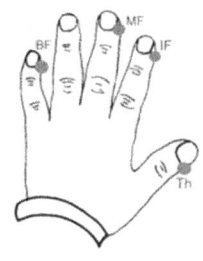

करता है और आपकी तकलीफ जल्दी ठीक होती है। हालांकि नवकर्म प्रक्रिया हमेशा नहीं की जाती है, लेकिन यदि ई.एफ.टी. की बाकी चरणों से लाभ नहीं मिले तो इसे भी अवश्य करना चाहिए।

नवकर्म बिंदु हाथ के पृष्ठ सतह पर कनिष्ठा और अनामिका के आधार के बीच बने त्रिकोण पर स्थित होता है। नवकर्म प्रक्रिया में आपको इसी बिंदु को थपथपाना है। इस क्रिया के लिए आपको सामने देखना है और अपना सिर नहीं हिलाना है। अपना ध्यान समस्या पर केंद्रित रखते हुए और नवकर्म बिंदु को दो अंगुलियों से थपथपाते हुए क्रमवार निम्न 9 क्रियायें संपन्न करें।

1. आँखे बंद करे।
2. आँखे खोलें।
3. बिना सिर को हिलाये–डुलाये फर्श पर हाहिनी तरफ देखें।
4. बिना सिर हिलाये–डुलाये फर्श पर बांई तरफ देखें।
5. नाक को धुरी मानते हुए आँखों को दक्षिणावर्त (Clockwise) गोलाई में घुमाएं।
6. अब आँखों को विपरीत दिशा में वामवर्त (Anti-clockwise) गोलाई में घुमाएं।
7. पांच सैकंड तक किसी गाने का मुखड़ा गुनगुनाएं।
8. एक से पांच तक गिनती गिनें।
9. पुनः किसी गाने का मुखड़ा पांच सैकंड तक गुनगुनाएं।

ई.एफ.टी. और कैंसर

कैंसर जीवन की एक ऐसी अनचाही डगर है, जिसमें रोगी रोज नए कष्ट और तकलीफों का सामना करता है। कैंसर शब्द का तो श्रवण ही रोगी को डरा देता है। इस मानसिक और शारीरिक आघात से उबरने में ई.एफ.टी. सचमुच बहुत मददगार साबित होती है। ई.एफ.टी. सूक्ष्म ऊर्जा के प्रवाह में आई रुकावटे दूर करती है, मन को शाति प्रदान करती है और मानसिक तथा भावनात्मक स्तर पर उपचार प्रक्रिया को प्रोत्साहित करती है। प्रायः कैंसर रोगी कीमोथेरेपी रेडियोथेरेपी और शल्य–चिकित्सा के कुप्रभावों के कारण बहुत कमजोर और असहाय महसूस करता है। ऐसे में ई.एफ.टी. जादू की थप्पी का काम करती है। आप कराटे चॉप पाइंट को थपथपाते हुए कैंसर शब्द का बार–बार उच्चारण करते रहें, जल्दी ही मन से कैंसर का डर नहीं निकल जाएगा और कैंसर शब्द दूसरे आम शब्दों की तरह नहीं लगने लगेगा।

जैसे ही कैंसर का डायग्नोसिस होता है, मरीज कई तरह की चिंताओं, डर और असुरक्षा का शिकार हो जाता है। सर्जरी, कीमो और रेडियोथेरेपी की त्रिधारी तलवार उसे अपने सिर के ऊपर लटकी हुई महसूस होती है। ई.एफ.टी. इन सबसे उबरने में मदद करती है।

डायग्नोसिस के बाद पहला मुश्किल काम होता है अपने लिए सही उपचार का निर्णय करना और वह जल्दबाजी और दबाव में नहीं लिया जाना चाहिए। कैंसर

विशेषज्ञ सर्जरी, कीमो या रेडियोथेरेपी लेने के लिए समझाता है, फुसलाता है और कभी-कभी डराता भी है। दूसरी तरफ आपके सारे रिश्तेदार और दोस्त भी तरह-तरह के उपचार लेने की सलाह देना शुरू कर देते हैं। जबकि सच्चाई यह है कि उपचार संबंधी निर्णय ठंडे दिमाग से सोच-समझकर लेना चाहिए। प्रायः जल्दबाजी करने की कोई जरूरत नहीं होती। ई.एफ.टी. आपको सही निर्णय लेने में सहयोग करेगी।

कैंसर होने पर रोगी को अपना जीवन-चर्या में कई बदलाव लाने पड़ते हैं जैसे सिगरेट या तम्बाकू छोड़ना, आहार में कुछ बदलाव या कोई परहेज़ करना आदि। ई.एफ.टी. यहां भी आपकी मदद करेगी।

ई.एफ.टी. दर्द, डर और चिंता से निजात पाने में बहुत सहायक होती है। कैंसर प्रायः अनसुलझे मानसिक आघात और नकारात्मक भावनाओं के कारण शुरू होता है। ई.एफ.टी. इसमें भी मददगार साबित होती है।

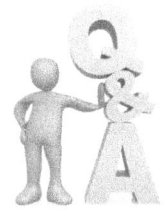

सवाल तुम्हारे जवाब हमारे

प्रश्न 1 – क्या खाना बनाने के लिए अलसी का तेल काम में लिया जा सकता है?

उत्तर – खाना बनाने के लिए अलसी के तेल का प्रयोग कभी नहीं करना चाहिए। इसे कभी गर्म नहीं करना चाहिए। कोशिकीय श्वसन में अति आवश्यक वसा अम्ल 42^0 सेल्सियस (अर्थात 108^0 फार्हेनाइट) पर ख़राब हो जाते हैं। हां, जब व्यंजन ठंडा हो जाए तो परसते समय अलसी का तेल डाला जा सकता है। बडविग द्वारा विकसित ऑलियोलक्स बेहतर विकल्प है। (Johanna Budwig: Der Tod des Tumors & Band II , The Death of the Tumor, Vol- II, page 158)

कभी–कभी जब बहुत ही आवश्यक हो तो हल्का सा तड़का लगाने के लिए नारियल का एक्सट्रा वर्जन या वर्जन तेल काम में लिया जा सकता है। हमेशा कौशिश यही कीजिए कि सब्ज़ी या अपने व्यंजन को पहले पानी डाल कर पकाना शुरू करें और आखिर में नारियल का थोड़ा सा तेल डाल दें। यदि कभी तलना बहुत ही ज़रूरी हो तो नारियल के तेल में एक या दो मिनट के लिए तलें, बाद में स्वाद के लिए ऑलियोलक्स डाल सकते हैं।

तलने के लिए आप पानी का भी प्रयोग कर सकते हैं, और आखिर में ऑलियोलक्स डाल सकते हैं। यदि आप सही तरीक़े से पकाएंगे तो स्वाद में कोई फ़र्क़ नहीं आएगा। "फैट्स दैट हील एंड फैट्स दैट किल" के लेखक ऊडो इरेस्मस ने अपनी पुस्तक में लिखा है कि तलने के लिए सबसे अच्छा माध्यम पानी है। सुनने में यह दिल्लगी लगती है, लेकिन यह सचमुच सत्य है।

प्रश्न 2 – क्या अलसी के तेल को ख़राब होने से बचाने के लिए साथ में विटामिन–ई भी लेना चाहिए? क्या विटामिन–ई शरीर में अलसी के तेल को ऑक्सीडाइज़ होने से बचायेगा?

उत्तर – यह सही है कि शरीर में विटामिन–ई अलसी के तेल को ऑक्सिडाइज़ होने से बचाएगा। लेकिन इस तेल के ऑक्सीडाइज़ होने का यही गुण (ऑक्सीजन को आकर्षित करने का गुण) तो उसे गंधकयुक्त प्रोटीन से जोड़ने के लिए आवश्यक होता है। यदि आप अलसी के तेल द्वारा ऑक्सीजन को आकर्षित करने की इस प्रक्रिया में दखल देते हैं तो बडविग प्रोटोकोल के मूल सिदधांत में ही व्यवधान पैदा करते हैं। इसलिए कृत्रिम अनुपूरक (Supplements) विटामिन या एंटीऑक्सीडेंट एक सीमा के बाद प्राटोकोल में समस्या ही पैदा करते हैं।

डॉ. बडविग ने अपनी पुस्तक "डैथ ऑफ अ ट्यूमर" में लिखा है कि तेलों में मिलाए जाने वाले मानव निर्मित एंटीऑक्सीडेंट्स श्वसन विष के समान हैं। विटामिन–ई

भी एंटीऑक्सीडेंट है, इसलिए वह काशिका–भित्ति में ऑक्सीजन को खींचने की क्षमता कम करता है।

प्रश्न 3 – क्या कृत्रिम और अनुपूरक एंटीऑक्सीडेंट्स बडविग प्रोटोकोल के सिद्धांतों के विरुद्ध हैं?

उत्तर – अत्यंत असंतृप्त वसा–अम्ल (Unsaturated Fatty Acids) मनुष्य के लिए अति आवश्यक है, इनका कोई विकल्प नहीं है। इलेक्ट्रोंस से भरपूर इनके असंतृप्त द्वि–बन्ध ऑक्सीजन को सोखने में क्षमता रखते हैं। आधुनिक युग में मार्जरीन और तेल बनाने वाले बहुराष्ट्रीय संस्थान तेलों की शैल्फ लाइफ बढ़ाने के लिए इनको गर्म करते हैं, हाइड्रोजनेट करते हैं और फिर कृत्रिम तथा मानव–निर्मित एंटीऑक्सीडेंट्स मिलाते हैं। इस प्रक्रिया में तेलों के नेगेटिवली चार्ज्ड सक्रिय पाई–इलेक्ट्रोंस पूरी तरह नष्ट हो जाते हैं और साथ ही ऑक्सीजन को सोखने की क्षमता भी ख़त्म हो जाती है। बडविग इन्हीं कृत्रिम और मानव–निर्मित एंटीऑक्सीडेंट्स के विरुद्ध थी।

क्या आप जानते हैं कि हम बीमार क्यों होते हैं? क्योंकि हम इलेक्ट्रांस के लुटेरों को ग्रहण करते हैं, या दूसरे शब्दों में हम श्वसन–क्रिया को अवरुद्ध करने वाले भोजन और विष जैसे मार्जरीन (वनस्पति घी), जीव–वसा, मक्खन, नाइट्रेट, रेडियेशन और साइटोस्टेटिक्स (कीमोथेरेपी) का बहुत सेवन करते हैं। ये सब इलेक्ट्रोंस चुराते हैं। साथ ही मानव–निर्मित एंटीऑक्सीडेंट्स जैसे विटामिन्स आदि भी श्वसन–क्रिया में व्यवधान पैदा करते हैं। इसलिए अधिक मात्रा में कृत्रिम विटामिन्स का सेवन नहीं करें। हां, फलों, सब्ज़ियों के रूप में प्राकृतिक विटामिन्स लेने में कोई हर्ज नहीं है।

हमे सूर्य से बहुत अनुराग और प्रेम हैं, हम सूर्य के प्रकाश और उसके इलेक्ट्रोंस (फोटोंस) के बिना जीवित नहीं रह सकते। हमारे शरीर में इन फोटोंस के संचय करने की असीम क्षमता होती है। इन फोटोंस के अवशोषण के लिए ज़रूरी है कि हमारे ऊतक इन फोटोंस की लय में लय मिला कर गुंजन करे। जब टी.वी. का एंटीना ट्यून्ड होगा तभी हम दूरदर्शन यंत्र के पटल पर चलचित्र देख सकते हैं। फोटोंस के अवशोषण के लिए हमारी कोशिकाओं में असंतृप्त लिनोलेनिक और लिनोलिक अम्ल (ओमेगा–3 अम्ल) होना ज़रूरी है। ये सल्फ़रयुक्त प्रोटीन के साथ मिल कर फोटोंस की बैंडविड्थ पर ही गुंजन (रिजोनेट) करते हैं, तभी हमारा शरीर फोटोंस को खींचता है, संचय करता है और ज़रूरत पड़ने पर फोटोंस को मुक्त करता है।

यही जीवन ऊर्जा है जिसकी वजह से हम जीवित हैं और यही ऊर्जा हमारे जीवन की अनेक क्रियाओं जैसे पीएच स्तर, ए.टी.पी. निर्माण, प्रोटीन की उपयोगिता आदि का नियंत्रण करती है। बडविग के अनुसार हमारा शरीर इन सजीव और उपचारक इलेक्ट्रोंस को तभी खींचता है जब हमारे एंटीना के दोनों ध्रुव सल्फ्हाइड्रिल और असंतृप्त वसा–अम्ल लय में लय मिला कर गुंजन करते हैं।

एक शोध में मछली के तेल, विटामिन–ई तथा सी और सिसप्लेटिन से कैंसर और स्थलांतर या मेटास्टेसिस का उपचार किया गया। जहां अलसी ओमेगा–3 फैट का सबसे बड़ा वनस्पतिक स्त्रोत है, वहीं मछली ओमेगा–3 फैट का बड़ा जीवधारी स्त्रोत है और कैंसररोधी भी हैं। लेकिन इस शोध में हर बार यह देखा गया कि विटामिन्स

मिलाने पर मछली के तेल का कैंसररोधी प्रभाव कम हो जाता था। दूसरे शब्दों में कैंसर के उपचार में एंटीऑक्सीडेंट्स नकारात्मक प्रभाव डालते हैं। इस तरह यह शोध भी एंटीऑक्सीडेंट्स के संबंध में बडविग के विचारों की पुष्टि करती है।

प्रश्न 4 – यदि एंटीऑक्सीडेंट्स शरीर में ऑक्सीजनेशन को अवरुद्ध करते हैं, हमें उनका सेवन क्यों करना चाहिए? मैं यह भी नहीं समझ पा रहा हूँ कि जब प्राकृतिक एंटीऑक्सीडेंट्स लेने में कोई समस्या नहीं है तो मानव–निर्मित और कृत्रिम एंटीऑक्सीडेंट्स लेने में दिक्कत क्या है?

उत्तर – देखिये प्राकृतिक आहार में विटामिन–ई अपेक्षाकृत कम मात्रा में होता है और यह एंटीऑक्सीडेंट्स की तरह कार्य नहीं करता है, लेकिन कृत्रिम और सांद्र विटामिन–ई बडविग की परिकल्पना के अनुसार एंटीऑक्सीडेंट्स की तरह व्यवहार करता है। इसलिए कैंसर के लिए कोशिकीय ऑक्सीजनेशन को बढ़ाने के लिए बडविग आहार में एंटीऑक्सीडेंट्स का देना उचित नहीं है।

प्रश्न 5 – क्या अधिक मात्रा में अलसी का तेल लेने से शरीर में मुक्त–मूलक क्षति या फ्री–रेडीकल डेमेज हो सकता है? क्या डॉ. बडविग ने इसके बारे में लिखा है। और शरीर में पर्याप्त एंटीऑक्सीडेंट्स न होने के कारण क्या यह मुक्त–मूलक क्षति कैंसर कोशिका के अलावा स्वस्थ कोशिका को भी मारती है?

उत्तर – बडविग प्रोटोकोल में हम अलसी के तेल को बिना सल्फ़रयुक्त प्रोटीन के साथ अच्छी तरह मिलाए नहीं लेते हैं। बडविग ने इस बारे में स्पष्ट लिखा है। जहां तक मैं जानता हूँ बडविग ने मुक्त–मूलक क्षति (Free Radical Damage) के बारे में नहीं लिखा है। लेकिन इस आहार में हम अलसी के तेल को पनीर के साथ लेते हैं, जो अच्छी तरह मिलने के बाद एक अलग ही पदार्थ बन जाता है।

बडविग आहार का मुख्य सिद्धांत यह है कि अत्यंत संतृप्त वसा–अम्ल प्रोटीन के साथ मिल कर रक्त और शरीर में ऑक्सीजन की उपलब्धता बढ़ाते हैं और इससे कैंसर के उपचार को बढ़ावा मिलता है। यह आहार कैंसर और स्वस्थ कोशिकाओं पर मूल–मूलकों के आक्रमण द्वारा उन्हें नष्ट नहीं करता जैसा कि कीमोथेरेपी में होता है। डा. बडविग का दृष्टिकोण अलग था। और वह सही थीं। उनके उपचार की सफलता उनके दृष्टिकोण को स्वतः सिद्ध करती है।

प्रश्न 6 – डॉ. बडविग ने अलसी के तेल की जगह मछली का तेल क्यों प्रयोग नहीं किया जबकि उसमें भी पर्याप्त ओमेगा–3 वसा अम्ल होते हैं?

उत्तर – मेरे खयाल से मछली का तेल बनाने के लिए आमतौर पर उसे बहुत उच्च तापमान पर गर्म किया जाता है। वह अच्छी तरह जानती थीं कि गर्म करने से तेल ख़राब और टॉक्सिक हो जाता है। दूसरा अधिकांश मछलियों में पारा तथा अन्य भारी धातुओं का अंश रहता हैं, जो शरीर में एकत्रित होता रहता है। संभवतः इन्हीं कारणों से उन्होने मछली के तेल का प्रयोग नहीं किया है।

प्रश्न 7 – बडविग उपचार में शहद, फल तथा फलों के रस का ख़ूब प्रयोग किया गया है। जबकि मैं सोचता हूँ कि शर्करा हर अवस्था में कैंसर की पोषक है?

उत्तर – बडविग ने कहीं भी ऐसा नहीं लिखा है कि शहद प्रयोग करना ज़रूरी है, उन्होंने तो यह कहा है कि शहद का प्रयोग किया जा सकता है। हां कुछ लोग ऐसा कहते हैं कि शहद मिलाने पर अलसी का तेल और पनीर ज़्यादा अच्छी तरह मिलते हैं। आप दिनभर में 4–5 चाय चम्मच प्राकृतिक शहद (यदि उसमें कोई मिलावट नहीं की नहीं गई है तो) प्रयोग कर सकते हैं। .

परीष्कृत शर्करा (Refined sugar) आपके लिए सर्वथा वर्जित है। बडविग ने कठोरता से लिखा है। उन्होनें बेरी प्रजाति के फल, अन्य फल तथा फलों के रस उनके पौष्टिक तथा कैंसररोधी गुणों के कारण प्रयोग करने की सलाह दी है। फलों में जटिल शर्करा होती है, और साथ में अन्य पौष्टिक तत्व भी होते हैं। इसलिए इनका प्रयोग निश्चित रूप से आपके लिए कल्याणकारी है। बडविग ने यह उपचार बहुत सोच–समझ कर विकसित किया है।

प्रश्न 8 – मैं बडविग प्रोटोकोल ले रहा हूँ और क्या मुझे शरीर में कहीं रक्तस्त्राव हो सकता है?

उत्तर – एक रोगी ने शिकायत की थी कि उसके पैर में एक छोटी सी गांठ निकालने के बाद दो बेन्डेज बांधनी पड़ी तब जाकर खून बंद हुआ। विदित रहे कि अलसी का तेल रक्त को थोड़ा पतला करता है। लेकिन यह बहुत गंभीर बात नहीं है, जब तक आप रक्त को पतला करने की दवाएं एंटी–कोएगुलेंट्स नहीं ले रहे हो। यदि ले रहे हैं तो चिकित्सक को आपकी दवाइयों की मात्रा संतुलित कर देनी चाहिए। बडविग प्रोटोकोल ले रहे व्यक्ति को एस्पिरिन लेने की भी ज़रूरत नहीं होती है। अलसी प्राकृतिक एस्पिरिन का काम करती है।

रक्तस्त्राव होने पर आपको खून जमने में सहायक प्राकृतिक विटामिन–के की आवश्यकता होती है। ये आपको प्राकृतिक रूप में हरी सब्ज़ियों जैसे केली, कॉर्ड, ब्रसल्स स्पाउट्स, पर्सले, पालक, मेथी, ब्रोकोली आदि में मिलता है। गोली की जगह इन हरी सब्ज़ियों का सेवन करना उचित है। इनमें विटामिन–के के साथ अन्य विटामिन्स जैसे ए, बी, सी और कैल्शियम, मेग्नीशियम आदि भी होते हैं। वैसे भी बडविग आहार में दवाओं की अपेक्षा प्राकृतिक उत्पाद लेने की सलाह दी जाती है।

विभिन्न सब्ज़ियां में (100 ग्राम) विटामिन–के की मात्रा इस प्रकार होती है।

केली, स्विस कॉर्ड	800 माइक्रोग्राम	पार्सले	500 माइक्रोग्राम
ब्रुसल्स स्प्राउट्स, पालक	400 माइक्रोग्राम	ब्रोकोली	250 माइक्रोग्राम

प्रश्न 9 – ये श्वसन विष "Respiratory Poisons" **क्या है, जिन्हें डा. बडविग ने त्यागने के लिए कहा है?**

उत्तर – जैसा कि ऊपर भी लिखा गया है कि कुछ भोज्य पदार्थ और विष जैसे मार्जरीन (वनस्पति घी), जीव–वसा (Animal Fats), मक्खन, नाइट्रेट, रेडियेशन और साइटोस्टेटिक्स (कीमोथेरेपी) इलेक्ट्रोन चोर कहलाते हैं, क्योंकि ये शरीर में ऑक्सीजन को आकर्षित करने वाले ऊर्जावान तथा सजीव इलेक्ट्रोंस की दौलत को नष्ट करते हैं। या दूसरे शब्दों में श्वसन विष वे भोज्य पदार्थ और रसायन हैं जो कोशिकीय श्वसन में व्यवधान पैदा करते हैं। ये हाइड्रोजनीकृत वसा तथा कई जीव–वसा आदि हैं, जो कोशिका–भित्ति में जमा हो जाते हैं और उसकी प्राकृतिक वसीय संरचना (Natural Fatty Acid Make Up) को बिगाड़ देते हैं तथा ऑक्सीजन के परिवहन में बाधा पैदा करते हैं। भोज्य और अभोज्य पदार्थों में भी कई रसायन जैसे प्रिज़र्वेटिव्स (मांस में नाइट्रेट्स, ऐंथ्राक्विनोन्स, बेंजोइक एसिड आदि) भी कोशिकीय श्वसन में बाधा पैदा करते हैं। डॉ. वारबर्ग ने सिद्ध किया था कि कोशिका में ऑक्सीजन कमी होने पर वह कैंसर कोशिका में परिवर्तित हो जाती है। बडविग प्रोटोकोल का मुख्य प्रयोजन कोशिकीय श्वसन को उत्प्रेरित करना, कोशिका की ऑक्सीजन को खींचने की क्षमता पुनः स्थापित करना और रक्त की ऑक्सीजन परिवहन क्षमता बढ़ाना है। यह स्वस्थ रहने तथा कैंसर को परास्त करने के लिए बहुत ज़रूरी है और उपचार प्रक्रिया की केंद्रीय धुरी है।

प्रश्न 10 – मैं सोचता हूँ कि डॉ. बडविग ने एक तरफ तो जीव–वसा के सेवन को मना किया है, दूसरी तरफ कई जगह उन्होंने लिखा है कि आप कई तरह के चीज या पनीर का सेवन कर सकते हो? क्यों?

उत्तर – यहां दो बाते हैं। एक तो बडविग मनोवैज्ञानिक तौर पर आपको मसालेदार और स्वादिष्ट भोजन से पूरी तरह वंचित नहीं रखना चाहती। दूसरी बात यह है कि पनीर में वसा के साथ भरपूर सल्फ़रयुक्त प्रोटीन भी होते हैं। सबसे अधिक जीव–वसा तो बेकन या इसी तरह के वसायुक्त मांस में होती है। हरा चारा खाने वाली गाय के जैविक दूध में भरपूर हितकारी ओमेगा–3 वसा–अम्ल होते हैं। इसलिए रोगी की स्थिति और इन सब पहलुओं को ध्यान में रख कर निर्णय लिया जाता है कि कौन से जीव–वसा का सेवन किया जा सकता है और किस जीव–वसा से पूर्ण परहेज़ करना है। हमेशा निम्न–वसा (Low Fat), जैविक और ताज़ा पनीर या चीज काम में लेना चाहिए।

गाय के जैविक दूध से आपको लाभप्रद ओमेगा–3, संतुलित खनिज तथा अन्य पोषक तत्व मिलेंगे। इसमें कीटनाशक, एंटीबायोटिक्स (Antibiotics), अन्य टॉक्सिक और कैंसरकारी भी नहीं या नगण्य मात्रा में होंगे। इसके अलावा जानवर की हत्या भी नहीं करनी पड़ेगी। आप एक खुश जानवर से ही पौष्टिक और लाभदायक दूध की अपेक्षा कर सकते हो।

प्रश्न 11 – क्या मैं मक्खन या घी खा सकता हूँ?

उत्तर – इस उपचार में मक्खन या घी से परहेज़ करना है। आप घर का बना पनीर खा सकते हैं। ऑलियोलक्स मक्खन का बेहतर और स्वादिष्ट विकल्प है। इसे बनाना भी आसान है। हम इसे बडविग घ्रत कहते हैं।

प्रश्न 12 – दही या पनीर बनाने के लिए क्या मैं बकरी का दूध प्रयोग कर सकता हूँ?

उत्तर – जहां गाय का दूध उपलब्ध नहीं होता है, वहां बकरी का ताज़ा दूध काम में लिया जा सकता है। बकरी का दूध पौष्टिक होता है और वसा की मात्रा भी कम होती है। अधिकांश जगह हमें गाय का ताज़ा और जैविक दूध नहीं मिलता है। हमें डेरी के पाश्चरीकृत (pasteurized) दूध पर निर्भर रहना पड़ता है। यह जैविक भी नहीं होता है। इस दूध से तो बकरी का दूध निश्चित रूप से बेहतर है।

प्रश्न 13 – सुनहरी और भूरी अलसी में क्या फर्क है? इसी तरह लिनसीड और फ्लैक्ससीड में भी क्या फर्क है?

उत्तर – सुनहरी और भूरी अलसी में कोई फर्क नहीं है। लिनसीड और फ्लैक्ससीड दोनों अलसी बीज को ही कहते हैं।

प्रश्न 14 – बडविग प्रोटोकोल से कैंसर की गांठें कितने दिन में छोटी होना शुरू होती है?

उत्तर – इस प्रश्न का उत्तर देना थोड़ा मुश्किल है। एक सज्जन को नोन–होजकिन्स लिंफ़ोमा हुआ था। बडविग प्रोटोकोल लेने के 6 सप्ताह बाद उनकी गांठें छोटी होनी शुरू हो गई। 12 सप्ताह में गांठे पूरी तरह घुल चुकी थी। कुछ रोगियों को तीन सप्ताह में ही फर्क दिखाई देने लगता है, तो कुछ को महीने लग जाते हैं। लेकिन बडविग प्रोटोकोल से कुछ ही हफ्तों में गांठों का बढ़ना और अन्य अंगों में फैलना (Metastasis) रुक जाता है। एक महिला को स्तन में कैंसर था। उसने रेडियो और कीमो लेने से मना कर दिया और सिर्फ़ बडविग प्रोटोकोल लेना ही उचित समझा। उसके स्तन में दो गांठें थी। कुछ महीनों में उसकी गांठें तो छोटी हो गई और वह बहुत उत्साहित महसूस करती है। अपनी नौकरी भी कर रही है। कैंसर का पता चलने के बाद वह कभी बीमार भी नहीं हुई है।

मैं यह कहना चाहता हूँ कि कैंसर की गांठें हर रोगी के लिए चिंताजनक बात है और हर रोगी चाहता है कि जितना जल्दी हो सके ये गांठें ठीक हो जाएं। बडविग प्रोटोकोल लेने से गांठों का बढ़ना जल्दी ही रुक जाता है और स्वास्थ्य में सुधार होता है, भले उन्हें पूरी तरह ठीक होने में थोड़ा समय लगे। (आभार healingcancernaturally.com)

प्रश्न 15 – डॉ. बडविग की प्रमाणिक सफलता दर 90% है। आजकल इस उपचार से कितने प्रतिशत रोगी ठीक होते हैं और वे यह उपचार कितने अरसे तक लेते हैं?

उत्तर – हीलिंग कैंसर नेचुरली के सम्पादक उला शमिद ने अपनी वेब साइट पर लिखा है कि इन दिनों उनके ग्रुप के 32 कैंसर रोगी बडविग उपचार ले रहे हैं। इनमें से चार रोगियों को विशेष लाभ नहीं मिल रहा है। इन चार रोगियों में से तीन नियमित कीमोथेरेपी ले रहे हैं और चौथा अपने हृदय रोग के लिए कई तरह की औषधियां ले रहा है। उनके अनुसार इन चार रोगियों में असफलता का कारण कीमो और दवाइयां हैं। कीमोथेरेपी और दवाइयां बडविग प्रोटोकोल में व्यवधान पैदा करती है। इनके समूह में एक स्त्री को स्तन कैंसर है, जिसने कीमो और रेडियो लेने से मना कर दिया है और सिर्फ़ बडविग प्रोटोकोल ही ले रही है। उसकी गांठें निरंतर छोटी हो रही हैं और जब बहुत अच्छा महसूस करती है।

कुछ वर्ष पहले इनके पिता और बहिन को भी कैंसर हो गया था। तब उनको बडविग प्रोटोकोल के बारे में मालूम नहीं था। कीमोथेरेपी देने के बाद उन्हें इस उपचार के बारे में किसी ने बतलाया। तब उन्होंने दोनों को यह प्रोटोकोल शुरू करवाया और उसके बाद दोनों ने पीछे मुड़ कर नहीं देखा। कीमो के बाद उनकी बहिन बहुत कमज़ोर हो चुकी थी, सिर के सारे बाल उड़ चुके थे और वह दिनभर बिस्तर पर पड़ी रहती थी। लेकिन प्रोटोकोल शुरू करने के दो हफ्ते बाद वह एक व्यवसाय यात्रा पर विदेश भी चली गई। अब एक वर्ष से दोनों स्वस्थ हैं। बहिन ने रेडियोथेरेपी लेने से मना कर दिया है और वह बहुत ऊर्जावान और सुंदर महसूस कर रही है।

इस समूह में किसी ने भी बडविग प्रोटोकोल लेना नहीं छोड़ा है। वे स्वयं भी स्वस्थ रहने के उद्देश्य से रोज़ दो चम्मच अलसी का तेल और अलसी का सेवन करते हैं। उन्होंने कहा है कि वह मूर्ख ही होगा जो इस एक बार शुरू करने के बाद इस उपचारक प्रोटोकोल को छाड़ेगा।

प्रश्न 16 – जब भी मैं तेल और पनीर को मिलाता हूँ, मुझे इसका स्वाद तेलीय और अरुचिकर लगता है।

उत्तर – आप इसमें चौथाई या आधा नीबू मिलाएं, स्वाद बहुत बढ़िया हो जाएगा। आप नीबू या संतरे का तेल भी मिला सकते हैं। जयपुर की हैल्थ फर्स्ट कंपनी का तेल बहुत ही स्वादिष्ट होता है। अगली बार आप तेल इनसे ख़रीदें।

प्रश्न 17 – इस प्रोटोकोल में कौन से एंटीऑक्सीडेंट्स, पूरक विटामिन, दवाइयां आदि नहीं लिए जाने चाहिए?

उत्तर – बडविग के अनुसार साइटोस्टेटिक्स दवाइयां, हार्मोन आदि इस प्रोटोकोल को साथ नहीं लेना चाहिए। इनके अलावा भी कुछ दवाइयां हो सकती हैं। वैसे मोटे तौर पर उन्होंने कोई भी रसायन लेने से मना किया है और अधिकांश दवाइयां रसायन की श्रेणी में ही आती हैं।

उच्च मात्रा में अधिकांश कृत्रिम तथा मानव–निर्मित एंटीऑक्सीडेंट्स और विटामिन्स संदेह के घेरे में आते हैं। डॉ. बडविग ने अपने उपचार में न्यूट्रीशनल ईस्ट फ्लेक्स को छोड़ कर कोई भी विटामिन या पूरक तत्व प्रयोग में नहीं लिया है।

प्रश्न 18 – क्या बडविग प्रोटोकोल के साथ अतिरिक्त पूरक तत्व और विटामिन्स देने की ज़रूरत होती है? क्या इस प्रोटोकोल के साथ अन्य वैकल्पिक उपचार जैसे एसियक चाय दे सकते हैं? कोई नुकसान तो नहीं होगा?

उत्तर – बडविग प्रोटोकोल बहुत आसान उपचार है। बस हमें इसके मूल सिद्धांतों से भटकना नहीं चाहिए। उन्होंने इस उपचार को सफलतापूर्वक दशकों तक प्रयोग किया है।

उनके अनुसार विटामिन्स हमें ताज़ा और जैविक भोजन (और ताज़ा फलों के रस) द्वारा प्राप्त होने चाहिएं। इनमें सारे विटामिन्स और पोषक तत्व प्राकृतिक और संतुलित अवस्था में मिलते हैं। साथ में ये सूर्य के इलेक्ट्रोंस और फोटोंस तथा अन्य तत्वों से भी लबालब रहते हैं। जबकि विटामिन की गोलियों में प्रायः मानव–निर्मित विटामिन होते हैं, जिनमें कई प्रिज़र्वेटिव्स आदि भी मिलाए जाते हैं।

बडविग प्रोटोकोल शुरू करने के कुछ ही समय में कई लोग अपनी मर्जी और सुविधा के अनुसार बदलाव करना शुरू कर देते हैं, ठीक वैसे ही जैसे हम रेस्टोरेंट के मेन्यू से अपनी पसंद के व्यंजन चुनते हैं। और इस तरह प्रोटोकोल का मूल प्रारूप ही बदल देते हैं। कई रोगी सिर्फ़ अलसी के तेल और पनीर को ही प्रोटोकोल समझते हैं और अन्य परहेज़ तथा निर्देशों को को अनदेखा करने लगते हैं। यही गलतियां असफलता का कारण बनती हैं।

बडविग प्रोटोकोल के साथ कुछ प्राकृतिक उपचार दिये जा सकते हैं, जैसे जल–चिकित्सा, पंचकर्म, होम्याबपेथी, त्वचा की ब्रशिंग, ई.एफ.टी., मसाज और मनोचिकित्सा। यह उपचार पूर्णतः प्राकृतिक है। जो भोज्य पदार्थ, चाय, जड़ी–बूटियाँ या तरीक़े इस प्रोटोकोल के मूल सिद्धांतों की कसौटी पर खरे उतरते हैं, उन्हें अपनाया जा सकता है।

प्रश्न 19 – मुझे ओवेरियन कैंसर के लिए टेमोक्सीफेन लेने की सलाह दी गई है, मुझे क्या करना चाहिए?

उत्तर – हीलिंग कैंसर नेचुरली के सम्पादक उला शमिद की बहिन को भी कैंसर–विशेषज्ञ ने टेमोक्सीफेन लेने की सलाह दी थी। उसे स्टेज IV स्तन कैंसर था, इसलिए उसे रेडियोथेरेपी लेने की सलाह भी दी गई। लेकिन उसने दोनों के लिए मना कर दिया था। 22 महीने हो चुके हैं। वह बडविग प्रोटोकोल को पूरी ईमानदारी से ले रही है और वह आश्चर्यजनक रूप से स्वस्थ महसूस कर रही है। उसे नहीं मालूम कि आगे क्या होगा, लेकिन अभी तक तो सब ठीक चल रहा है। आप उससे प्रेरणा ले सकते हैं।

प्रश्न 20 – मुझे स्तन कैंसर है और यदि मैं नॉन–ऑर्गेनिक दूध (जिसमें संभवतः ग्रोथ हार्मोन की मिलावट होती है) प्रयोग करूँ तो क्या ठीक रहेगा?

उत्तर – मेरे खयाल से आपको ग्रोथ हार्मोन के बारे में चिंतित होने की आवश्यकता नहीं है। याद रहे कि बडविग उपचार HER2 Nu (estrogen positive) और non-HER2 दोनों कैंसर में अच्छी तरह काम करता है।

लेकिन जहाँ तक मूल प्रोटोकोल का प्रश्न है, इसमें कृत्रिम हार्मोन्स का प्रयोग वर्जित है। जहां तक संभव हो और उपलब्ध हो सके तो जैविक और हार्मोन–रहित प्राकृतिक दूध काम में लिया जाए। जब कोई चारा ही नहीं हो तभी डेयरी का नॉन–ऑर्गेनिक दूध काम में लिया जाए। इस दूध में हार्मोन के साथ एंटीबायोटिक्स और हानिकारक तत्व भी मिले होते हैं।

प्रश्न 21 – मुझे इस्ट्रोजन–निर्भर कैंसर है, इसलिए मैं अलसी का पावडर नहीं ले पाती हूँ क्योंकि इसमें इस्ट्रोजन जैसा तत्व होता है। मुझे क्या करना चाहिए?

उत्तर – इस्ट्रोजन–निर्भर कैंसर के लिए अलसी में इस्ट्रोजन जैसा तत्व (Lignan) होना अच्छी बात है। लिगनेन इस्ट्रोजन का वनस्पतिक प्रतिरूप है इसलिए यह कैंसर की गांठ में यह इस्ट्रोजन रिसेप्टर से चिपक जाता है और बेचारा मानव इस्ट्रोजन रिसेप्टर से जुड़ नहीं पाता है। इस तरह यह इस्ट्रोजन जैसा तत्व इस्ट्रोजन के प्रभाव को अवरुद्ध करता है।

प्रश्न 22 – मैं लम्बे समय से बडविग प्रोटोकोल ले रहा हूँ लेकिन मेरे कैंसर में कोई फ़ायदा नहीं दिख रहा है, कारण बतलाएं?

उत्तर – बडविग प्रोटोकोल काम नहीं करने के पीछे हमेशा कोई न कोई कारण होता है। सबसे अहम कारण तो यही होता है कि अक्सर लोग इस प्रोटोकोल को गंभीरता से नहीं लेते हैं। इसमें बहुत सारी बातें आ जाती हैं, जैसे आप केमीकल्स, दवाइयां या कीमोथेरेपी ले रहे हों। इसमें रेडियेशन (रेडियोथेरेपी या अन्य किसी भी स्त्रोत से रेडियेशन), प्रिज़र्वेटिव्स, विटामिन्स, एंटीऑक्सीडेंट्स, प्रतिबंधित भोज्य पदार्थ, तनाव आदि भी शामिल हैं। कुछ प्रश्न बहुत अहम हैं, जैसे आप कितना अलसी का तेल/पनीर ले रहे हैं? उसमें क्या–क्या मिलाते हैं? क्या आप मिश्रण को सही तरह मिला रहे हैं? क्या आप काई दवा, कीमो, रेडियेशन तो नहीं ले रहे हैं?

इस उपचार की सफलता के लिए यह बहुत ज़रूरी है कि आप ज़्यादा से ज़्यादा भोज्य पदार्थ कच्चे सेवन करें (अपक्व आहार) और भोजन में एंजाइम्स की मात्रा भरपूर हो। पपीता और अन्नानास एंजाइम्स के उत्कृष्ट स्त्रोत हैं। प्रोबायोटिक्स भी बहुत ज़रूरी हैं। सॉवरक्रॉट, छाछ, दही, केफिर आदि प्रोबायोटिक्स का अच्छे स्त्रोत हैं।

कुछ रोगियों के शरीर में अलसी में विद्यमान ओमेगा–3 वसा अम्ल लिनोलेनिक अम्ल (ALA) का लम्बी लड़ के ओमेगा–3 (EPA और DHA) परिवर्तन नहीं हो पाता है। शरीर सिर्फ़ 5 से 10 प्रतिशत लिनोलेनिक अम्ल ही ई.पी.ए. और डी.एच.ए. बन पाते हैं जिनमें उत्कृष्ट प्रदाहरोधी गुण होते हैं। यह भी बडविग प्रोटोकोल काम नहीं करने का कारण हो सकता है। शायद इसीलिए बडविग में आहार में न्यूट्रीशनल ईस्ट फ्लेक्स

प्रयोग करने की सलाह दी है, क्योंकि इसमें भरपूर प्राकृतिक विटामिन बी–कॉम्प्लेक्स होते हैं जो इस परिवर्तन के लिए ज़रूरी होते हैं।

इस संदर्भ में कई प्राकृतिक स्वास्थ्य शोधकर्ता और उपचारक कहते हैं कि हमारे शरीर को वह भोजन नहीं लगता जो हम खाते हैं, बल्कि वह लगता है जिसका हम पाचन और अवशोषण कर पाते हैं। अच्छी पाचनशक्ति होना बहुत ज़रूरी है। शायद इसीलिए बडविग ने कैंसर की आखिरी अवस्था से जूझ रहे गंभीर रोगियों को शैम्पेन या रेडवाइन पिलाने की सलाह दी है। क्योंकि शैम्पेन पाचन–क्रिया में एकदम सुधार लाती है।

प्रश्न 23 – अलसी के तेल को कैसे संरक्षित करना चाहिए और यह कैसे पता चलता है कि यह ख़राब हो गया है?

उत्तर – अलसी का तेल प्रकाश, उष्मा और ऑक्सीजन के प्रति बहुत संवेदनशील होता है और इसके संरक्षण में बहुत सावधानी की ज़रूरत होती है। तेल की सीलबंद शीशी को रेफ़्रिजरेटर के ऊपर वाले फ़्रोजन हिस्से में रखा जाए तो लगभग एक वर्ष तक तेल ख़राब नहीं होता। यदि इसे रेफ़्रिजरेटर में नीचे रखा जाए तो लगभग तीन महीने तक तेल ख़राब नहीं होता। खुली हुई शीशी को यदि फ़्रिज में रखा जाए तो भी तेल एक–दो महीने तक ख़राब नहीं होता।

इस तेल के ख़राब होने का सबसे बड़ा कारण प्रकाश है। इसलिए इसे हमेशा धातु या गहरे रंग की अपारदर्शी शीशी में नाइट्रोजन भर कर सीलबंद किया जाता है। शीशी से तेल निकालते समय सूर्य या तेज़ बल्ब या ट्यूबलाइट के सीधे प्रकाश से भी बचाना चाहिए।

हमेशा अच्छी गुणवत्ता वाला ताज़ा, जैविक, कोल्ड प्रेस्ड तेल ही ख़रीदें। खरीदने से पहले एक्सपाइरी डेट देख लें। यह भी सुनिश्चित कर लें कि इसमें विटामिन–ई, लिगनेन, लहसुन या कोई हर्बल तत्व नहीं मिला हो। कभी भी ख़राब तेल का सेवन नहीं करें। इसमें कैंसरकारी तत्व बन जाते हैं। इसे फैंक दें या रंग–रोगन आदि में मिलाने के काम में लें। बाज़ार में मिलने वाला अलसी का तेल भूल कर भी प्रयोग में नहीं लें।

प्रश्न 24 – क्या कैंसर में शल्य क्रिया की जानी चाहिए? (मैंने यह भी सुना है कि निश्चेतन दवाएं शरीर की प्रतिरोधक क्षमता को कम करती है। ये दवाएं शरीर में 12 महीने तक बनी रहती हैं।)

उत्तर – डॉ. बडविग कीमो और रेडियोथेरेपी के सख़्त ख़िलाफ थीं और अधिकांश रोगियों में शल्य–क्रिया को भी अनावश्यक समझती थी। ऐसा कभी नहीं हुआ कि उसने अपने रोगी की शल्य–क्रिया करवाई हो। वह महसूस करती थीं कि कई रोगियों में शल्य–क्रिया व्यर्थ ही की जाती है। एक बार गोटिंजन, जर्मनी में एक स्विस महिला की कैंसर की गांठ के कारण उसकी आंत अवरुद्ध हो गई थी, और उसे अस्पताल में भरती किया गया। यह क्रिसमस का दिन था और शल्यकर्मी उसकी शल्य–क्रिया करना

चाह रहे थे, लेकिन डॉ. बडविग ने मना कर दिया। बडविग ने उस महिला का उपचार किया, सात हफ्ते के बाद उस महिला में कैंसर का नामोनिशान भी मिट चुका था। इससे यह सिद्ध तो होता है कि शल्य करने में जल्दबाजी नहीं करनी चाहिए।

प्रश्न 25 – क्या अलसी के तेल और पनीर का मिश्रण (ओमखंड) बना कर अगले दिन या अगले आहार के लिए बना कर रखा जा सकता है?

उत्तर – बडविग अलसी के तेल और पनीर के मिश्रण या अन्य कोई व्यंजन पहले से बना कर रखने के ख़िलाफ थी। ओमखंड ताज़ा बनना चाहिए और बनने के दस–मिनट के भीतर उसे ग्रहण कर लेना चाहिए। हां, ऑलियोलक्स को बना कर 15–20 दिन तक फ्ज़ि में रखा जा सकता है, क्योंकि लहसुन, प्याज़ (जिनमें भी सल्फ़रयुक्त प्रोटीन होते हैं) और नारियल का तेल उसे सुरक्षा प्रदान करता है।

प्रश्न 26 – इस प्रोटोकोल का डायबिटीज़ पर क्या प्रभाव पड़ता है?

उत्तर – बडविग कहती है कि शरीर में अत्यंत संतृप्त वसा–अम्ल की कमी और काशिकाओं द्वारा शर्करा की उपयोगिता कम होने के कारण डायबिटीज़ होती है। उसने अपनी पुस्तक "फ्लैक्स ऑयल – ए अ ट्रू एड अगेंस्ट आर्थ्राइटिस, हार्ट इनफार्कशन एंड अदर डिजिज़ेज" के पृष्ठ संख्या 12 पर लिखा है कि डायबिटीज़ में मुख्य विकृति फैट मेटाबोलिज़्म की होती है, शर्करा की समस्या द्वितीयक (Secondary) है।

उन्होने "फैट सिंड्रोम" पुस्तक की की पृष्ठ संख्या 62 पर लिखा है कि आजकल पेनक्रियास में कार्य का बोझ, थकावट और ट्यूमर्स का आघटन बढ़ रहा है। यदि डायबिटीज़ का रोगी बडविग प्रोटोकोल के सिद्धांत के अनुसार अत्यंत असंतृप्त वसा–अम्ल का सेवन शुरू कर देता है, तो फैट मेटाबोलिज्म को अवरुद्ध करने वाले दूषित फैट और विष बाहर निकल जाते हैं और तब डायबिटीज़ में आरोग्य प्राप्ति निश्चित है।

लोथर हरनाइसे ने कहते हैं कि कैंसर के जो रोगी कई वर्षों से रोज़ इंसुलिन का इंजेक्शन ले रहे थे, लेकिन जब उन्होंने बडविग प्रोटोकोल शुरू किया तो उसके बाद उन्हें कभी इंसुलिन की ज़रूरत ही नहीं पड़ी। यह बडविग प्रोटोकोल का विचित्र साइड इफेक्ट है।

प्रश्न 27 – डायबिटीज़ टाइप–2 के लिए अलसी अच्छी है या बुरी?

उत्तर – अलसी डायबिटीज़ के रोगी में शर्करा और रक्त में कॉलेस्टेरोल दोनों को कम करती है। अतः डायबिटीज़ टाइप–2 के रोगी को बडविग प्रोटोकोल देने से बहुत लाभ मिलना निश्चित है।

प्रश्न 28– मुझे डायबिटीज़ है और मैं बडविग प्रोटोकोल ले रहा हूँ। क्या मेरे लिए कोई विशेष निर्देश हैं?

उत्तर – यदि आपको डायबिटीज़ है, तो आपको सूखे मेवे, खजूर, केले, अंगूर आदि का सेवन सिमित करना चाहिए (बंद नहीं करें)। स्ट्रॉबेरी, चेरी, गूजी बेरीज़, टमाटर, नीबू, सेब, आडू, नाशपाती आदि के सेवन में कोई परेशानी नहीं है। आपको दालचीनी का प्रयोग बढ़ाना चाहिए।

प्रश्न 29 – मुझे बडविग प्रोटोकोल में नीरसता और उबाऊपन महसूस होने लगा है, क्या इसे दूर करने का कोई उपाय है?

उत्तर – मुझे बड़ा अचरज हो रहा है कि आपको यह प्रोटोकोल उबाऊ लग रहा है। मेरे विचार से तो यह बहुत उदार, पौष्टिक, स्वादिष्ट और दिव्य आहार चिकित्सा प्रणाली है। बस कुछ ही भोज्य पदार्थो से परहेज़ करना है, जैसे हाइड्रोजनेटेड वसा, जीव–वसा, शक्कर, मैदा, प्रिज़र्वेटिव, रसायन, मूंगफली, मांस, अंडे आदि। और ये सब हैं भी तो हमारे शरीर के लिए घातक या श्वसन विष, फिर हम इनका त्याग क्यों नहीं करें।

आप सारे फल, सारी सब्ज़ियां, अन्न, दालें, मसाले, सूखे मेवे, प्याज़, लहसुन, धनिया, पुदीना आदि सब ले सकते हैं। ऑयल–प्रोटीन कुक बुक में बडविग ने आपके लिए अनेकों स्वादिष्ट व्यंजन बतलाये हैं। उनमें कंचन हिम जैसी आइसक्रीम है, त्रिभुवन सलाद है, डेज़र्ट है और अंगुली चबा जाने वाले लजीज सूप भी हैं।

प्रश्न 30 – कुक–बुक में कई जगह अलसी के तेल को बिना पनीर के ही काम में लिया गया है। जबकि बडविग ने कहीं पर लिखा है कि अलसी का तेल बिना प्रोटीन के साथ लेने से फायदे की जगह नुकसान भी हो सकता है?

उत्तर – आपने सही कहा है कि कुछ व्यंजनों में अलसी के तेल को बिना पनीर के भी प्रयोग किया है। इनमें मुख्यतः सलाद ड्रेसिंग या अन्य व्यंजन हैं जिनमें बहुत कम तेल प्रयोग किया जाता है। अलसी का तेल नुकसान तो कर ही नहीं सकता है। यह तो ऊर्जावान और दिव्य भोजन है। हां, बडविग के अनुसार एक टेबलस्पून अलसी का तेल बिना पनीर के लिया जा सकता है।

प्रश्न 31 – मैंने सोचा था कि इस उपचार में अल्कॉहल वर्जित है। लेकिन मुझे अचरज हो रहा है कि इसमें तो शैम्पेन और वाइन पीने की भी अनुमति है। क्या शैम्पेन इसलिए फ़ायदा करती है कि उसे अलसी मिला कर पिया जाता है? क्या शैम्पेन ऑर्गेनिक ही लेना चाहिए?

उत्तर – बडविग ने कहा है कि शैम्पेन के ग्लास में पिसी अलसी मिला कर दिन में दो बार तक लिया जा सकता है। लेकिन यह आवश्यक नहीं अपितु वैकल्पिक है। मेरे खयाल से गंभीर रोगी के लिए यह सोमरस या अमृत पेय (Elixir) की तरह है। बडविग ने इसका कोई विशेष कारण नहीं बतलाया है। उन्होंने कहा है कि इसके लिए उनकी आलोचना भी हुई थी, लेकिन शैम्पेन प्रयोग करने का कोई गंभीर कारण है। मेरे खयाल से शैम्पेन में पिसी अलसी मिलाना ज़रूरी है। यह भी ज़रूरी है कि शैम्पेन अच्छी और जैविक हो और उसमें किसी रसायन की मिलावट भी नहीं हो।

अपनी कुक बुक में बडविग ने कई व्यंजन बनाने में रम या वोडका का प्रयोग भी किया है। इस उपचार में दर्द निवारक और अन्य दवाओं पर प्रतिबंध होता है। ऐसे में सोने से पहले रेड वाइन का एक ग्लास रोगी को दर्द, वेदना और अनिद्रा में राहत देता है।

प्रश्न 32 – यदि रोगी का यकृत कैंसरग्रस्त हो गया है तो क्या करना चाहिए?

उत्तर – यदि रोगी का यकृत कैंसरग्रस्त हो गया है तो पहले अंतरिम आहार शुरू किया जाता है, फिर धीरे–धीरे मुख्य प्रोटोकोल शुरू किया जाता है। बडविग ने अपनी पुस्तक "डैथ ऑफ अ ट्यूमर" में लिखा है, यकृत और पित्ताशय विकार में शुरूआत पिसी हुई अलसी से की जाती है। अर्थात कई दिनों तक सामान्य आहार के साथ सिर्फ़ पिसी हुई अलसी या लिनोमेल दिया जाता है। कुछ दिनों बाद 1 टेबलस्पून पनीर और 1 टेबलस्पून अलसी का तेल देना शुरू करते हैं। फिर रोगी की स्थिति के अनुसार धीरे–धीरे तेल की मात्रा बड़ाई जाती है। इन गंभीर रोगियों में उपचार का असर बड़ी जल्दी होता है।

अपनी आखिरी पुस्तक कैंसर – "द प्रोबलेम एंड द सोल्यूशन" के पृष्ठ संख्या 117 पर बडविग ने लिखा है –

बडविग प्रोटोकोल शुरू करने के निर्देश : 1–3 अंतरिम दिन –

1 – पहला दिन ओटमील में लिनोमेल मिलाकर हर घंटे देना है।
2 – दूसरे दिन ओटमील सूप के साथ लिनोमेल तीन बार देना है।
3 – 250 ग्राम लिनोमेल पपीते के रस के साथ और सुबह 10 बजे ताज़ा गाजर का रस देना है।

रोगी को दिन में तीन बार गर्म पेय जैसे हरी चाय या हर्बल चाय देना चाहिए। गंभीर रोगी इस अन्तरिम आहार को आसानी से पचा लेता है।

प्रश्न 33 – क्या बडविंग ने कॉटेज चीज के स्थान पर दहीं के प्रयोग की अनुमति दी है?

उत्तर – बडविग ने हमेशा क्वार्क या कॉटेज चीज प्रयोग करने के लिए कहा है। कहीं भी दही के प्रयोग की बात नहीं कही है, लेकिन दही के लिए मना भी नहीं किया है। मेरे विचार से अलसी के तेल को पूर्ण रूप से पानी में धुलनशील बनाने के लिए प्रोटीन का घनत्व भी महत्वपूर्ण होता है। दही में पानी की अधिक मात्रा होने के कारण उसमें प्रोटीन का घनत्व कम होता है। इसलिए दही को कपड़े में बांध कर थोड़ी देर लटका कर प्रयोग करना चाहिए। इस तरह दही के पनीर में प्रोटीन का घनत्व बढ़ जाएगा और इसे पनीर के विकल्प की तरह प्रयोग में लिया जा सकता है।

प्रश्न 34 – क्या प्रोटोकोल यकृत और अग्न्याशय के कैंसर में भी प्रभावशाली है?

उत्तर – अग्न्याशय के कैंसर में बडविग प्रोटोकोल बहुत प्रभावशाली है। हीलिंग कैंसर नेचुरली ग्रुप के एक रोगी को अग्न्याशय कैंसर था। उसकी हालत बहुत गंभीर थी और उसके ठीक होने की उम्मीद भी नहीं थी। लेकिन उसने उपचार शुरू किया

और सात महीनें में उसका कैंसर ठीक हो गया था। आज दो वर्ष हो चुके हैं और वह स्वस्थ तथा जीवित है। अग्न्याशय कैंसर में आपको एक टीस्पून अलसी के तेल से शुरूआत की जाती है और फिर रोगी की पाचन शक्ति के अनुसार बहुत धीरे–धीरे मात्रा बढ़ाई जाती है। यह रोगी अधिकतर अपक्व आहार ही लेता है, जिसमें मुख्यतः फलों के रस और सब्ज़ियां होती हैं। पपीता और अनन्नास रोज़ लेता है।

प्रश्न 35 – क्या डॉ. बडविग ने अलसी के तेल का एनीमा लेने की सलाह दी है?

उत्तर – बडविग ने अलसी के तेल का एनीमा लेने की सलाह दी है। सन् 1968 में उन्होंने मालिश, ऑयल पेक और एनीमा के लिए एलडी ऑयल “आर” विकसिक किया था।

प्रश्न 36 – मैं पूरी ईमानदारी से बडविग प्रोटोकोल ले रहा हूँ और शुरू में मुझे फ़ायदा भी हुआ। लेकिन अब अचानक सब कुछ थम सा गया है। जब बडविग प्रोटोकोल काम करता है तो इसने मुझे मंझधार में क्यों छोड़ दिया है। क्या मैं कभी कैंसर–मुक्त हो सकूँगा? क्या मुझे कुछ महीने और प्रतीक्षा करनी चाहिए?

उत्तर – मुझे खेद है कि मैं कोई जवाब देने की स्थिति में नहीं हूँ। मैं कुछ प्रश्न पूछता हूँ, जिनसे आपको मार्गदर्शन मिले। जैसे आप क्या खा और पी रहे हैं? क्या आप सब कुछ ऑर्गेनिक ले रहे हैं? यदि आप रुग्ण हैं तो आपको सब कुछ ऑर्गेनिक ही लेना चाहिए। क्या आप आर. ओ. विधि द्वारा शुद्ध किया हुआ रसायन–मुक्त पानी पी रहे हैं? क्या आप भारी तनाव में हैं? क्या आप किसी अनसुलझे भावनात्मक आघात से जूझ रहे हैं? क्या आपके मन में किसी के प्रति बुरी सोच है? क्या आप अवसाद से ग्रस्त हो? आप शरीर पर क्या पहनते हो? क्या आप कोस्मेटिक्स, परफ्यूम, बॉडी क्रीम प्रयोग करते हो? जो कुछ आप शरीर पर लगाते हो उसे त्वचा सोखती है। रंगों या कृत्रिम घातक पदार्थो को त्वचा पर लगाना ठीक नहीं है। परफ्यूम टॉक्सिक है। एयर फ्रेशनर टॉक्सिक है। आपको किसी भी तरह के टॉक्सिन के संपर्क से बचना चाहिए।

क्या आपने मालूम करने की कौशिश की है कि आपको कैंसर क्यों हुआ है? मेरे विचार से यह पहलू उपचार की दृष्टि से बहुत महत्वपूर्ण है। मैं जानता हूँ कि भीषण तनाव और अनसुलझे भावनात्मक आघात ने मेरी प्रतिरोधक क्षमता कम कर दी है, जिसके कारण मेरी गर्दन में गांठ हुई है। मैं उपचार ले रहा हूँ और अपनी भावनाओं को दुरुस्त करने की कौशिश कर रहा हूँ। यह बहुत मुश्किल है, लेकिन ऐसा करने से मुझे नया जीवन मिलेगा। मैं यह नहीं कह रहा हूँ कि इनमें से कोई बात आप पर लागू होती है। मैं आपको वह बतला रहा हूँ जो मैंने अपने जीवन में सीखा है। सिर्फ़ यह ही ज़रूरी नहीं है कि हम अपने मुँह और शरीर में क्या ग्रहण करते हैं। बल्कि यह भी ज़रूरी है कि हम अपने मन और हृदय में क्या डालते हैं और मन और हृदय से क्या बाहर निकालना चाहिए। शरीर को आरोग्यप्राप्ति तभी होगी, जब मन, हृदय और आत्मा भी निर्मल, निर्वात और निरामय होगे। ये सब हमारे हित या अहित के लिए एक साथ काम करते हैं। आपको अपने कैंसर को ख़त्म करने के लिए कोई सही कदम उठाना है।

बहुचर्चित शोधकर्ता, चिंतक और उपचारक लोथर हरनाइसे कहते हैं कि सामान्यतः अर्बुद या ट्यूमर मूल समस्या नहीं है (जब तक वह किसी महत्वपूर्ण अंग या उसकी कार्य प्रणाली पर सीधा दबाव या प्रहार नहीं करे)। समस्या तो स्थलांतर (Metastasis) करते हैं। सन् 2004 में क्लिफ्टन लीफ फॉर्चून पत्रिका में अपने लेख "व्हाई वी आर लूजिंग वार ऑन कैंसर" में लिखा है कि अंत में हमें स्थानीय मूल कैंसर नहीं मारता है, बल्कि 90% रोगियों की मृत्यु स्थलांतर (Metastasis) के कारण होती है।

सचमुच ऐसे प्रयोग हुए हैं, जिनसे सिद्ध होता है कि ट्यूमर सेप्टिक टैंक या डिटॉक्सीफिकेशन फैक्ट्री की तरह की काम करते हैं। ये शरीर को नुकसान पहुँचाने वाले अनावश्यक, असिमित और अतिरिक्त टॉक्सिंस को मुख्य रक्त प्रवाह से निकाल कर अपने अंदर इकट्ठा करते रहते हैं। इसलिए लोथर ट्यूमर को समाधान कहते हैं, न कि समस्या, अर्थात ट्यूमर किसी समस्या के लिए शरीर द्वारा किया हुआ समाधान है। ट्यूमर इसलिए बनता है कि ऐडरीनल का स्त्राव बंद हो जाता है, जो शर्करा के अपघटन के लिए ज़रूरी है। शर्करा का अत्यधिक होना ख़तरनाक है, इसलिए शरीर ट्यूमर उत्पन्न करता है। ट्यूमर ख़मीर द्वारा शर्करा का ज्वलन करता है और कैंसर कोशिका का तेज़ गति से विभाजित होने की वजह से बहुत अधिक ऊर्जा (शर्करा) का व्यय होता है। इसीलिए ट्यूमर बहुत तेज़ी से बढ़ते भी हैं। कैंसर कोशिकाएं यकृत की तरह काम करती हैं, लेकिन अधिक दक्षता के साथ। इस तरह ट्यूमर शरीर के टॉक्सिंस से छुटकारा पाने में मदद करते हैं। बिना ट्यूमर के आप बीमार हो जाओगे। इसीलिए मैं कहता हूँ कि ट्यूमर आपकी समस्या नहीं बल्कि शरीर की किसी समस्या का समाधान है। जब आप स्वस्थ हो जाते हो, तो ट्यूमर स्वतः गायब हो जाता है। इसीलिए हमें ट्यूमर के शल्य में जल्दबाजी नहीं करनी चाहिए। पहले शरीर को डिटॉक्सीफाई करना चाहिए। यदि फिर भी ट्यूमर बढ़ रहा हो (जैसा कि अमूमन कभी होता नहीं है) तब शल्यक्रिया करनी चाहिए।

ट्यूमर से एक समस्या यह होती है कि वह बहुत ऊर्जा (शर्करा) व्यय करता है, इसलिए रोगी की कमज़ोरी के कारण मृत्यु हो सकती है। ट्यूमर सामान्य कोशिका से 18 गुना शर्करा व्यय करता है। ऊर्जा के इस नुकसान की क्षतिपूर्ति हेतु लोथर ने तीन उपाय बतलाये हैं।

1 – बडविग प्रोटोकोल द्वारा जैविक और ऊर्जावान आहार – अपक्व आहार या ताज़ा फलों के रस।

2 – सूर्य का प्रकाश – रोज़ खुले आकाश में धूप का सेवन करना।

3 – एल डी ऑयल्स – मालिश, एनीमा और ऑयल पेक्स।

प्रश्न 37 – बडविग कोशिश करती थी जितना जल्दी हो सके उनके रोगी दवाइयां लेना बंद कर दें। लेकिन कई बार यह आसान नहीं होता है क्योंकि उनकी गंभीर तकलीफों के कारण शरीर को उनकी ज़रूरत पड़ती ही है। क्योंकि ये दवाइयां प्रोटोकोल के असर को कम करती हैं, इसलिए इन्हें छोड़ने के लिए आपके पास क्या कोई सुझाव है?

उत्तर – सबसे पहले तो आप इनकी जगह प्राकृतिक विकल्प ढूँढ़िये। ये कोई जड़ी–बूटी, हाइड्रोथेरेपी, व्यायाम, होम्याबपेथी, ऐक्यूपंचर, ई.एफ.टी., चीगोंग या इसी तरह का कोई ऊर्जा–उपचार (जो शरीर में जीवन ऊर्जा ची के प्रवाह को बढ़ाने, संतुलित करने या प्रवाह में आई रुकावट को दूर करने का काम करता है) हो सकता है। यह कोई मानसिक विधा जैसे विजुवलाइजेशन, रंग चिकित्सा, हीलिंग स्टोन्स आदि भी हो सकते हैं। निर्विषीकरण (detoxification), शरीर की आंतरिक शुद्धि, वजन पर नियंत्रण में रखना, प्रार्थना, ध्यान आदि बहुत महत्वपूर्ण है।

प्रश्न 38 – मैंने पढ़ा है कि कई बार रोगी जैसे ही कीमो लेने बंद करता है और बडविग प्रोटोकोल शुरू करता है, वह ठीक होने लगता है। और सारा श्रेय प्रोटोकोल को दिया जाता है। कहीं ऐसा तो नहीं है कि वह सिर्फ़ कीमो के कारण ठीक हो रहा हो?

उत्तर – सैद्धांतिक रूप से यह सही हो सकता है। लेकिन मैं सोचता हूँ कि कीमो तुरंत असर करती है (कीमो के दूरगामी असर कम होते है) और कीमो देने के बाद भी जो कैंसर कोशिकाएं बच जाती हैं, वे और अधिक कठोर तथा प्रतिशोधी (Resistant) हो जाती हैं। इसका मतलब यह हुआ कि देर से आने वाले सकारात्मक प्रभाव कीमो के कारण नहीं हो सकते हैं। दूसरा बिंदु यह है कि जो रोगी कीमो या रेडियो नहीं लेते हैं, सिर्फ़ बडविग प्रोटोकोल ही लेते हैं, वे तो अपेक्षाकृत जल्दी ठीक होते हैं।

प्रश्न 39 – जब हम कहीं बाहर जाते हैं तब प्रोटोकोल कैसे लेगे?

उत्तर – मान लीजिए कि हम 5 दिन के लिए बाहर जा रहे हैं, तो भी हम प्रोटोकोल पर रह सकते हैं। सिर्फ़ हमें थोड़ी सूझबूझ और थोड़ी तैयारी की आवश्यकता होती है। आप घर से आइस–बॉक्स जरूर लेकर चलें। बाहर हॉटल में फ़िज अमूमन उपलब्ध हो ही जाता है। आप फल और सब्ज़ियों को अच्छी तरह धोकर इस बॉक्स में रख सकते हैं। एक या दो दिन का रस भी निकाल कर आइस–बॉक्स में साथ रखें। आप साथ में कुछ प्लेट्स, प्याले, कांटे, चम्मच, चाकू, छोटा ब्लेंडर, इलेक्ट्रिक केटल, सूखे मेवे, चाय, ओटमील आदि जरूर रख लें। अलसी का तेल, पनीर आदि भी आइस–बॉक्स में रखे।

ज़्यादा लम्बा कार्यक्रम हो तो ज्यूसर भी साथ रख लें। आप पनीर और अलसी के तेल को ब्लेंड करके ओमखंड बना ही सकते हैं। आप ठंडे या गर्म दूध में अलसी पीस कर ले सकते हैं। सफर में ख़ूब सूखे मेवे, फल, सलाद ले सकते हैं।

प्रश्न 40 – मैं दिनभर में 2 टेबलस्पून अलसी का तेल और 4 टेबलस्पून पनीर लेता हूँ। मैं इससे ज़्यादा नहीं ले पाता हूँ। पनीर से मेरा पेट भर जाता है और इसके बाद मुझे कुछ और खाने की इच्छा ही नहीं रहती है। मुझे क्या करना चाहिए?

उत्तर – मुझे ऐसा लगता है कि आप तेल और पनीर के ओमखंड के साथ इधर–उधर की चीजें भी खाने की कौशिश कर रहे हो। बडविग के अनुसार आपको उनके द्वारा बतलाया गया आहार ही लेना चाहिए। नाश्ते में बडविग ने 3 टेबलस्पून तेल और 6 टेबलस्पून पनीर के मिश्रण में 2 टेबलस्पून पिसी अलसी के साथ ताजे,

प्राकृतिक और जैविक फल, सूखे मेवे, शहद आदि से बना ओमखंड लेने की सलाह दी है।

लंच के लिए अलसी के तेल और पनीर में सेब का सिरका (Apple Cider Vinegar) मिला कर सलाद ड्रेसिंग बनाई जाती है। इसके साथ कच्ची सब्ज़ियाँ मिश्रित आटे की रोटी, थोड़ी दाल, पकी सब्ज़ी आदि ले सकते हैं। लंच के बाद ओमखंड की एक खुराक और लेना चाहिए।

इसके अलावा एक बार सब्ज़ियों का रस और दो बार फलों के रस में पिसी अलसी मिला कर लेनी चाहिए। सायंकालीन भोजन में रसीली सब्ज़ी या शोरबा, सलाद, चावल, मसूर या राजमा लिया जा सकता है। मक्खन के विकल्प के रूप में ऑलियोलक्स का प्रयोग करना चाहिए। यदि आपको कैंसर या अन्य गंभीर रोग है तो आपके लिए यही भोजन श्रेष्ठ है। इस आहार में फल, सब्ज़ियाँ, अन्न, प्रोटीन और स्वास्थ्यवर्धक वसा सभी कुछ है, जो आपके शरीर को चाहिए।

प्रश्न 41 – अलसी और मछली के तेल में क्या फर्क है, जबकि दोनों में ही ओमेगा–3 फैट होता है? अलसी का तेल और पनीर मछली के तेल से बेहतर क्यों माना जाता है? क्या अलसी के तेल की जगह मछली का तेल प्रयोग करना अच्छा नहीं रहेगा?

उत्तर – वसीस मछलियों जैसे ट्राउट, हैरिंग, सरडीन, ऐल्बाकोर, टुना और सालमन में लम्बी लड़ वाले ओमेगा–3 फैटी ऐसिड्स आइकोसापेंटानोइक ऐसिड (EPA) और डोकोसेहेग्जानोइक ऐसिड (DHA) भरपूर होते हैं। अलसी के तेल में 58% अल्फा–लिनोलेनिक ऐसिड (ALA) होता है, जिससे शरीर में ये लम्बी लड़ वाले ओमेगा–3 बनते हैं।

मैं ऐसा नहीं सोचता हूँ। बडविग प्रोटोकोल बिना मछली का तेल दिए ही बहुत प्रभावशाली है। अलसी के तेल में 58% लिनेलेनिक ऐसिड (ALA) होता है। क्या यह संभव है कि इस सारे ए.एल.ए. का कार्य सिर्फ़ लम्बी लड़ वाले EPA और DHA बनाना ही हो।

सच तो यह है कि ए.एल.ए का कार्य सिर्फ़ EPA और DHA ही बनाना नहीं है, ए.एल.ए शरीर के कई चयापचय क्रियाओं के लिए बहुत आवश्यक है। सिर्फ़ ए.एल.ए. को ही आवश्यक वसा अम्ल का दर्जा हासिल है। EPA और DHA आवश्यक नहीं है।

इसे आवश्यक इसलिए कहा जाता है क्योंकि यह हमारे शरीर में नहीं बन सकता है, इसकी अधिकांश मात्रा इसके मूल रूप में ही शरीर में काम आती है। इसलिए बडविग ने बीजों से निकलने वाले तेल की पुरज़ोर वकालत की है। विशेषतः जब इसे सल्फ़रयुक्त अमाइनो एसिड (प्रोटीन) के साथ लिया जाते है, जो कोशिका के चयापचय में विपरीत ध्रुव की तरह काम करता है। और यह युग्म चुम्बक का तरह ऑक्सीजन को कोशिका में खींचता है। नीचे मैं आपको सरल शब्दों में इसकी कार्य प्रणाली को समझाने की कौशिश करता हूँ।

- ए.एल.ए. सभी कोशिका–भित्तियों का अति–आवश्यक हिस्सा है और उसे पर्याप्त तरलता प्रदान करता है।
- ए.एल.ए. सीधा जीन्स से संपर्क करता है और उसे कई तरह के प्रोटीन्स का निर्माण कम या अधिक करने का स्पष्ट सन्देश देता है।
- इसकी कमी से शरीर का विकास धीमा पड़ सकता है।
- यह कोशिका–भित्ति में ऑक्सीजन के परिवहन को प्रोत्साहित करता है।
- यह कोशिका–भित्ति में अपने द्विव–बंध के विद्युत–चुम्बकीय बल से प्रोटीन्स को आकर्षित करके रखता है।

कभी–कभी मछली या कोड लिवर तेल काम में लिया जा सकता है, बशर्ते उसमें कोई मिलावट या खोट नहीं हो। यह ज़रूरी है कि आप सुनिश्चित करलें कि उसे गर्म नहीं किया गया हो, क्योंकि गर्म करने पर उसमें धातक रसायन बन जाते हैं। इसीलिए बडविग ने जानबूझ कर मछली के तेल को अपने प्रोटोकोल में शामिल नहीं किया है। सच तो यह है कि कोड लिवर तेल की प्रोसेसिंग के समय ही इसे बहुत उच्च तापमान पर गर्म किया जाता है, जिसे आणविक संधनन (molecular distillation) कहते हैं। अन्य मछलियों को भी तेल निकालने के लिए बहुत गर्म किया जाता है। इसलिए सिर्फ़ कोल्ड–प्रेस्ड मछली का तेल ही प्रयोग करें।

यदि आपने बडविग की पुस्तकों को पढ़ा है तो आपको याद होगा कि उसके उपचार का सिद्धांत फोटोंस/फ्रिक्वैन्सी पर आधारित है। ए.एल.ए. का महत्व इसलिए भी है कि जब यह दीर्घीकरण और असंत्रप्तिकरण द्वारा स्टेरिडोनिक –> आईकोसाटेट्रोनोइक –> आइकोसा पेंटानोइक–> डोकासाहेग्जानोइक एसिड में परिवर्तित होता है। हर चरण में दीर्घीकरण और असंत्रप्तिकरण होता है, जिसमें विटामिन तथा खनिज की भूमिका बहुत आवश्यक होती है। लड़ को लम्बा करने में हाइड्रोजन (जो पानी से लिया जाता है) और फ्रिक्वेंसी समेत इलेक्ट्रोन की ज़रूरत होती है। यह इलेक्ट्रोनिक ऊर्जा वसा–अम्ल में संचित होती है।

इस फ्रिक्वेंसी के संतुलन से कोशिका–भित्ति की संरचना भी प्रभावित होती है, और कोशिका की क्रियाशीलता बढ़ती है। तनाव और दबाव की स्थिति में विटामिन बी–6 का स्तर भी कम होता है, जिससे डी–6–डी एंजाइम की भी कमी होती है। इसीलिए बडविग ने अपने आहार में बी–कॉम्प्लेक्स के प्राकृतिक और बेहतर स्त्रोत के रूप में न्यूट्रिशनल ईस्ट फ्लैक्स को शामिल किया है।

प्रश्न 42 – एलडी तेल क्या होते है और किस काम में आते हैं? ये कहाँ और कैसे खरीदे जा सकते हैं? मैंने बडविग की पुस्तकें पढ़ी हैं और प्रोटोकोल ले रहा हूँ, लेकिन मैं गैस, पेट फूलने और कब्जी की शिकायत से बहुत परेशान रहता हूँ। आप मुझे क्या सलाह दोगे?

उत्तर – आपको गैस या पेट फूलने की शिकायत इसलिए रहती है, कि आपका भोजन ठीक से पचता नहीं है, बल्कि ख़मीर (अल्कॉहल से) तथा सड़ने (कीटाणु द्वारा प्रोटीन के अपघटन से) अपघटित हो रहा है। इस स्थिति में आप निम्न उपाय करें।

- पाचन में सहायक एंजाइम्स का सेवन ख़ूब करें।
- बडविग द्वारा बतलाये हुए एंजाइम से भरपूर भोज्य पदार्थ अपने आहार में शामिल करें।
- दही का ख़ूब सेवन करे, इसमें भरपूर सजीव प्रोबायोटिक्स होते हैं। (मेरे ख़याल से लेक्टोबेसीलस ऐसिडोफिलस, बी. बाइफिडस और एल. केसेई सबसे अच्छे प्रोबायोटिक माने जाते हैं। दही आप घर पर आसानी से बना सकते हैं। बाज़ार में मिलने वाला दही पाश्चराइज्ड होता है और उसमें हानिकारक शक्कर, एस्पार्टेम (कृत्रिम शक्कर), फ्लेवरिंग्स, एरोमाज़, स्टेबिलाइजर्स और घातक रसायन मिलाए जाते हैं। एस्पार्टेम से मस्तिष्क में कैंसर हो सकता है। प्रोबायोटिक्स हितकारी जीवाणु होते हैं, जो आंतो में गैस बनाने वाले ईस्ट, फफूँद और अन्य बुरे जीवाणुओं को नियंत्रण में रखते हैं।
- भोजन से आधा घंटे पहले पानी पियें।
- भोजन को ख़ूब चबा–चबा कर खायें।
- सादा भोजन करें, बहुत सारे भोज्य पदार्थों को एक साथ नहीं मिलाएं।
- पचने में भारी चीजों से बचें।
- भोजन में यह ध्यान रखें कि स्टार्च और प्रोटीन, स्टार्च और अम्लीय पदार्थ, स्टार्च और फल (केला और ब्लूबेरी को छोड़ कर) को मिला कर नहीं खायें।
- आहार में तरल भोज्य पदार्थ (जैसे फलों के रस) ज़्यादा होने चाहिए।
- भूख लगने पर ही भोजन करे। आवश्यकता से अधिक भोजन नहीं करें।
- हंसें, नाचे, गाएं या उछल कूद करें। अर्थात स्वयं को सक्रिय रखे जिससे आपकी पाचन शक्ति में सुधार हो सके।
- कभी भी गुस्से, चिंता या थकान की स्थिति में भोजन नहीं करें। नकारात्मक भावना पाचन को ख़राब करती है। भोजन हमेशा शांत, प्रसन्न और तनावमुक्त होकर तसल्ली से करना चाहिए। भोजन को प्यार के साथ आनंद लेते हुए करना चाहिए।
- भोजन के पाचन के लिए सूर्य का प्रकाश ज़रूरी है। जहाँ गड़बड़ दिखाई दे, वहाँ (जैसे पेट पर) सूरज की सीधी धूप तकलीफ दूर कर देती है।
- कब्ज़ी के लिए उपरोक्त बदलाव के साथ प्रोबायोटिक दही, ताज़ा फलों के रस और हर्बल चाय का सेवन करें।
- यदि आपको लगता है कि आपके अपच का मुख्य कारण अलसी का तेल और पनीर है तो निम्न बिंदुओं फर ध्यान रखते हुए उचित बदलाव करें।
- पनीर और तेल का अनुपात 1:2 होना चाहिए। यदि आप पनीर की मात्रा ज़्यादा ले रहे हैं तो उसे कम करें।
- हमेशा जैविक, अनपाश्चराइज्ड लो–फैट पनीर प्रयोग करें।
- आप दही का पनीर (Yogurt Quark) प्रयोग करके देखें। दही को लटका कर उसका पनीर बनाया जा सकता है।

प्रश्न 43 – मैंने इस प्रोटोकोल को एकरसता (Monotonous) और नीरसता के कारण छोड़ बीच में ही दिया (क्योंकि मैं कहीं डिनर पर भी नहीं जा पाता था) और मेरी गांठे फिर से बढ़ने लगी है?

उत्तर – मुझे अफसोस है कि आप पटरी से उतर गए और कैंसर ने फिर से बढ़ना शुरू कर दिया है। ऐसा अनर्थ मत कीजिये। आप तुरंत उपचार के सही पथ पर आ जाइये। ऐसा भी नहीं है कि आप बाहर डिनर ले ही नहीं सकते, बस आपको सही व्यंजनों का चुनाव करना है।

प्रश्न 44 – मैं बडविग आहार ले रहा हूँ, लेकिन रेडियेशन के कारण मेरी आंते एकदम कमज़ोर हो गई हैं। अलसी का तेल और पनीर भी मुझे बहुत तकलीफ देता है। मुझे पेट में तेज़ दर्द होता है। मैं क्या करूँ?

उत्तर – आप स्वास्थ्यवर्धक और हितकारी ओमेगा–3 को अच्छी तरह पचाने और अवशोषण करने के लिए आप निम्न निर्देशों का पालन करें।

- आप एलडी तेल की मालिश और ऑयल पेक प्रयोग करे।
- नियमित अलसी के तेल या एलडी तेल का एमीना लेना शुरू करें।
- हमारे भोजन का काफी हिस्सा मुँह और भोजन नली द्वारा ही अवशोषित होता है। इसलिए आप अलसी के तेल और पनीर के मिश्रण को थोड़ा सा मुँह में लेकर देर तक ख़ूब चबायें और फिर निगलें। अब कुछ पल रुक कर दूसरा निवाला ग्रहण करें। इससे भोजन मुँह और भोजन नली की के संपर्क में अधिक रहेगा और भोजन का अवशोषण अधिक से अधिक होगा और आपके आमाशय पर भोजन को पचाने का बोझ कम हो जाएगा। इस तरह चबा–चबा कर धीरे–धीरे भोजन करने से बहुत फर्क पड़ता है।
- ख़ूब निर्मल पानी पिएं। हमेशा अलसी के तेल और पनीर का मिश्रण बडविग के निर्दोशानुसार ताज़ा बनाएं।

प्रश्न 45 – क्या बडविग प्रोटोकोल में पॉ डार्को और इसियक चाय ली जा सकती है?

उत्तर – बडविग ने अपनी किसी पुस्तक में पॉ डार्को और इसियक चाय के बारे कुछ नहीं लिखा है। इसका यह मतलब भी नहीं है कि इनका प्रयोग नहीं करना चाहिए। बडविग ने अपने उपचार में जड़ी–बूटी और हर्बल चाय का समावेश किया है। ये भी हर्बल चाय ही तो हैं। इसलिए इन्हें लेने में कोई दिक्कत नहीं होना चाहिए। पॉ डार्को टेबेबुइया ऐवीलेनेडी या इम्पीटिग्नोसा प्रजाति (Tabebuia Avellanedae or Impetignosa species) के तने से तैयार की जाती है।

प्रश्न 46 – बडविग उपचार में पनीर को प्रयोग करने वास्तविक कारण क्या है। मैंने पढ़ा है कि यह अलसी के तेल का अवशोषण बढ़ाता है। यह कैसे कार्य करता है ?

उत्तर – यह सही है कि पनीर अलसी के तेल का पाचन और अवशोषण बढ़ाता है और तेल को पानी में घुलनशील बनाता है।

लेकिन यह कुछ और भी करता है। पनीर में विद्‌यमान सल्फ़रयुक्त अमाइनो एसिड्स और अलसी के तेल में विद्‌यमान आवश्यक वसा–अम्ल एक दूजे से विशेष अनुराग रखते हैं और एक दूजे का आलिंगन लेते हैं। इनका यह जुड़ाव या आलिंगन बाहर मिश्रण में ही नहीं अपितु शरीर में भी देखने को मिलता है। ये कोशिका–भित्ति समेत स्वस्थ ऊतकों का निर्माण करते हैं। इस जोड़े में से किसी एक की भी गंभीर कमी होने पर कई विकार हो सकते हैं।

19 वीं शताब्दी में (जब बडविग पैदा भी नहीं हुई थी) जानवरों पर कुछ प्रयोग किए गए थे, उन्हे प्रोटीन रहित परंतु फैट्स से भरपूर भोजन दिया गया। कुछ समय बाद वे जानवर मरना शुरू हो गए। लेकिन जब उन्हें अलसी का तेल और प्रोटीन साथ दिया गया तो वे स्वस्थ और तंदुरुस्त होने लगे। यह कितनी अजीब बात है कि इतनी महत्वपूर्ण जानकारी को अनदेखा या भुला दिया गया। बडविग ने इन जानकारियों के महत्व को समझा और शोध को आगे बढ़ाया। विज्ञान इसी तरह आगे बढ़ता है। बडविग ने अपनी किताबों में इन पुराने शोधकर्ताओं की उपलब्धियों को पर्याप्त स्थान दिया है।

प्रोटीन और लिनोलेनिक अम्ल का विज्ञान कुछ तो जीवरसायन पर आधारित है। लेकिन इसे पूरी तरह समझने के लिए हमें बडविग की आँखों से इसके विद्‌युत–चुम्बकीय पहलू और क्वांटम भौतिकी के सिद्‌धांतों के अनुसार फोटोंस और सूर्य के इलेक्ट्रोंस के परस्पर संबंध को देखना पड़ेगा। वह विज्ञान के इस नवजात विषय की पारंगत थी। इन्होंने अकेले इस विषय पर गहन शोध किए हैं और इस विषय को मनुष्य के शारीरिक और आध्यात्मिक स्वास्थ्य से संबंधित किया है। दुर्भाग्यवश उनके बाद कोई वैज्ञानिक इस महान विषय पर कार्य करने का साहस नहीं जुटा पाया।

जैसे जैसे पौधा बढ़ता है, फोटोंस और सूर्य के इलेक्ट्रोंस पौधे और बीज में संचित होते हैं। बडविग के अनुसार अलसी के तेल में विद्‌यमान आवश्यक वसा–अम्ल में ये सूर्य के इलेक्ट्रोंस बहुत अधिक मात्रा में संचित रहते हैं, और उन्हें ऋणात्मक विद्‌युत आवेश देते हैं।

इसके विपरीत सल्फ़रयुक्त अमाइनो एसिड्स में घनात्मक आवेश होता है। यह दिव–ध्रुवता (Bipolarity) मनुष्य के ऊतकों के विद्‌युत सर्किट की कारक है। अलसी का तेल इलेक्ट्रोन दानकर्ता है।

इन्हीं विपरीत ध्रुवों के कारण इलेक्ट्रोंस का प्रवाह होता है और विद्‌युत क्षेत्र बनता है, जिन्हें बडविग इलेक्ट्रोन क्लाउड कहती हैं। ये ऊर्जा का संचय करते हैं और ज़रूरत पड़ने पर ऊर्जा उपलब्ध करवाते हैं। शरीर में यह इलेक्ट्रोनिक ऊर्जा जितनी अधिक होगी मनुष्य उतना ही स्वस्थ होगा।

हमारे शरीर में ये सूर्य के इलेक्ट्रोंस (इनका मूल सूर्य होने के कारण) सूर्य से आने वाले फोटोंस/इलेक्ट्रोंस के साथ गुंजन (resonate) करते हैं और उन्हें सूर्य की किरणों

से सीधे खींच लेते हैं। इससे हमारे शरीर में ऊर्जा का स्तर और बढ़ जाता है और स्वास्थ्य तथा आरोग्य की प्राप्ति में सुधार होता है। यह जीवन–ऊर्जा स्वास्थ्य के लिए ही नहीं अपितु जीवन के लिए भी नितांत आवश्यक है। बडविग ने इस जीवन–ऊर्जा को एंटी–एंट्रोपी घटक (Anti-entropy factor) के नाम से परिभाषित किया है। बीमार व्यक्ति में यह बहुत क्षीण होती है। मृत शरीर में यह शून्य हो जाती है। यह विद्युत ऊर्जा या जीवन ऊर्जा ही आत्मा या जीवन है।

कीमोथेरेपी (जिसका उसने हमेशा से कठोरता से विरोध किया है) ले रहे रोगी के लिए बडविग ने यह सलाह दी है।

कीमो से आपको उबकाई या मिचली आती है। यदि कीमो के बाद आप भोजन करते हो तो भोजन को देखते ही आपको उबकाई आने लगती है। यदि आपको उबकाई आ रही हो तो कभी भी अलसी का तेल और पनीर मत खाना, वर्ना जब भी आप पनीर खाओगे आपको उबकाई जरूर आएगी।

प्रश्न 47 – मेरे एक अजीज को कैंसर के कारण बहुत तेज़ दर्द रहता है। मैं उसके दर्द को ठीक करने के लिए क्या करूँ क्योंकि दर्द निवारक प्रोटोकोल के असर को कम करते हैं?

उत्तर – बडविग ने लिखा है कि अधिकांश दर्द निवारक उपचार के प्रभाव को बुरी तरह बाधित करते हैं। इसलिए कीमो या हार्मोन्स की तरह उनका प्रयोग भी नहीं करना चाहिए। भगवान का शुक्र है कि दर्द निवारण के लिए दवाओं अलावा भी कई वैकल्पिक उपचार मौजूद है।

प्रश्न 48 – मेरी मां को जल्दी ही डीहाइड्रेशन हो जाएगा, क्योंकि उसे बहुत दिनों से बार–बार दस्त की शिकायत हो रही है। क्या हमें अलसी का तेल और पनीर की मात्रा कम करनी चाहिए? या हमें उसे चावल और फाइबर (कुट्टू तथा ओटमील) देना चाहिए?

उत्तर – क्या वह बडविग के बताए अनुसार पिसी हुई अलसी ले रही है। कई बार यदि रोगी पर्याप्त पानी नहीं पीता है तो अलसी से उसे कब्जी भी हो सकती है। केला भी कब्जी करता है। उसे चारकोल पावडर खिला सकते हैं, यह पेट को अंदर से स्पंज की तरह साफ़ करेगा। इसबगोल की भुस्सी पानी में मिला कर दे सकते हैं।

क्या आपकी मां सूर्य की धूप ले रही है, हो सके तो सूर्य की किरणें सीधी उसके पेट पर पड़ने दें। रंग चिकित्सा भी प्रभावशाली है। पेट पर नीला प्रकाश हितकारी रहता है।

प्रश्न 49 – मैंने अपने डॉक्टर को जोहाना बडविग के कैंसर उपचार के बारे में बताया तो उसने कहा कि उसने बडविग का कभी नाम ही नहीं सुना है और कहा कि यदि उसने कोई प्रामाणिक खोज की होती तो उसे मेडीकल कॉलेज में पढ़ाया जाता?

उत्तर –वैज्ञानिक खोज की डगर बहुत लम्बी और कठिन होती है। जिसे आज हम उपचार (जैसे विटामिन–सी से स्कर्वी का उपचार होता है) कहते हैं, उसके खोजने और विकसित करने में सैंकड़ों वर्ष लग जाते हैं। चेशायर कैट ने कहा है कि यदि आपको

मालूम नहीं है कि आपको जाना कहाँ है तो कोई भी सड़क आपको वहाँ पहुँचा देगी। आज चिकित्सा विज्ञान विशेषतः कैंसर चिकित्सा में भी यही हो रहा है। आपको कोई भी सड़क पकड़ लेनी है। उपचार की डगर पर तो किसी को जाना ही नहीं है, लक्षण को दबाने के लिए कुछ रसायन ही तो देने हैं। जो किसी भी डगर पर मिल जाएंगे। फिर आज के असहाय और मूक रोगी कुछ कहने की स्थिति में भी नहीं होते हैं।

एक उदाहरण गौर करने लायक है। तेलों के हाइड्रोजनेशन प्रक्रिया की खोज और एफ.डी.ए. द्वारा यह स्वीकार करने कि हाइड्रोजनेशन हमारे लिए घातक तथा जानलेवा है और ओमेगा–3 फैटी एसिड हमारे लिए अच्छे हैं, एफ.डी.ए. ने 92 वर्ष लगाये। (credits: C.C., Long Beach, CA)

प्रश्न 50 – क्या खुबानी के बीज या लेट्रियल (Vitamin B17) **बडविग प्रोटोकोल के असर को कम करते है?**

उत्तर – बडविग ने अपनी किसी भी पुस्तक में विटामिन वी–17 या एमिग्डेलिन/लेट्रियल/नाइट्रिलोसाइड का ज़िक्र नहीं किया है।

हाँ, हम यह अवश्य जानते हैं कि लेट्रियल प्रकृति में विद्यमान कई फलों और बीजों में पाया जाता है। जिनमें से कई भोज्य पदार्थ बडविग आहार में दिये जाते हैं। यहाँ तक कि अलसी भी विटामिन बी–17 का अच्छा स्त्रोत है। अलसी के लिनिमेरिन तत्व में बी–17 होता है। खुबानी विटामिन बी–17 का सर्वोत्तम स्त्रोत है। बी–17 कैंसररोधी है। इसलिए खुबानी के बीज बडविग आहार में बी–17 के स्त्रोत के रूप में लिए जा सकते हैं।

प्रश्न 51 – क्या आप मुझे बताएंगे कि रोज़ लगभग एक कप पनीर (भले ही वह लो–फैट दूध से बनाया जाता है) खाने से हमारा कॉलेस्टेरोल तो नहीं बढ़ेगा?

उत्तर – मुझे इस प्रश्न पर हँसी आ रही है। सबसे पहले तो ध्यान देने योग्य बात यह है कि भोजन में पाये जाने वाला कॉलेस्टेरोल रक्त में पाये जाने वाले कॉलेस्टेरोल के स्तर पर कोई प्रभाव नहीं डालता है। यह एक सत्यापित तथ्य है।

दूसरा कॉलेस्टेरोल का बढ़ना बुरी बात नहीं है, बल्कि अच्छा संकेत है। जब तक आपके कुल कॉलेस्टेरोल और एच.डी.एल. कॉलेस्टेरोल का अनुपात 3.5 से कम है चिंता की कोई बात नहीं है।

आपके शरीर में हर हार्मोन कॉलेस्टेरोल से बनता है। सच्चाई तो यह है कि कॉलेस्टेरोल कम होना मृत्यु का जोख़िम घटक है, खासतौर पर यदि आप स्टेटिन प्रजाति की दवा ले रहे हों।

स्टेटिन दवा के कुप्रभाव स्थाई यकृत और वृक्क क्षति, स्मृतिदोष आदि हैं। यदि आपका कुल कॉलेस्टेरोल 300 मिलि ग्राम से कम है तो आपको घबराने की कोई बात नहीं है। कॉलेस्टेरोल एक मिथ्य या झूँठा हव्वा है, जिसे दवा निर्माता, एफ.डी.ए. जैसे चिकित्सा संस्थान और सरकारों ने हाइड्रोजनेटेड तेल $$मार्जरीन$$ निर्माता को

लाभान्वित करने के लिए खड़ा किया है। हाइड्रोजनेटेड तेल $$मार्जरीन$$ निर्माता हमेशा अच्छे ओमेगा–3 फैटी एसिड्स और स्वस्थ्यवर्धक प्राकृतिक तेल, नारियल तेल और जीव वसा (जो यकृत और स्वास्थ्य के लिए फायदेमंद हैं) को बदनाम करते हैं। हार्मोन्स के निर्माण के अलावा कॉलेस्टेरोल शरीर में कई महत्वपूर्ण कार्य करता है, जैसे यह पित्त–लवण (Bile Salts) बनाता है, जो वसा के पाचन और खनिज तत्व के अवशोषण के लिए बहुत आवश्यक है। मस्तिष्क में भी 40% कॉलेस्टेरोल होता है। कॉलेस्टेरोल बढ़ने का एक कुप्रभाव प्रसन्न रहना भी है। कॉलेस्टेरोल कम होने पर आपको बहुत सारी दवाइयां खानी पड़ेगी। जिनका कॉलेस्टेरोल कम होता है, वे जल्दी वृद्ध होते हैं।

कॉलेस्टेरोल को बदनाम करना एक सोची समझी रणनीति है। इसके पीछे वही लोग हैं जो रिफाइंड तेल और वनस्पति घी से खाद्य उत्पाद बना कर करोड़ों अरबों कमा रहे हैं। ये वही लोग हैं जो पानी में फ्लोराइड, मुँह में पारा (Mercury), भोजन में प्रिजरवेटिव्ज तथा प्लास्टिक, बर्तनों में कैंसरकारी टेफ्लोन (Perfluoroctanoic acid) और हथियारों तथा सिपाहियों के शरीर में यूरेनियम मिला रहे हैं।

कॉलेस्टेरोल का बढ़ना सचमुच चिंता का विषय नहीं है। हम आपको बतला देते हैं कि 50% हार्ट अटेक उन लोगों को होता है जिनका कॉलेस्टेरोल सामान्य या कम होता है। यदि आप सचमुच जानना चाहते हैं कि आपकी धमनियों में प्लॉक तो नहीं जमा है तो आपको सी.आर.पी. (CRP) और होमोसिस्ट्रीन की जांच करवानी चाहिए। ये जांच हृदय रोग की बेहतर जानकारी देते हैं।

प्रश्न 52 – क्या बडविग प्रोटोकोल में स्टेविया प्रयोग कर सकते हैं?

उत्तर – स्टेविया रिबॉडियाना पौधे से स्टेवियोसाइड नामक मधुर तत्व निष्कासित किया जाता है। इसे जापान, पेरागुआ और कुछ अन्य देशों में लो–कैलोरी मिठास के रूप में प्रयोग किया जाता है। यह सुक्रोज से 300 गुना अधिक मीठा होता है। यह सरल और सुरक्षित जड़ी–बूटी है और बडविग प्रोटोकोल में प्रयोग की जा सकती है।

प्रश्न 53 – हमारे यहाँ सर्दियों अक्सर बादल छाये रहते हैं, सूर्य बहुत कम निकलता है। क्या सूर्य प्रकाश की इस कमी को पूरा करने का कोई उपाय है?

उत्तर – बडविग ने सूर्य के प्रकाश के महत्व पर बहुत ज़ोर दिया है। लेकिन वे अल्ट्रा–वायलेट बल्ब के प्रयोग के विरुद्ध थी। हां वे रूबी लेजर जरूर प्रयोग करती थीं। उन्होंने यह भी कहा है कि भले धूप न निकले लेकिन आपको दो बार बाहर निकल कर प्रकाश का सेवन करना चाहिए। क्योंकि बादलों से छन कर ही सही सूर्य की थोड़ी रोशनी तो आती ही है। उन्होंने तो यहाँ तक लिखा है कि भले रोगी बेहाशी की अवस्था में हो, लेकिन उसे व्हील चेयर पर बिठा कर दिन में दो बार खिड़की तक तो ले जा ही सकते हैं, जहाँ थोड़ी बहुत धूप आ रही हो।

प्रश्न 54 – अभी मेरी कोलोनोस्कोपी हुई है और मेरी आंत में कैंसर की गांठ का आकार बढ़ा है। डॉक्टर ने मुझे सर्जरी करवाने के लिए कहा है। मैं पूरी भावना से प्रोटोकोल ले रहा

हूँ। धूप सेवन, व्यायाम और विश्राम कर रहा हूँ। आध्यात्मिक दृष्टि से सकारात्मक महसूस करता हूँ और कई हफ्तों से दस्त में खून भी नहीं आया है। मुझे कोई तकलीफ नहीं है मेरे खून टेस्ट (सीईए) भी ठीक हैं। मुझे आश्चर्य है कि मेरी गांठ क्यों बढ़ी है और क्या मुझे सर्जरी करवा लेनी चाहिए?

उत्तर – डॉ. बडविग ने "डैथ ऑफ अ ट्यूमर" में पृष्ठ संख्या 141 पर लिखा है कि इस उपचार से कई बार रोगी की स्थिति में काफी सुधार आने के बावजूद शुरू में उसकी गांठे बढ़ती हैं। यह चिंता का विषय नहीं है। इस स्थिति में इंतजार करना ही श्रेष्ठ है, धीरे–धीरे गांठ छोटी होने लगेगी।

प्रश्न 55 – क्या बडविग आहार में जैतून का तेल प्रयोग में लिया जा सकता है?

उत्तर – जैसा कि आपने कई जगह पढ़ा होगा, जैतून का तेल बडविग आहार में प्रयोग नहीं किया जाता है। अपनी किसी भी पुस्तक में उसने इस तेल को प्रयोग करने की सलाह नहीं दी है। जैतून का तेल में मोनो असंतृप्त वसा–अम्ल होते हैं। ये आवश्यक नहीं माने जाते। बडविग ने अलसी, सूर्यमुखी और अखरोट का तेल प्रयोग करने की अनुमति दी है। ये सारे तेल भी कोल्ड–प्रेस्ड और अनप्रोसेस्ड होने चाहिए। जब आप कहीं बाहर जाएं और आपको कोई अन्य तेल नहीं मिले तो ऐसी स्थिति में जैतून का तेल काम में लिया जा सकता है।

प्रश्न 56 – मैं बडविग प्रोटोकोल ले रहा हूँ, मुझे लगता है कि मुझे अलसी के तेल से ऐलर्जी हो गई है। जब मैं अलसी का तेल लेता हूँ तो मेरी धड़कन तेज़ हो जाती है, श्वास–कष्ट और छाती में जकड़न होती है। मुझे क्या करना चाहिए? क्या इस ऐलर्जी का कोई उपचार है? क्या मुझे कोई दूसरा तेल प्रयोग करना चाहिए?

उत्तर – इसके साथ ही तेल की गुणवत्ता पर भी ध्यान दें। तेल जैविक और ताज़ा होना चाहिए, इसमें कोई कड़वापन या दुर्गंध नहीं आनी चाहिए।

डॉ. हुडका क्लार्क के अनुसार यकृत की सफाई (liver Cleansing) करने से से ऐलर्जी दूर हो जाती है। ई.एफ.टी. भी सहायक सिद्ध होती है।

प्रश्न 57 – मैं दो सप्ताह से पूरी ईमानदारी से बडविंग प्रोटोकोल ले रहा हूँ। लेकिन अलसी के तेल और पनीर लेने से मेरा पूरा शरीर दर्द करने लगा है। त्वचा एकदम सूखी हो गई है, अंगुलियों में छाले हो गए हैं और दिमाग अस्तव्यस्त रहता है। मैंने सुना है कि अलसी का तेल लेने से ओमेगा–6 की कमी हो जाती है, जिसके कारण त्वचा कागज जैसी सूखी हो जाती है और जोड़ों में दर्द रहता है। क्या मुझे भी ओमेगा–6 की कमी हो गई है?

उत्तर – यह सच है कि कुछ लोगों को स्वस्थ ओमेगा–6 की आवश्यकता ज़्यादा होती है और इसकी कमी से उन्हें कुछ तकलीफ़ होती है। इसका समाधान यही है कि आप अपने आहार में ओमेगा–6 की मात्रा (लेकिन ख़राब हाइड्रोजनेटेड फैट्स, तले हुए

व्यंजन, और बाज़ार में उपलब्ध वनस्पति तेल के रूप में कभी नहीं) बढ़ाइये, ताकि आपके शरीर में वसा अम्लों का संतुलन ठीक हो जाए।

इसके लिए बेहतर विकल्प यही है कि आप अलसी के तेल में गांजे की बीज का कोल्ड–प्रेस्ड तेल (Hemp Seed Oil) मिला लें। हेम्पसीड ऑयल में ओमेगा–6 अपेक्षाकृत अधिक होता है, इलसिए इसे मिलाने से ओमेगा–3 और ओमेगा–6 का अनुपात ठीक हो जाता है।

प्रश्न 58 – बडविग उपचार में क्या सिर्फ़ पिसी अलसी से काम चल सकता है या मुझे अलसी का तेल भी लेना ज़रूरी है? मैं अलसी के बीज लेना ज़्यादा पसन्द करता हूँ। इससे मुझे इसके पूरे तत्व और फाइबर भी मिल जाते है। लेकिन हर जगह अलसी के तेल का प्रयोग करने बात कही गई है। क्या आप मेरा संदेह दूर करेंगे?

उत्तर – यदि कोई स्वस्थ व्यक्ति बडविग प्रोटोकोल लेना चाहता है, तो अलसी के बीज लेने से कोई फर्क नहीं पड़ता। अलसी में किस्म के अनुसार 30–42% तेल होता है (अर्थात मोटे तौर पर तिहाई)। लेकिन यदि आपको कैंसर या अन्य गंभीर रोग है तो तेल की काफी मात्रा लेनी पड़ती है, यदि तेल के बदले में आप सिर्फ़ अलसी ही लेना चाहें तो उससे तीन गुना अलसी का मात्रा लेना पड़ेगी। यह मात्रा इतनी अधिक होती है कि आपका पेट ही भर जाएगा और आप प्रोटोकोल के बाकी व्यंजन नहीं ले पायेंगे। और उपचार का महत्व ही ख़त्म हो जाएगा।

बडविग ने भी कहा है कि स्वस्थ व्यक्ति में अलसी का तेल ग्रहण करने का आसान तरीका पिसी अलसी का सेवन है, क्योंकि पिसी अलसी का पाचन और अवशोशण बहुत आसानी से होता है। इसीलिए अंतरिम आहार में तेल की जगह पिसी अलसी का प्रयोग किया गया है।

प्रश्न 59 – मेरे और कुछ अन्य लोगों के अनुभवों के आधार पर बडविग प्रोटोकोल किसी भी गंभीर रोग का उपचार कर सकता है। क्या मैं सही हूँ?

उत्तर – मेरे खयाल से यह थोड़ा साहसिक बयान है। शायद बडविग भी इससे सहमत नहीं होगी। बडविग ने कहा है कि इस उपचार की सफलता रोगी की भावनात्मक स्थिति के अलावा कई पहलुओं पर निर्भर करती है। उनके अनुसार रोगी को शरीर, मन और आत्मा की एक संयुक्त और संपूर्ण इकाई के रूप में देखा जाना चाहिए। जैसा हम खाते हैं, वैसा ही हमारे शरीर का भौतिक आयाम बनता है। बडविग प्रोटोकोल संपूर्ण मनुष्य के उपचार की विधा है, जिसमें भावना, मन, आध्यात्मिकता, व्यायाम आदि पहलुओं पर भी बडविग ने पूरा ध्यान दिया है।

हमारे विचार, विश्वास, भावनाएँ बहुत महत्व रखती हैं। हमारे विश्वास की शक्ति कई बार दवा से बेहतर काम करती है। रोगी की तीव्र इच्छाशक्ति और ठीक होने का विश्वास रोगी के उपचार में उत्प्रेरक की तरह काम करता है।

प्रश्न 60 – क्या कुछ ऐसे पूरक तत्व या उपचार हैं जिन्हें बडविग उपचार के साथ लिया जा सकता है? मैंने यह भी पढ़ा है कि एंटीऑक्सीडेंट्स बडविग प्रोटोकोल पर बुरा प्रभाव डालते है। लेकिन मैं साथ में कुछ ऐसे उपचार भी लेना चाहता हूँ जो बडविग प्रोटोकोल पर बुरा असर भी नहीं डालें। कृपया, बतलाइये?

उत्तर – आपको ज्ञात होना चाहिए कि यह उपचार पूर्णतः प्राकृतिक है। फिर भी मेरे विचार से आप निम्न उपचार ले सकते हैं।

सबसे महत्वपूर्ण पूरक तत्व जीने और ठीक होने की तीव्र इच्छा शक्ति है। आपके मन में जीने का एक उद्देष्य होना चाहिए। सकाररात्मक सोच, कल्पना (मैं ठीक हो रहा हूँ और मैं स्वस्थ हूँ), मानस–दर्शन (Visualization), आध्यात्मिक शक्ति आदि बहुत ज़रूरी है। आपकी वाणी और विचार एक विजेता की तरह होना चाहिए।

अगला पूरक तत्व खनिज और विरले तत्वों से भरपूर जैविक सीवीड (seaweed) है। इसमें सेलेनियम समेत अनेक खनिज तत्वों के साथ आयोडीन भी होती है जो भारी टॉक्सिक धातुओं जैसे पारा और लेड आदि का विसर्जन करती है, थायरॉयड ग्रंथि को स्वस्थ रखती है और शरीर की प्रतिरोधक क्षमता बढ़ाती है।

ऐलोवेरा, गेहूँ का ज्वारा, स्पेरुलिना, क्लोरेला आदि बहुत अच्छे और प्राकृतिक पूरक तत्व है।

चीगोंग, ई.एफ.टी., ध्यान, प्रार्थना, सूर्य नमस्कार, ठहाके लगा कर हंसना, नाचना आदि बहुत प्रभावशाली हैं।

बडविग प्रोटोकोल के अनुभव और प्रशंसा पत्र

बडविग की पुस्तक कैंसर – द प्रोबलेम एंड द सोल्यूशन से लिए गए कुछ पत्र

जर्मनी के नियमों के अनुसार ये सारे मूल पत्र इस पुस्तक के प्रकाशक के पास सुरक्षित रखे हुए हैं।

*** पत्र संख्या 1 ***

66 सारब्रुकन 1
27.5.1983
इंटर क्रांकिनवर्सिकेरुंग ऐ.जी. सारब्रुकन 14
6600 सारब्रुकन 1

संदर्भ पॉलिसी नं. .... मेरी पत्नी मारिया किर्चनर

श्रीमान,

सन् 1982 के आखिर में मेरी पत्नी के लिम्फनोड की जांच हुई थी, जिसमें कैंसर मेटास्टेसिस होने की जानकारी मिली थी। उसके बाद में हुए चेक–अप में ब्रेस्ट मिल्क डक्ट और फेलोपियन टयूब में भी मेटास्टेसिस पाये गए थे। हमें बताया गया था कि अब मेरी पत्नी का उपचार संभव नहीं है, सिर्फ़ यह कहा गया था कि कीमोथेरेपी देने से उसकी उम्र 6–8 महीने बढ़ सकती है, लेकिन इसके बहुत साइड इफेक्ट्स भी होंगे। इसलिए हमने कीमो के लिए स्पष्ट मना कर दिया।

फिर हमने वैकल्पिक चिकित्सा करवाने का विचार बनाया और इस बारे में मालूमात की तो किसी ने हमें बडविग उपचार के बारे में बतलाया। 10 वर्ष पहले सालुइस नाम की एक महिला ने सारकोमा नामक कैंसर का उपचार डॉ. बडविग से करवाया था। वह आज पूरी तरह स्वस्थ है। जनवरी 1983 से मेरी पत्नी डॉ. बडविग से उपचार ले रही है। कोर्ट ने ऐसे आदेश निकाले हैं कि कैंसर का रोगी वैकल्पिक उपचार भी ले सकता है और जिसके खर्चे का भुगतान इंश्योरेंस कम्पनी ही करेगी। इसलिए मैं आपको खर्चों के सारे बिल संलग्न कर रहा हूँ। मैं आपसे निवेदन करता हूँ कि मुझे इस बिल का भुगतान 6 हफ्ते में कर दिया जाए। मैं उम्मीद करता हूँ कि आप भी व्यर्थ कानूनी विवाद से बचना चाहेंगे। ईश्वर की कृपा से मेरी पत्नी डॉ. बडविग के उपचार से स्वस्थ महसूस कर रही है और मैं उसके उपचार में व्यस्त रहता हूँ।

भवदीय,

फ्रिट्ज किर्चनर
जर्ग हुल्फ हुसुमर स्ट्रीट 7
2000 हेम्बर्ग 20

*** पत्र संख्या 2 ***

सेवा में
जनरल ओर्ट्सक्रानकेनकास हेम्बर्ग,
कायज़र विल्हेम–स्टीट 93–2000 हेम्बर्ग 36,
हेम्बर्ग, 11 जुलाई, 1993

मान्यवर,

आपके दस्तावेजों के अनुसार सितंबर, 1980 में मुझे बांये ऑर्बिटल ऐरिया में एडीनॉयड सिस्टिक कार्सिनोमा ऑफ टियर डक्ट डायग्नोस हुआ था। इसके लिए मेरी सर्जरी हुई और बांई आंख निकाल ली गई। लेकिन सितंबर, 1980 के बाद मुझे रिलेप्स हो गया और ओशसीनजोल हॉस्पीटल के ऑरल और मेग्ज़ीलोफेशियल सर्जरी विभाग के डॉ. एम. ने मेरी फिर से सर्जरी की। मेरी दूसरी आँख में भी कैंसर के फैलने का डर बना हुआ था, इसलिए मैंने डॉ. बडविग का स्थापित उपचार लेने का निर्णय किया। यह उपचार वैज्ञानिक तथ्यों पर आधारित है, कई मेडीकल जरनल्स में प्रकाशित हुआ है और डॉ. बडविग ने देश–विदेश में कई प्रजेंटेशन दिये हैं। इस उपचार से मुझे निम्न लाभ मिले हैं।

1. मेरे घाव आश्चर्यजनक ढंग से बहुत जल्दी ठीक हुए हैं।
2. मेरी दूसरी आँख की नजर में सुधार आया है। मैं पहले 5.8 नं. का चश्मा लगाता था, अब 4.6 नं. का लगाता हूँ।
3. मेरे पहले ऑपरेशन के बाद माथे के बाल उड़ गए थे, जो अब फिर से आ गए हैं।
4. इतने कम समय में मेरा ब्लडप्रेशर ठीक हो गया है।
5. मैंने काम पर जाना शुरू कर दिया है। मैं तन और मन से बहुत स्वस्थ महसूस कर रहा हूँ।
6. मेर पहली सर्जरी के पहले कभी–कभी सिर में माइग्रेन का दर्द होता था, लेकिन अब बहुत कम होता है और दवा लेने की ज़रूरत भी नहीं पड़ती है।
7. मेरे दांत में इन्फेक्शन था और बहुत दर्द करता था। वह भी बिना किसी इलाज के ठीक हो गया है।
8. मेरा पूरा परिवार भी ऑयल–प्रोटीन डाइट ले रहा है। मेरी पत्नी को वेजीटेटिव डिसटोनिया की तकलीफ थी, जिसके लिए हम कई सालों से इलाज भी करवा रहे थे, पर कोई फ़ायदा नही हुआ था। इस डाइट से उसका यह रोग भी ठीक हो गया है और साथ में उसकी कब्ज़ी भी मिट गई है।

मैंने यह उपचार डॉ. बडविग की देखरेख में लिया है।

आप मुवावजे के रूप में मुझे इस उपचार पर हुआ पूरा खर्चा देने का श्रम करें। कोर्ट के नियमानुसार आप यह भुगतान मेरे खाते में 15 अगस्त, 1983 तक जमा करवा दें।

धन्यवाद।

जोर्ग हल्फ
मन्स्टरप्लेट्ज 45
79 उल्म–डेनेऊ
संलग्न – खर्चों के सारे बिल आदि

*** पत्र संख्या 3 ***

ओर से
फ्रिट्ज़ ज़ीलर
मुंस्टरप्लॉट्स 45
79 उल्म–डोनाओ

सेवा में
श्री एंत्जे ह्यूबर,
स्वास्थ्य मंत्री,
24 जनवरी, 1981

आदरणीय मंत्री महोदय,

कल 23 जून, 1981को सुदवेस्ट पत्रिका में "लिटिल सक्सेस इन द फाइट अगेन्स्ट कैंसर" नाम से एक लेख प्रकाशित हुआ है। इसमें कहा गया है कि असेम्ब्ली में इस वर्ष के पहले सत्र में आपने कैंसर रिपोर्ट में लिखा है: "कैंसर से लड़ने की दिशा में हो रही शोध में कोई विशेष प्रगति नहीं हो रही है। दुर्भाग्यपूर्ण बात यह है कि हमारे देश में हर वर्ष डेढ़ लाख लोग कैंसर से मर रहे हैं।"

इस संदर्भ में कृपया निम्न मामले पर गौर फरमाइये।

मैं कैंसर के लिए हर हर 6 महीने में अपनी जांच करवाता था लेकिन हर बार रिपोर्ट में कुछ नहीं आता था। फिर सन् 1979 के अंत में अपनी तसल्ली के लिए मैंने युनिवर्सिटी के प्रोफेसर को दिखाया। उनकी जांच के अनुसार मझे प्रोस्टेट में कैंसर था। उन्होंने युनिवर्सिटी क्लीनिक में मेरी सर्जरी करके प्रोस्टेट निकाल दी। इसके बाद उन्होंने दूसरी सर्जरी करके मेरे दोनों टेस्टीज भी निकाल दिये। मेरा बोन सिंटिग्राम भी किया गया था, जिसकी रिपोर्ट के अनुसार मेरे पूरे वटीब्रल कॉलम में कई जगह मेटास्टेसिस हो चुके थे।

मेरे ऑपरेशन के बाद डॉक्टर्स ने मेरी पत्नी को बुला कर बताया कि मेरी स्थिति बहुत ख़राब है, कैंसर पूरे वर्टीब्रल कॉलम में फैल चुका है और मेरी दो साल की जिंदगी और बची है। हॉस्पीटल से डिस्चार्ज होने के बाद मैं एक महान प्राकृतिक चिकित्सक से उपचार लेने लगा। मेरा इलाज करने से पहले वह कैंसर के सैंकड़ों गंभीर और लाइलाज मरीजों का सफलतापूर्वक उपचार आहार चिकित्सा से कर चुकी थी। उसकी आहार चिकित्सा से मुझे एक दम से फ़ायदा दिखना शुरू हुआ।

दो साल बाद मेरा फिर से सिंटिग्राम हुआ है। ताज्जुब की बात यह है स्केन एकदम साफ़ आए हैं और मेटास्टेसिस कहीं भी नहीं दिख रहे हैं।

हाल ही मैंने जर्मन कैंसर एड (German Cancer Aid) को इस महान उपचार के बारे में बताया है और इस सफ़ल उपचार पर शोध करने का आग्रह किया है। कुछ दिनों के बाद जर्मन कैंसर एड ने मुझे जवाब दिया है कि उनकी संस्था सिर्फ़ विज्ञान द्वारा प्रमाणित रिसर्च प्रोजेक्ट्स के लिए ही मंजूरी देती है और धन मुहैया करवाती है। इस बारे में मेरा आपसे कहना है–

लंबे समय से कैंसर पर शोध एक पूर्व नियोजित दायरे, सिद्धांत और दिशा में ही हो रही है। उन वैज्ञानिकों और चिकित्सकों को हमेशा नकारा जाता रहा है जो इन विचारों और सिद्धांत को गलत बताते हैं या इनसे हट कर कुछ सोचना चाहते हैं। मैं और मुझ जैसे अनेक रोगी इस महान वैज्ञानिक और उपचारक के आभारी हैं। दशकों से शोध कर रही इस वैज्ञानिक ने बायोलोजी, कैमिस्ट्री, फिजिक्स और मेडीसिन के सिद्धांतों के आधार पर कैंसर का कारण खोजा है और इस नतीजे पर पहुँची है कि कैंसर एक फैट प्रोब्लेम है और इसे आहार में बदलाव लाकर सफलतापूर्वक ठीक किया जा सकता है। उनके निष्कर्ष अधिकतर ऐलाबपेथी और मार्जरीन के निर्माताओं को बड़े अप्रिय लगते हैं। इन लोगों का इरादा हर कीमत पर सच्चाई की इस मूर्ति का मुँह बंद करना रहा है।

मैं आपसे आग्रह करता हूँ कि आप मेरी रिपोर्ट्स और दस्तावेजों का गहन अध्ययन करें और उचित कार्यवाही करें। हो सकता है आपको कैंसर पर विजय पाने की दिशा में कोई नई सफलता मिल जाए। शोधकर्ता का नाम और पता निम्न लिखित है।

डॉ. जोहाना बडविग,
72550 डाइटर्सवीलर–फ्रुडनस्टेट,
फ़ोन – 07441–7667 फेक्स – 07441–85125

उसने दर्शनशास्त्र और प्राकृतिक विज्ञान में डॉक्ट्रेट की है और फ़िजिक्स और फार्मेसी में स्टेट परीक्षा पास की है। मुझे प्रसन्नता होगी यदि डॉ. बडविग के प्रयासों से कैंसर उपचार की वैकल्पिक विधाओं को प्रमाणिकता दी जाएगी।

फ्रिट्ज ज़ीलर

*** पत्र संख्या 4 ***

मेडीकल डायरेक्टर : डॉ. मेड. डब्ल्यू हेलरिगल
मिस डॉ. जोहाना बडविग,
7291 लौटरबाद
उबर फ्रुडेनस्टाड

आदरणीय डॉ. बडविग,

सादर प्रणाम,

पिछले दिनों आपने मेरी एक रोगी मिसेज हेरियट ...... जन्म 4 दिसंबर, 1931 का उपचार किया। उसकी जांघ पर मेलिगनेंट मेलेनोमा हुआ था, जिसे मई, 1969 में ओहियो के हॉस्पीटल में सर्जरी करके निकाल दिया गया था।

लेकिन सितंबर, 1970 में उसकी कनपटी के लिम्फनोड में मेटास्टेसिस हो गया था, जिसके लिए रेडियोथेरेपी दी गई थी। जनवरी, 1971 उसकी गले में बांई तरफ के लिम्फनोड में भी में मेटास्टेसिस हो गए। इसके लिए भी रेडियो उपचार दिया गया था। मार्च, 1091 में तो उसके पूरे शरीर और पीठ की स्किन में मेटास्टेसिस हो चुके थे।

आपका उपचार शुरू करने के कुछ ही महीनों के बाद उसके सारे लिम्फनोड्स और त्वचा के मेटास्टेसिस ठीक हो गए। साथ ही रक्त के सारे टेस्ट और मार्कर भी सामान्य हो गए। मैंने अपने पूरे जीवन काल में मेटास्टेसिस मेलिगनेंट मेलेनोमा के किसी भी रोगी में इतना फ़ायदा होते नहीं देखा। मैं आपका बहुत आभारी रहूँगा यदि आप मुझे इस उपचार के बारे बतलाने का कष्ट करेंगी।

मैं इसी रोग के एक गंभीर रोगी का इलाज कर रहा हूँ। मैं इन रोगियों को उपचार के लिए आपके पास आपके भेजना चाहूँगा। मुझे प्रसन्नता होगी यदि मैं आपके निर्देशों के अनुसार इस रोगी का देखभाल कर पाऊँ। यदि आप मुझे अपने उपचार के बारे बताएंगी तो मैं अपने यहाँ भी मैं रोगियों को आपका उपचार देना चाहूँगा।

मैं आपके जवाब की प्रतीक्षा कर रहा हूँ। तब तक।

डा. बडविग की पुस्तक "डर टोड डेस ट्यूमर्स – II" (The Death of the Tumor - Vol- II - Page 85) में इस रोगी के बारे लिखा गया है।

डॉ. मेड. डब्ल्यू हेलरिगल

*** पत्र संख्या 5 ***

77963 श्वनाओ
27.09.1997

प्रिय बडविग मेडम,

आपका 90वां जन्मदिन मेरे और मेरी पत्नी के लिए बड़ी ख़ुशी का मौका है और हम आपको लम्बे और स्वस्थ जीवन के लिए अभिनंदन करते हैं। साथ ही हम आपको मेरी पत्नी के सफ़ल उपचार के लिए एक बार फिर तहे दिल से धन्यवाद देते हैं। आपको याद होगा कि 13 साल पहले मैं पत्नी को किस हालत में आपके पास लेकर आया था।

लेरिंजियल कार्सिनोमा के कारण उसका पूरा लेरिंग्स निकाल दिया गया था। उसके लिम्फनोड्स और थायरॉयड में मेटास्टेसिस हो चुके थे। उसकी स्थिति बहुत ख़राब थी और आसपास के टिश्यूज़ में कैंसर बुरी तरह फैल चुका था। कई घावों में नेक्रोसिस हो चुका था।

ऑर्लेंजन क्लीनिक के फिजीशियन डॉ. स्टाइनर उसका उपचार कर रहे थे। उन्होंने कहा कि अब रेडियोथेरेपी ही एकमात्र उपचार बचा था और इसको देने पर भी वह एक वर्ष से अधिक नहीं जी पाएगी। मैं उसकी बीमारी से संबंधित दस्तावेज संलग्न कर रहा हूँ।

तब मैंने निर्णय लिया हम रेडियोथेरेपी और कोई अन्य ऐलाबपेथी उपचार नहीं लेंगे। बल्कि आपके द्वारा विकसित की गई दिव्य आहार चिकित्सा से ही पत्नी का उपचार करवाऊँगा। मेरे इस निर्णय ने मेरी पत्नी को सचमुच नया जीवन दिया है। इसलिए मैं आपका आजीवन आभारी रहूँगा।

अंत में आपको बताना चाहता हूँ कि हम स्टुटगर्ट से फ्राइबर्ग चले गए हैं। मेरा पता ऊपर लिखा है और मेरा फ़ोन नम्बर .... है। सादर।

आपका

क्लॉस हिलर

*** पत्र संख्या 6 ***

दिनांक 30—07—1883
डॉ. जी. स्कोप्का,
हार्टनफेल्सवेग 5,
5000 कोलोन

आदरणीय डॉ. बडविग,

मुझे आपसे मिले हुए पांच हफ्ते हो गए हैं। मैं आपको मेरे पति की बीमारी का विवरण भेज रही हूँ।

मेरे पति को कई महीनों से खांसी, सांस लेने में तकलीफ और खांसी के साथ खून आने की तकलीफ चल रही थी। फिर 9 जून, 1983 को उसकी तबियत बहुत ख़राब हुई, उसे सांस लेने में बहुत कठिनाई हो रही थी और दम घुटने लगा था। मैं उसे लेकर युनिवर्सिटी क्लीनिक गई। तुरंत एमरजेंसी रूम में उसका उपचार शुरू हुआ और उसे ब्रोंकियल कार्सिनोमा डायग्नोस किया गया। डॉक्टर्स ने कहा कि कीमो और रेडियो उपचार देने पर भी वह ज़्यादा समय नहीं जी पाएगा।

मैं 17 जून, 1983 को आपके पास मदद के लिए आई थी। आपसे मिलने के बाद मैं उन्हें अस्पताल से घर ले आई। उसकी स्थिति बहुत ख़राब (तेज़ खांसी, डिसनिया और हीमोप्टीसिस की तकलीफ) थी। हमने उसे तुरंत ऑयल—प्रोटीन डाइट और एलडी ऑयल (बाहरी लेप) देना शुरू किया और हॉस्पीटल की सारी दवाइयां बंद कर दी।

मेरे पति की हालत में तुरंत बहुत सुधार दिखाई दिया। सांस की तकलीफ एक ही दिन में पूरी तरह ठीक हो गई। आज पांच हफ्ते में उसमें बहुत सुधार आया है। जल्दी ही वह पूरी तरह ठीक हो जाएगा।

सादर और आभार,

डोरोथिया स्कोरपा

*** पत्र संख्या 7 ***

आदरणीया डॉ. बडविग,

सादर प्रणाम,

आपके कथनानुसार मैं अपने उपचार का पूरा ब्योरा भेज रही हूँ। सन् 1993 के शुरू में मेरी जीभ के अगले सिरे पर एक छोटी सी गांठ हुई थी। डॉक्टर ने कहा था कि यह साधारण गांठ है और इससे कोई खतरा नहीं है, लेकिन मुझे इससे खाना खाते या बोलते समय थोड़ी परेशानी होती थी। इसलिए मैं ई.एन.टी. क्लीनिक के प्रोफेसर ए. से मिली और उन्होंने सर्जरी करवाने की बात कही। सर्जरी करवाते समय ही मुझे लगा जैसे कुछ गलत हो रहा है। सर्जरी बाद मेरी जीभ बहुत सूज गई थी और काली पड़ गई थी। मुझे दर्द भी बहुत हो रहा था। इसलिए मुझे तीन दिन तक क्लीनिक में ही भरती रखा गया। क्लीनिक में मुझे बताया गया कि मेरी गांठ बिलकुल सामान्य है और कोई खतरा नहीं है।

एक हफ्ते बाद क्लीनिक से मुझे फ़ोन आया और मुझे बताया कि मुझे सेलाइवरी ग्लेंड ट्यूमर है। बाद में प्रोफेसर ने मुझे बताया कि उसे सर्जरी में कुछ दिक्कत आई थी, क्योंकि कैंसर जीभ में फैल चुका था। अब वे मेरी एक बड़ी सर्जरी और करना चाहते थे, जिसमें मेरी 3/4 जीभ निकाली जाएगी और मुझे बेहोश करना पड़ेगा। मेरी कंसेंट भी नहीं ली गई। मुझे सर्जरी करवाना उचित नहीं लगा। इसलिए मैंने सर्जरी के लिए मना किया और डर कर घर भाग आई।

डॉ. बुडविग बरसों पहले मेरी मदद कर चुकी थी। इसलिए मैंने डॉ. बुडविग को फोन किया और मिलने का समय तय कर लिया। उनसे मिल कर मैं बहुत संतुष्ट और सहज महसूस कर रही थी। दूसरे दिन मेरे पास हमारे फैमिली डॉक्टर का फोन आया और उसने मुझे अपनी क्लीनिक पर बुलाया। मैंने सोचा कि वह मेरे निर्णय का सम्मान करेगा और सांत्वना देगा। लेकिन वह तो जैसे गुस्सा खाकर बैठा था और मेरे जाते ही चिल्ला कर बोला कि सिर्फ सर्जरी ही मेरी जान बचा सकती है। उसने मुझे समझाने की कौशिश की कि यदि मैं सर्जरी नहीं करवाती हूँ तो कुछ ही महीनों में कैंसर पूरे शरीर में फैल जायेगा।

उसने मुझे एक कैंसर के रोगी से मिलने के लिए भी कहा, जिसकी जीभ की कुछ दिनो पहले ही सर्जरी हुई थी। वह मुझे तो बोलने भी नहीं दे रहा था। वह बार—बार सर्जरी करवाने पर जोर डाल रहा था और कह रहा था कि सर्जरी करवाने पर ही मैं कुछ साल जी पाऊँगी।

फिर मैंने उसे कड़े शब्दों में कह ही दिया कि डाक्टर, मैं सर्जरी नहीं करवाऊँगी। यह सुन कर वह सारी शराफ़त छोड़ कर बदतमीजी से बोलने लगा कि तो जाओ मरो, अब तो भगवान भी तुम्हे नहीं बचा सकता। इस पूरे वार्तालाप में उसने सहानुभूति का एक भी शब्द नहीं बोला। मैं उसकी क्लीनिक छोड़ कर घर आ गई। उसने मुझे बहुत

डरा दिया था। मेरे पैरों के नीचे ज़मीन खिसकी जा रही थी। मुझे आँखों के सामने मौत दिखाई दे रही थी। यह सुन कर मेरे पति ने मुझे सीने से लगाया, प्यार से मेरी पीठ थपथपाई और सीधे मुझे डॉ. बडविग के पास ले कर गए। डॉ. बडविग ने पहले तो मुझे शांत रहने के लिए कहा और फिर अपने पास बिठा कर बड़े प्यार से बात करने लगी। उन्होंने मुझे सारा उपचार समझाया। उनसे मिल कर मैं नये जोश और उम्मीद से भर चुकी थी। बडविग सचमुच ममता की मूरत है।

घर आकर मैंने बडविग के निर्देशों के अनुसार ऑयल–प्रोटीन डाइट शुरू कर दी। जब भी कोई शंका या परेशानी होती, मैं बडविग से बात कर लिया करती। लेकिन अभी भी मेरे फैमिली डॉक्टर ने फ़ोन करना और डराना नहीं छोड़ा था। मैं अक्सर डर जाया करती थी। कई बार मुझे रात को बुरे सपने आने लगे। लेकिन मेरे पति हर कदम पर मेरे साथ थे। जब भी मेरा मन ख़राब होता मैं डॉ. बडविग से बात करती या उनसे मिलने डाइटर्सवीलर चली जाती थी। उनसे मिल कर मुझे बहुत अच्छा लगता था।

दो साल से मैं बडविग उपचार ले रही हूँ, आज मैं बिलकुल स्वस्थ और खुश हूँ। मेरा कैंसर पूरी तरह ठीक हो तुका है। यह सब बडविग का आशीर्वाद है। आज हम दोनों ओमखंड बड़े चाव से खाते हैं। हम ईश्वर का कोटि–कोटि धन्यवाद करते हैं, जिसने हमें बडविग जैसे फ़रिश्ते के पास भेजा। आज मैं सोचती हूँ कि यदि सर्जरी करवाने से मैं बच भी गई होती तो बिना जीभ के मेरा जीवन कितना कष्टदायक होता। ईश्वर डॉ. बडविग को लम्बी उम्र दे।

ए. एसएच (वेस्टफेलिया)

बडविग प्रोटोकोल के अनुभव

स्तन कैंसर (Breast Cancer)

स्तन कैंसर (Breast Cancer)

शल्य, कीमो और रेडियेशन – एक त्रिधारी तलवार

मुझे जुलाई, 2001 में ब्रेस्ट कैंसर डायग्नोस हुआ था। जिसके लिए मेरी दो बार सर्जरी हुई, 47 रेडियोथेरपी और 4 महीने तक कीमो दी गई थी।

इसके बाद 2005 में मुझे बतलाया गया कि मेरी स्पाइन में मेटास्टेसिस हो चुके हैं। इसके लिए 11 जून, 2005 के मेरी बड़ी सर्जरी हुई, मेरी स्पाइन खोखली और कमज़ोर पड़ चुकी थी, हड्डियों में छेद हो चुके थे। सर्जरी सफल रही और मेरे स्पाइन से हड्डी के दो टुकड़े निकाल पर पेथोलोजी लेब में भेजे गए। रिपोर्ट पोजीटिव आई थी। डॉक्टर्स ने कहा कि स्पाइन में मेटास्टोसिस होने के कुछ ही महीनों में कैंसर किडनी, ब्लाडर और लंग्स में फैल जाता है और अब मैं 20 महीने से अधिक नहीं जी पाऊँगी। लेकिन वे मुझे कीमो और रेडियो देना चाहते थे। यह मेरे लिए बहुत कष्टदायक बात थी। मुझे जुलाई में रेडियो के 10 राउंड दिये गए। मैं बहुत परेशान थी। और मैंने कहा अब मैं कोई रेडियो या कीमो नहीं लूँगी। मैं अब मरना चाहती हूँ। मुझे मेरी मृत्यु को एंजोय करने दीजिए।

आरोग्य की राह पर पहला कदम –

लेकिन .... मैं जीवन सें कैसे हार जाऊं (मैंने अपने आप से कहा)। मैंने ब्रेस्ट कैंसर के विरुद्ध इस युद्ध में जीतने का निर्णय किया। मैंने ठान लिया कि मुझे हर हाल में इस कैंसर से जीतना है। बस मैंने अपने कम्प्यूटर पर रिसर्च करना शुरू किया। कई दिनों तक गूगल की गलियों की ख़ाक छानती रही। आख़िर इस खोज ने मुझे जर्मनी की उस डॉक्टर तक पहुँचा ही दिया, जो कहती थी कि उसके पास कैंसर का सरल इलाज है। क्या यह सचमुच इतना आसान था।

बस कोल्ड–प्रेस्ड ऑर्गेनिक अलसी के तेल में सल्फ़रयुक्त प्रोटीन ब्लैंड करके लीजिए और ताज़ा फल, सब्ज़ियां तथा सूर्य की धूप का सेवन कीजिए।

अंतिम अवस्था के ब्रेस्ट कैंसर में चमत्कारी फ़ायदा

8 महीने तक मैं यह सब लेती रही? नवंबर में मेरे बोनस्केन, एम.आर.आई. और सी.टी. स्केन करवाए गए। ईश्वर का करम है, मेरे सारे स्केन्स में कैंसर के कोई नामोनिशान नहीं थे, यहाँ तक कि मेरी स्पाइन की हड्डियों के छेद भी भरना शुरू हो गए थे। मेरा ओंकोलोजिस्ट स्तब्ध था! मैं खुशी के उन्माद में डूब चुकी थी।

और ...... 2001 (जब मुझे पहली बार कैंसर डायग्नोस हुआ था) से 2005 (जब मुझे दूसरी बार मेटास्टेटिक कैंसर हुआ) के बीच मुझे अमेरिकन कैंसर सोसाइटी से

कोई फ़ोन या सूचना नहीं मिली। मैंने उन्हें पैसा दान दिया था। मैंने सुना था कि वे कैंसर के हर रोगी से संपर्क करते हैं। लेकिन मुझे उनसे एक शब्द भी सुनने को नहीं मिला! नहीं, अब मैं उन्हे डोनेशन कभी नहीं दूँगी।

कैंसर पर विजय के साथ बोनस भी मिला –

इस तरह मैंने कैंसर पर विजय प्राप्त की (इस बार बिना किसी कीमोथेरेपी के और सच तो यह है कि ... कीमो से कैंसर कभी ठीक होता ही नहीं है। मेरे अनुभवों से अनुसार कैंसर का उपचार सिर्फ़ और सिर्फ़ अलसी का तेल और सल्फ़रयुक्त प्रोटीन है)। साथ ही कैंसर के कारण खोखली हो चुकी मेरी हड्डियों में नये बोन टिश्यू बन रहे हैं, हड्डियों के छेद भर गए हैं। मेरे दाहिने ब्रेस्ट में एक गोल्फ की बॉल के बराबर का स्कार टिश्यू था वह सिकुड़ कर एक छोटे से सिक्के जितना रह गया है। मुझे विश्वास है कि 2006 में वह भी ठीक हो जाएगा। इन सबके साथ मेरा वजन 70 पौंड कम हुआ है, वाह क्या बात है! मैं साचती हूँ कि कुछ महीनों में मेरा वजन 10 पौंड और कम हो जाएगा। यह जीवन मुझे डॉ. बडविग ने दिया है। आज मैं बहुत खुश हूँ, आज मैं उड़ना चाहती हूँ। मैंने सिद्ध कर दिया है कि इंसान जो चाहे कर सकता है। बस हिम्मत होनी चाहिए। – मेरी

स्तन कैंसर (Breast Cancer)

मिसेज. जीन डी. थोमस

मिसेज. जीन डी. थोमस उम्र 51 वर्ष वज़न 185 पौंड को स्टेज–4 मेटास्टेटिक ब्रेस्ट कैंसर था, जो रीढ़ और बांह की हड्डी में फैल चुका था। पिछले वर्ष उसकी स्टेज 2B थी तथा 2009 और 10 में उसकी शल्यक्रिया (Lumpectomy), कीमो और रेडियो की गई थी। उसे गर्दन, कंधे और पीठ में बहुत दर्द रहता था, जिसके लिए उसे फेंटेनिल के पेच लेने पड़ते थे। उसे डायबिटीज़ भी थी। उसने स्पेन के बडविग सेंटर के डॉ. जेनकंस की देखरेख में दिनांक 13 दिसंबर, 2010 से बडविग उपचार लेना शुरू किया। उसे बहुत जल्दी फ़ायदा हुआ और डेढ़ महीने बाद 5 फरवरी, 2011 को उसने डॉ. जेनकिन को यह पत्र लिखा।

मिसेज. जीन डी. थोमस (wndylynn@comcast.net)

शनिवार, फरवरी 05, 2011 5:18 AM

सेवामें
डॉ. जेनकंस,
बडविग सेंटर, स्पेन
संलग्न – ट्यूमर मार्कर रिपोर्ट

डॉक्टर,

मैं आपको मेरे ट्यूमर मार्कर की रिपोर्ट बताना चाह रही हूँ। 13 दिसंबर, 2010 को जब मैं आपसे मिली थी तब मेरा CA 27–29 146.8 था। 2 जनवरी, 11 को ये घट कर 23.7 रह गया था। 0 से 37.7 नोरमल माना जाता है। यानि मेरा नोरमल से भी कम

आ गया है। मैं खुशी से रोमांचित हूँ। मुझे विश्वास नहीं हो पा रहा है कि इतने कम समय में इतना आश्चर्यजनक फ़ायदा हो सकता है। इसके अलावा मुझे तीन फायदे और हुए हैं। एक तो 20 साल से मेरे कूल्हे पर एक गांठ (Fatty Lump) थी जो गायब हो गई है। मेरे पैर के अगूठे पर भी एक नोड्यूल था जो अब घुल गया है। तीसरा कई वर्षों से मेरी दाहिनी रिंग फिंगर में एक छोटी सी गांठ थी, वह भी ठीक हो गई है।

इस उपचार से मुझे बहुत फ़ायदा हुआ है और जब तक आप कहेगे मैं यह उपचार लेती रहूँगी। मैं जानती हूँ कि मुझे यह आहार चिकित्सा लंबे समय तक लेनी है। यह पत्र मैं आपको अभी तक हुए जबर्दस्त फ़ायदे बताने के लिए लिख रही हूँ।

– जीन थोमस

स्तन कैंसर (Breast Cancer)

डालिस जुरादो (dalisI_1999@yahoo.com),
पनामा
डॉ. जेनकंस,
मारीपोसा क्लीनिक, स्पेन।

मैं आपको बहुत अच्छी खबर दे रही हूँ। मैंने अपना केट स्केन, लेब टेस्ट और मेमोग्राफी करवाई है। मैं ईश्वर, अपने परिवार और विशेष तौर पर आपको बहुत–बहुत धन्यवाद देती हूँ कि मैं अब बिलकुल स्वस्थ हूँ, मुझे बहुत अच्छा लग रहा है, मेरी खुशी की कोई सीमा नहीं है, अब मुझे कोई ब्रेस्ट कैंसर नहीं है। मैं आपका उपचार ईमानदारी से ले रही हूँ, परहेज़ भी कर रही हूँ। मैं आपसे पूछती हूँ कि क्या मुझे अलसी का तेल और पनीर जीवन भर लेना पड़ेगा। मेरा प्रोलेक्टिन हार्मोन थोड़ा ज़्यादा है, उसके लिए मुझे क्या करना चाहिए। अगले वर्ष मैं आपसे मिलने स्पेन आ रही हूँ, ताकि मैं आपसे मिल कर आपको धन्यवाद दे सकूं। मैं हमेशा आपके स्वास्थ्य और लंबी उम्र के लिए ईश्वर से दुआ मांगती हूँ। यहाँ मैं अपने पति की बहुत प्रशंसा करना चाहूँगी, जिसने हमेशा मेरा हौसला बढ़ाया, मुझे सम्बल दिया, चिकित्सक होने के नाते हमेशा आपके उपचार पर पूरा विश्वास रखा और इस उपचार यात्रा में हर कदम पर मेरा शत–प्रतिशत साथ दिया। आप मेरी प्रतिक्रिया अपनी सबके साथ साझा करें, जिसे दूसरे रोगी भी प्ररणा ले सकें।

ब्रेस्ट कैंसर

सन् 2000 की गर्मियों में बेल्जियम की लगभग 50 वर्षीय मगदा को ब्रेस्ट कैंसर डायग्नोस हुआ। इसके लिए उसे हार्मोन उपचार दिया गया, जिससे उसे कई साइड–इफेक्ट्स हो रहे थे। उसे हमारी क्लीनिक के बारे में मालूम था, इसलिए परामर्श के लिए वह मेरे पास आई। वह बहुत घबराई हुई थी, क्योंकि उसके परिवार में ब्रेस्ट कैंसर का लंबा इतिहास था और परिवार की कई स्त्रियों ने बड़े कष्ट झेले थे। लेकिन वह फिर भी खुशकिस्मत थी, क्योंकि उसके कैंसर का निदान प्रारंभिक अवस्था में ही हो गया था। हमने विस्तार से उसके कई परीक्षण किए तथा बडविग प्रोटोकोल,

डिटॉक्स प्रोग्राम, होम्याबपेथी और हर्बल उपचार देना शुरू किया। दो महीने बाद वह अपने पुराने चिकित्सक के पास दिखाने गई, जिसने उसे हार्मोन उपचार दिया था। उसके फिर से टेस्ट किए गए, लेकिन इस बार उसके शरीर में कैंसर के कोई चिन्ह नहीं पाये गए। अब वह पूरी तरह स्वस्थ है और अहतियात के तौर पर हर्बल उपचार और अलसी का तेल ले रही है।

– डॉ. जेनकंस

ब्रेस्ट कैंसर

जून 2000 में स्पेन की अंतोनिया (उम्र लगभग पचास वर्ष) की मलागा, स्पेन में ब्रेस्ट कैंसर के लिए सर्जरी हुई। साथ में कीमो और हार्मोन उपचार भी दिया गया। कैंसर चिकित्सकों ने उसे पांच साल तक उपचार लेने की सलाह दी थी। तभी उसे किसी ने हमारे संस्थान के बारे में बतलाया। जब वह हमारे यहाँ आई तो इतनी कमज़ोर हो चुकी थी कि उसे सहारा देकर कार से उतार कर अंदर लाया गया। हमने उसके ई.ए.वी. और खून के टेस्ट किए। कीमो और हार्मोन उपचार लेने के बावजूद भी उसको कई जगह मेटास्टेसिस हो चुके थे। 1 नवंबर, 2000 को हमने उसका उपचार शुरू किया। 6 हफ्ते बाद वह हमारी क्लीनिक पर दोबारा जांच के लिए आई। तब हमने जांच में पाया कि उसके शरीर में कहीं भी मेटास्टेसिस नहीं थे। वह काफी ऊर्जावान लग रही थी। वह बड़े आराम से कार से निकल कर अंदर आई। उसकी दिनचर्या में सुधार आ चुका था। उसने खरीदारी और घर के छोटे–मोटे काम करना शुरू कर दिए थे। वह खुश थी और हमारे उपचार से पूरी तरह संतुष्ट नजर आ रही थी।

– डॉ. जेनकंस

ब्रेस्ट कैंसर

सबीन हायनमन (I2sabine@gmail.com) 49 वर्ष नीदरलैंड को बांये स्तन में कैंसर हुआ। कैंसर तीन लिम्फ नोड्स और पीठ में भी फैल चुका था। फिर उसकी सर्जरी की गई और कीमो की 18 सायकल्स दी गई। इसके बाद उसने हमारे यहाँ भरती होकर दो हफ्ते तक बडविग उपचार लिया। 7 फरवरी, 2011 को उसने हमारे उपचार को माइंड ब्लोइंग बताते हुए शुक्रिया अदा किया। 25 मार्च को डॉ. नवारो क्लीनिक से उसके टेस्ट की रिपोर्ट भी आ गई थी। उसका नवारो टेस्ट 51.4 पॉइंट था (49 पॉइंट का मतलब होता है कि आपको कैंसर नहीं है)। तब से वह नियमित बडविग उपचार ले रही है और बहुत स्वस्थ महसूस कर रही है।

– डॉ. जेनकंस

ब्रेस्ट कैंसर

हेलो डॉ. बेकविद, "मैंने आपके टेस्टीमोनियल्स की नकल एक महिला (ऐंडी) को दी थी, जिसे ब्रेस्ट कैंसर हुआ था और इसलिए उसका एक ब्रेस्ट निकाल दिया गया

था। कैंसर काफी फैल चुका था और एक साल के भीतर उसके दूसरे ब्रेस्ट की भी सर्जरी करना ज़रूरी लग रहा था। उसकी कीमो और रेडियोथैरेपी हो चुकी थी। डॉक्टर्स के पास अब कोई इलाज नहीं बचा था, इसलिए उसे घर भेज दिया था। तब वह मेरे पास आई। वह बहुत कमज़ोर हो चुकी थी। वह अपने दैनिक कार्य भी नहीं कर पाती थी। उसे कोई उम्मीद नहीं थी कि वह बच पाएगी। हमने उसे बडविग प्रोटोकोल देना शुरू किया। शुरू के दो दिन तो वह थकावट और कमज़ोरी की शिकायत करती रही। लेकिन चौथे दिन से उसमें शक्ति का संचार होने लगा और वह अच्छा महसूस करने लगी। कुछ ही हफ्तों में उसने क्लब जाना शुरू कर दिया। वह कनाडा घूमने भी आई थी, जहाँ उसे बहुत पैदल भी चलना पड़ा, लेकिन उसे कोई परेशानी नहीं हुई। दो हफ्ते पहले ही कैंसर चिकित्सक ने उसकी जांच की है। उसका दूसरा ब्रेस्ट अब पूरी तरह ठीक है और किसी तरह की तकलीफ़ नहीं है। चिकित्सक ने उसे एक साल बाद जांच के लिए बुलाया है।"

उसने मुझे कल ही फ़ोन करके एक बार फिर शुक्रिया अदा किया है। उसने कहा है कि यह सारा चमत्कार अलसी के तेल का है। उसने वादा किया कि वह अलसी का तेल हमेशा लेती रहेगी।

– डॉ. जेनकंस

ब्रेस्ट कैंसर

कुछ सालों पहले हमारी एक मित्र ने मेमोग्राम करवाया। डॉक्टर को कैंसर का संदेह हो रहा था। इसलिए उसने कहा कि कुछ हफ्तों बाद उसकी बायोप्सी करेंगे। लेकिन उसने किसी के कहने से रोज़ाना अलसी का तेल और पनीर लेना शुरू कर दिया। बायोप्सी रिपोर्ट से सिद्ध हो गया था कि उसे कैंसर है। उसके दूसरे टेस्ट भी किए गए और मेस्टेक्टॉमी करने का निर्णय लिया गया। लेकिन सर्जन ने कहा कि अभी ऑपरेशन नहीं करेंगे, बल्कि 6 हफ्ते बाद रिकंस्ट्रक्टिव सर्जरी के साथ ही मेस्टेक्टॉमी करेंगे। लेकिन बाद में सभी ने सोचा कि सर्जरी में देर करना ठीक नहीं है, क्योंकि कैंसर के फैलने का ख़तरा था। इसलिए ऑपरेशन द्वारा ब्रेस्ट निकाला गया और बायोप्सी के लिए भेजा गया। यक़ीन मानिये बायोप्सी में कैंसर का कोई नामोनिशान नहीं था। सर्जन ने पूछताछ की तो उसने बताया कि वह नियमित बडविग प्रोटोकोल ले रही है। सर्जन अचानक चौंका और उससे इस उपचार के बारे में जानकारी लेने लगा क्योंकि उसकी पत्नी को भी ब्रेस्ट कैंसर था और उसके दोनों ब्रेस्ट का ऑपरेशन हो चुका था। उसकी हालत बहुत गंभीर थी और वह कई जगह उसका इलाज करवा चुका था, लेकिन कहीं कोई फ़ायदा नहीं हो रहा था। अब उसने पत्नी को बडविग प्रोटोकोल देना शुरू किया है। मैंने सुना है कि उसकी हालत में बहुत सुधार आ रहा है।

ब्रेस्ट कैंसर

पिछले साल फरवरी में हमारे प्रोस्टेट कैंसर ग्रुप की मीटिंग में बडविग की कुछ टेप बांटी गइ। उस दिन एक अज़नबी अपनी पत्नी के साथ आया था, जो फिर कभी दिखाई नहीं दिया। पत्नी को ब्रेस्ट कैंसर था, मेस्टेक्टॉमी हो चुकी थी और ब्रेस्ट में एक

फफोला हो गया था। उसके डॉक्टर ने कहा कि यह हीमेटोमा है और इसके लिए कुछ करने की ज़रूरत नहीं है। लेकिन वह बढ़ता जा रहा था। इसलिए वह दूसरे डॉक्टर को दिखाने गई। उसने जांच करके बताया कि उसे तेज़ी से बढ़ने वाला दुर्लभ प्रजाति का कैंसर है। स्थिति बहुत गंभीर है और स्टेमसेल ट्रांसप्लांट के अलावा कोई उपचार नहीं बचा है। वह रोने लगी और अपने पुराने डॉक्टर पर गुस्सा करने लगी, क्योंकि उसने बेकार में ही एक महीना ख़राब कर दिया था। अब वह नियमित बडविग प्रोटोकोल ले रही है।

स्टेमसेल ट्रांसप्लांट से पहले हुए चेकअप में डॉक्टर ने बताया कि उसका कैंसर पूरी तरह ठीक हो चुका है। डॉक्टर अचंभित था लेकिन कह रहा था कि ट्रांसप्लांट नहीं किया गया तो यह दोबारा हो जाएगा। डॉक्टर ने उसे इम्युनिटी बढ़ाने के लिए कुछ दवा दी गई और उस पर प्रयोग कर रहा था। उसे मालूम था कि वह अलसी का तेल ले रही है। पिछली क्रिसमस (1999) से पहले मुझे मालूम हुआ था कि वह अलसी का तेल बराबर ले रही है और अच्छा महसूस कर रही है।

ब्रेस्ट कैंसर

1996 की गर्मी में डेबी हमसे मिली जब वह ब्रेस्ट कैंसर के लिए तीसरी कीमो लेने जा रही थी। हमने उसे बडविग की टेप दी, जिसको उसने रास्ते में ध्यान से सुना। उसने सोच लिया कि वह बडविग उपचार अवश्य लेगी। जब चौथी कीमो के पहले उसके व्हाइट सेल काउंट किए गए, तो डॉक्टर ने बताया कि उसके काउंट कम होने के बजाए बढ़े हैं। उसने चौथी कीमो ली और इस बार भी उसके काउंट्स बढ़े थे। बस उसने निर्णय लिया कि अब वह कीमो नहीं लेगी। डॉक्टर्स ने उसे बहुत डराया, लेकिन उसने किसी की नहीं सुनी। धीरे धीरे उसकी गांठ सिकुड़ने लगी और वह बहुत खुश थी। उसे लग रहा था कि जल्दी ही वह पूरी तरह ठीक हो जाएगी। जब भी मैं उसे फ़ोन करता हूँ, वह खुदा का शुक्रिया करते हुए जवाब देती है।

ब्रेस्ट कैंसर

हाय, नमस्ते जी, "मुझे ब्रेस्ट में her2/neu पॉजीटिव कैंसर की गांठ (7.5 सैं.मी.) हुई है। आपरेशन में सर्जन गांठ का थोड़ा सा हिस्सा ही निकाल पाया और मुझे कीमो लेने की सलाह दी। मैं तीन कीमो ले चुकी हूँ, लेकिन मेरे शरीर के सारे बाल झड़ चुके हैं, मैं बहुत बीमार महसूस कर रही हूँ और मेरा इम्युन सिस्टम बुरी तरह बिगड़ चुका है। इसलिए मेरी बहिन गूगल पर कैंसर के वैकल्पिक उपचार ढूँढ़ती रहती थी, तभी उसे बडविग प्रोटोकोल के बारे में मालूम पड़ा। इसको पढ़ कर हम बहुत उत्साहित हुए और तुरंत यह उपचार शुरू कर दिया। उस समय मेरा कैंसर काउंट 78 था। तीन हफ्ते के बाद अगली कीमो के पहले मेरा कैंसर काउंट 43 आ चुका था। यह सब बडविग प्रोटोकोल का कमाल था। अकेले कीमो से काउंट पर कोई असर नहीं होता था। जब मैंने कीमो बंद की तब काउंट 23 था, दो महीने बाद वह और कम हो गया था।

अब मैं आपको सबसे अच्छी खबर दे रही हूँ। मेरी एक सहेली को ब्रेस्ट कैंसर हुआ था, मेस्टेक्टॉमी हो चुकी थी और कीमो दी जाने वाली थी। वह बडविग उपचार लेने से झिझक रही थी। लेकिन मैंने पीछे पड़कर उसे प्रोटोकोल लेने के लिए मना लिया, जिसे उसने गंभीरता से शुरू भी कर दिया। कीमो भी शुरू हो गई थी। हेयर रिमूवर कीमो एजेंट एड्रियामाइसिन भी दी गई। आज उसकी कीमो बंद हो चुकी है, लेकिन तब से लेकर आज तक उसका एक भी बाल नहीं झड़ा है। न उसे कभी उबकाई आई, न मुँह में कोई छाला हुआ, न व्हाइट सेल कम हुए, और न इस भीषण सर्दी के मौसम में कभी उसे सर्दी, जुकाम या काई तकलीफ हुई, जो उसे अक्सर हुआ करती थी।"

"हां दोस्तों, दुर्भाग्यवश मेरे डेड को भी लिंफ़ोमा कैंसर हुआ और मैंने उन्हें भी बडविग उपचार शुरू करवा दिया। आपको विश्वास करना मुश्किल होगा, पर आज वे पूर्ण स्वस्थ हैं। यह तो चमत्कार ही हुआ है!!! उनकी बड़ी गाठें सिकुड़ कर मटर के दाने जितनी रह गई हैं, वे भी जल्दी ही मिट जाएंगी। मैं तो यही कहँगी कि बडविग उपचार बहुत कारगर है और बहिन को धन्यवाद देने के लिए मेरे पास शब्द ही नहीं है।"

आभार,
लाइनेट ईमेल – lynette@insureme.co.za
(ब्लाडर कैंसर के निम्न तीन क्लिफ बेकविद और विल्हेम एच. के दस्तावेजों से लिए गया हैं – आभार www.healingcancernaturally.com)

ब्रेन ट्यूमर (Brain Tumor)

ब्रेन ट्यूमर (Brain Tumor)

नवंबर, 2008 में एक पांच बच्चों की मां लटेशिया स्पेंसर को ब्रेन ट्यूमर हुआ और समय की विडंबना देखिये कि इस कठिन घड़ी में उसका पति उसे अकेली छोड़ कर भाग गया। ऐसी परिस्थिति में बडविग सेंटर ने बिना फीस लिए बडविग पद्धति द्वारा उपचार शुरू किया और हर्बल दवाइयां भी उपलब्ध करवाई। इस उपचार से उसे बहुत फ़ायदा भी हुआ।

11 महीने बाद 19 सितंबर, 2009 में वह अपनी प्रतिक्रिया बताते हुए लिखती है, "हेलो डॉ. जेनकंस, आपने मुझ पर कितना बड़ा उपकार किया है। आपके मार्गदर्शन से ही आज मैं इतना स्वस्थ महसूस कर रही हूँ। मैं सचमुच बहुत खुश हूँ। अब मुझे सॉवरक्रॉट पीना बहुत अच्छा लगता है। मेरे बच्चे बहुत खुशकिस्मत हैं। इस बार मेरे पी.ई.टी. स्केन में कोई ब्रेन ट्यूमर नहीं आया है। शरीर में कैंसर का कोई निशान नहीं बचा है। इस सबके लिए मैं आपकी शुक्रगुजार हूँ। आपकी लंबी उम्र के लिए दुआ मांगती हूँ। जल्दी ही आपको मेरा फोटो भी भेजूंगी।

– लटेशिया (natimomof5@yahoo.com)

ब्रेन कैंसर –एडीनोमा

रविवार, 30 नवंबर, 2003 – क्लिफ बेकविद लिखते हैं, "मैं कनाडा के एक रोगी को जानता हूँ, जो बडविग से उपचार ले रहा था। उसके ब्रेन में ऐडीनोमा नाम का कैंसर था। उसकी हालत बहुत गंभीर थी। उसे कलर ब्लाइंडनेस हो चुकी थी, उसे लाल रंग दिखाई नहीं देता था। तभी वह 1997 में बड़ी आशा लेकर बडविग से मिलने जर्मनी गया। कनाडा आकर उसने पूरी ईमानदारी से प्रोटोकोल शुरू किया। दो सप्ताह में उसे अच्छा महसूस होने लगा। तीन सप्ताह बाद उसकी नजर में सुधार आने लगा। कुछ महीनों बाद उसे लगने लगा जैसे उसका ट्यूमर ठीक हो चुका है। कुछ दिनों में चिकित्सकों ने उसकी जांच करके कह दिया कि अब उसके ब्रेन में कोई ट्यूमर नहीं है। वह बहुत स्वस्थ और खुश है और अपना व्यवसाय कर रहा है। वह अभी भी प्रोटोकोल ले रहा है, लेकिन उतनी सख़्ती से नहीं। यह उपचार ल्यूकीमिया समेत सभी तरह के कैंसर में काम करता है।"

ब्रेन ट्यूमर (Brain Tumor)

दिसंबर 18, 2005 में मेरी बेटी को ग्लायोमा नाम का ब्रेन ट्यूमर हो गया। उसकी हालत बहुत गंभीर थी, इसलिए डॉक्टर ने उसे कीमो या रेडियो देना भी उचित नहीं समझा। उन्होंने कहा कि उसके बचने की भी कोई उम्मीद नहीं बची है। फिर एक मित्र की सलाह पर हमने उसे बडविग प्रोटोकोल देना शुरू किया, तीन सप्ताह बाद बाद उसकी हालत में सुधार आने लगा। उसकी देखभाल करने वाले डॉक्टर्स ने भी कही कहा कि यह तो चमत्कार ही हुआ है। इसके बाद उन डॉक्टर्स ने अपने मरीजों को भी बडविग प्रोटोकोल देना शुरू कर दिया।

ब्रेन ट्यूमर (Brain Tumor)

33 वर्षीय डोरोथी मेकोर्ड को बांई तरफ फ्रंटल ग्लायोमा, लीवर और ओवेरियन कैंसर था। मेटास्टेसिस भी हो चुके थे। मैं नीचे उसका पत्र दे रहा हूँ जो उसने डॉ. लॉयड जेनकंस को उपचार शुरू करने के कुछ महीने बाद लिखा है।

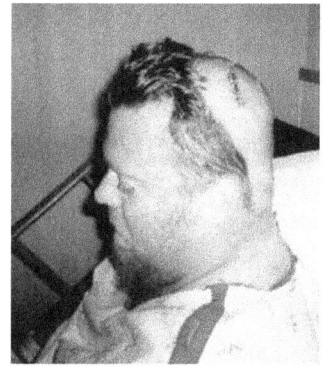

डोरोथी मेकोर्ड (sdmc17@msn.com)
गुरूवार, सितंबर 2, 2010 4:29 PM
सेवामें
डॉ. लॉयड जेनकंस

हेलो डॉ. जेनकंस, "मैं आपको अपनी प्रतिक्रिया दे रही हूँ। कल मैंने अपना अल्ट्रा साउंड करवाया है। मेरी ओवरी में अब कोई सिस्ट या गांठ नहीं है (पहले एक सिस्ट तो नीबू के बराबर की थी)। मेरी ओवरी अब बिलकुल ठीक है। इसके अलावा मेरे लीवर की गांठ भी 6 सैं.मी. से सिकुड़ कर 1.1 सैं.मी. रह गई है। यह तो चमत्कार ही हुआ है। मैं अपनी खुशी का इज़हार किन शब्दों में करूं।

मैं तो खुशी से फूली नहीं समा रही हूँ। मैं लंबे समय तक इस उपचार को लेती रहूँगी। मैं आपकी आभारी हूँ और बहुत धन्यवाद देती हूँ।"

— डोरोथी मेकोर्ड

ग्लायोब्लास्टोमा मल्टीफ़ोर्म

4 सितंबर, 2002 — 2 फरवरी, 2002 को मैं अपने पति टॉम को लेकर अस्पताल पहुँची क्योंकि उसे तेज़ सिरदर्द और बार–बार उलटियां हो रही थी। हम सोच रहे थे कि शायद यह माइग्रेन का अटेक है, लेकिन एम.आई.आर. कुछ और कहानी बयां कर रही थी। उन्हें ब्रेन ट्यूमर हुआ था। 12 फरवरी को उनकी सर्जरी हुई। बायोप्सी की रिपोर्ट में ग्लायोब्लास्टोमा मल्टीफ़ोर्म स्टेज IV निकला। यह बहुत घातक और तेज़ी से फैलने वाला कैंसर होता है। डॉक्टर कह रहे थे कि उसके पास मुश्किल से 26 सप्ताह का समय है। अगर वह रेडियोथेरेपी लेता है तो एक साल तक जी सकता है। टॉम आठ दिन बाद घर आ गया। हमे समझ में नहीं आ रहा था कि हमें क्या करना चाहिए।

इसलिए हमने डॉक्टर के कहे अनुसार रेडियो लेने का निर्णय लिया। रेडियो ने पांच ही दिन में उसे तोड़ कर रख दिया। उसकी सारी शक्ति ख़त्म हो चुकी थी। मार्च में टॉम की हालत देखते हुए हमारे कुछ दोस्तों ने हमें बताया कि कैंसर पर विजय प्राप्त करने के लिए बडविग प्रोटोकोल बहुत अच्छी वैकल्पिक चिकित्सा पद्धति है। हमें रेडियो से कोई उम्मीद नहीं थी, इसलिए बडविग प्रोटोकोल लेने का निर्णय ले लिया। टॉम पूरी श्रृद्धा से यह उपचार लेने लगा।

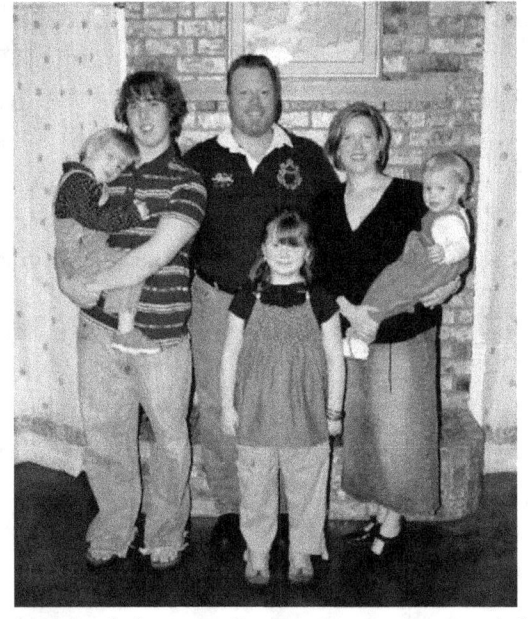

तीन महीने बाद उसकी एम.आर. आई. हुई। स्केन बिलकुल क्लीन था, बस जहां से गांठ निकाली गई थी, वहाँ एक छोटी सी लकीर दिखाई दे रही थी। डॉक्टर्स ने कहा कि यह स्कार टिश्यू कोई बिनाइन ग्रोथ हो सकती है, या हो सकता है कि कैंसर ही दोबारा बढ़ने लगा हो। 6 महीने बाद फिर एम.आर.आई. करवाया गया। इस बार कैंसर का कोई अवशेष नहीं था। यह बहुत बड़ी खुशी थी। डॉक्टर आश्चर्यचकित था और इसे बड़ा चमत्कार मान रहे था। उसने कहा कि अपनी 14 साल की प्रेक्टिस में ऐसा कभी नहीं हुआ। टॉम रोज़ 4 मील घूमने लगा था। यह सब अलसी के तेल और कॉटेज चीज़ का फल था। टॉम इसे जीवन भर नहीं छोड़ेगा। — केली

2 जनवरी, 2003 को मैंने एक छोटी सी वेबसाइट बनाई थी (www.flaxoflife-com), जिस पर टॉम के उपचार की पूरी कहानी लिखी है। आप चाहें तो अवश्य लॉग ऑन करे। पिछले कुछ महीनों से यह साइट बंद हो गई है।

16 महीने बाद 28 जुलाई, 2003 को हुई एम.आर.आई. में भी कैंसर का कोई नामोनिशान नहीं था। हम बहुत खुश थे।

ग्लायोब्लास्टोमा मल्टीफ़ोर्म

मैं इजराइल में रहता हूँ और कैंसर के रोगियों का उपचार करता हूँ। मैं आपको ग्लायोब्लास्टोमा मल्टीफ़ोर्म (GBM) के मेरे दो रागियों के उपचार की कहानी साझा करना चाहता हूँ। यह ब्रेन का बहुत ख़तरनाक कैंसर है।

मेरा पहला रोगी 60 वर्ष से बड़ा था। उसे 6 महीने पहले ही मालूम पड़ा कि उसके ब्रेन में ग्लायोब्लास्टोमा मल्टीफ़ोर्म (GBM) नाम का कैंसर है। उसके और उसके परिवार ने निर्णय लिया कि वे ऐलाबपेथी और बडविग प्रोटोकोल दोनों उपचार साथ लेंगे। इसलिए टेमोज़ोलोमाइड (Temodal) और रेडियोथेरेपी लेने के कुछ दिनों पहले उसकी बेटी मुझसे मिलने आई थी। मैंने उसे बडविग प्रोटोकोल और कुछ हर्बल दवाइयां लेने की सलाह दी। जब उसकी रेडियोथेरेपी शुरू हुई तो वह व्हील चेयर पर था और उसे कई कोगनीटिव (संज्ञानात्मक) समस्याएं भी थी। बडविग प्रोटोकोल लेने से उसे ऐलाबपेथी का कोई साइड इफेक्ट नहीं हुआ, यह बड़ी अच्छी बात हुई। प्रोटोकोल लेने से उसकी हालत में सुधार आता चला गया। कुछ हफ्ते बाद फिर उसकी एम.आर.आइ. की गई, जिसमें कोई गांठ नहीं थी, सिर्फ़ एक छोटा सा नेक्रोटिक स्कार दिखाई दे रहा था। उसे एक हफ्ते टेमोडाल देकर दो हफ्ते का गेप रखा जाता था। उसकी मांस–पेशियों में ताकत लौटने लगी थी। उसने लिखना, पढ़ना और पत्नी की कार भी चलाना शुरू कर दिया था (क्योंकि परिवार वालों को नहीं लगता था कि कभी वह कार भी चला पाएगा, इसलिए उसकी कार बेच दी गई थी)। मुझे बडविग प्रोटोकोल की सफलता पर कोई संदेह नहीं था।

ग्लायोब्लास्टोमा मल्टीफ़ोर्म

यह मेरे दूसरे मरीज की कहानी है। पांच हफ्ते पहले गुरूवार को एक व्यक्ति ने मुझे फ़ोन किया और कहा कि वह तुरंत मुझसे मिलना चाहता है। शुक्रवार को वह मुझसे मिला और बताया कि उसके पिता (उम्र 54 वर्ष) को तीन सप्ताह पहले ही ग्लायोब्लास्टोमा मल्टीफ़ोर्म नामक कैंसर हुआ है। उसने कहा कि उनको पेरेलाइसिस हुआ है, उनकी तबियत बहुत बिगड़ गई है, उनके मस्तिष्क में बहुत सूजन है, वे न कुछ बोल पा रहे हैं, न कुछ खाते हैं और पिछले तीन दिन से अस्पताल में भर्ती हैं। डॉक्टर्स ने यह भी कह दिया कि अब उसके पिता को बचाना बहुत मुश्किल था। मैंने उसके पिता को अलसी के तेल, पनीर, फल और पिसी अलसी का शेक बना कर देने की सलाह दी, क्योंकि वह ठोस आहार नहीं ले पा रहा था।

जब ढाई हफ्ते तक उसका फ़ोन नहीं आया तो मुझे भी चिंता होने लगी थी। इसलिए मैंने उसे फ़ोन किया, लेकिन उसने फ़ोन ही नहीं उठाया। फिर तीसरे दिन

अचानक उसने मुझसे बात की और कहा, "पिताजी ठीक हैं। पांच दिन पहले वे डिस्चार्ज होकर घर आ गए थे। आपसे मिलने के बाद हमने उन्हें बडविग प्रोटोकोल देना शुरू कर दिया था। उन्हें बहुत फ़ायदा हुआ है। उन्हें भूख लगने लगी है। ताकत आ गई है। उन्होंने बोलना और चलना शुरू कर दिया है। डॉक्टर्स भी हैरान हैं।"

हालांकि इस रोगी को रेडियेशन और दवाइयां भी दी गई हैं, लेकिन उसकी बीमारी में हुए इस नाटकीय सुधार का श्रेय तो बडविग प्रोटोकोल को ही जाता है।

बोन कैंसर (Bone Cancer)

बोन कैंसर (Bone Cancer)
इना एस. वेस्ट, फ्लोरिडा

"मुझे बोन कैंसर हुआ था। मेरे डॉक्टर ने सहानुभूति जताते हुए मुझसे कहा था कि वे मेरे लिए कुछ भी करने में असमर्थ हैं। पिता की तरह मेरे माथे पर हाथ रख कर कहा कि मेरी स्थिति बहुत गंभीर है। उनकी आँखों से आँसू बह रहे थे। इतना कह कर वे चले गए। लेकिन मैं विचलित नहीं हुआ। मैं शुरू से ही धर्म और चर्च से जुड़ा था। मुझे ईश्वर पर पूर्ण विश्वास था। हालांकि मुझे कहा गया था कि मैं मुश्किल से 3 से 6 महींने जी पाऊँगा। कैंसर से मेरा वर्टीब्रल कॉलम बहुत कमज़ोर हो चुका था। मेरी रीढ़ की 9 हड्डियां सिकुड़ चुकी थी। इस कारण मेरे कंधे और छाती में बहुत पीड़ा होती थी। हमेशा दर्द–निवारक दवा लेनी पड़ती थी। मेरी हड्डियां गल चुकी थी। थोड़े–से झटके या दबाव से हड्डी टूटने का खतरा बना रहता था।

डॉ. केली ने मुझे बडविग उपचार और एंजाइम्स लेने की सलाह दी। मैंने गंभीरता से इस उपचार लेना शुरू किया। एक साल बाद मेरी हालत में बहुत सुधार आया। मैंने पुनः अपनी धार्मिक गतिविधियां और लम्बी यात्राएं शुरू कर दी।"

बोन कैंसर (Bone Cancer)

(बडविग की पुस्तक डर टोड डेस ट्यूमर्स II से The Death of the Tumor, vol-2)

मुझे कई हड्डियों में कैंसर हुआ था। जिसके उपचार हेतु मैं बडविग प्रोटोकोल ले रहा था। कुछ महीने बाद मैं डॉक्टर के पास चेक–अप करवाने गया। मेरे एक्सरे करवाए गए। फिर डॉक्टर ने नए और पुराने एक्स–रे का अवलोकन करते हुए कहा कि मिसेज. के. आप बहुत भाग्यशाली हैं। आपकी हड्डियों के आधे से ज़्यादा कैंसरग्रस्त टिश्यू ठीक हो चुके हैं (पेज 14)। गली हुई हड्डियां अब मज़बूत और स्वस्थ हो गई हैं। कॉलरबोन (Clavicle) का तीन सै.मी. हिस्सा पूरी तरह गल चुका था जिसमें अब नये स्वस्थ अस्थि ऊतक (Bony Tissue) बन चुके हैं। वह सचमुच अचंभित था।

बोन कैंसर (Bone Cancer)

टांग की हड्डी में सारकोमा (p-28)

डाक्टर्स ने कहा था कि टांग काटने के अलावा कोई रास्ता नहीं बचा है। लेकिन डॉ. बडविग के आग्रह करने पर डाक्टर्स ने रोगी का ऑपरेशन स्थगित कर दिया। फिर डॉ. बडविग ने बच्चे का उपचार शुरू किया। यह मई, 1956 की बात है। उपचार शुरू करने के सिर्फ़ 14 दिन बाद बच्चा अपनी टांग को हिलाने डुलाने लगा। 20 अगस्त को हुए एक्स–रे में सुधार दिखाई दिया। टांग में 3 सैं.मी. की गांठ सिकुड़ कर) 1 सैं. मी. की रह गई (यह दिसंबर, 1956 में लिखा गया)।

चेहरे की हड्डी का कैंसर (p- 36)

"डॉ. बडविग, मैं अक्टूबर, 1973 से आपका उपचार ले रहा हूँ और पूरी तरह शाकाहारी बन गया हूँ। मैं आपका शुक्रिया अदा करना चाहता हूँ। आज मैं पूरे विश्वास से कहता हूँ कि आपकी आहार–चिकित्सा से कैंसर पूरी तरह ठीक हो सकता है। अक्टूबर में मैं पूरी तरह हताश हो चुका था और जीने की कोई आशा नहीं थी। 6 महीनें में 35 रेडियेशन, तीन ऑपरेशन और मेरे लेफ्ट पेलेट में हुई गांठ ने मुझे पूरी तरह तोड़ कर रख दिया। जीने की हौसला भी नहीं बचा था। यदि मैं आपके पास नहीं आता तो मेरा बचना नामुमकिन था। आपसे मिल कर मुझे जीने की इच्छा पैदा हुई। बस मुझे ग्लानि इस बात की है कि यदि मैं आपसे तीसरे ऑपरेशन से पहले मिल लेता तो मुझे अपनी एक आँख, नाक व मुंह का कुछ हिस्सा, पूरा पेलेट (तालु) और ऊपर के कुछ दांत गंवाने नहीं पड़ते।"

इस रोगी के बारे में बडविग की प्रतिक्रिया

यह रोगी अक्टूबर, 1973 में मुझसे मिलने आया था। उसके चेहरे की कई हड्डियों में मेटास्टेसिस हो चुके थे। उसके तीन ऑपरेशन हुए थे, जिनमें उसकी एक आँख, चेहरे के एक तरफ की कुछ हड्डियां, ऊपर का जबड़ा निकाला जा गया था। अब वह दोराहे पर खड़ा था, एक रास्ता कैंसर के उन चिकित्सकों की तरफ जाता था, जो उसकी दूसरी आँख भी निकाल लेना चाहते थे। दूसरा रास्ता मेरी तरफ आ रहा था। उसने मेरे पास आना ही उचित समझा। मैंने उसे ऑयल–प्रोटीन डाइट और एलडी तेल का लेप करने की सलाह दी। आज वह बहुत अच्छा महसूस कर रहा है। वह स्वस्थ और खुश है। उसकी नजर ठीक हो गई है। (1974 में लिखा गया)?

ब्लाडर कैंसर

ब्लाडर कैंसर

दिनांक : गुरूवार 17 जुलाई, 2003 6:14 pm

लिंक: http://health.group.yahoo.com/group/FlaxSeedOil2/ message/11847

श्रीयुत क्लिफ, पीटर और विल्हेम,

सितंबर 2000 में मुझे यूरीनरी ब्लाडर में कैंसर हुआ था और तभी से मैंने ईमानदारी से बडविग उपचार लेना शुरू किया था। अप्रेल में मेरी बायोप्सी हुई जिसमें कैंसर का कोई अवशेष नहीं बचा था। मेरे यूरोलोजिस्ट ने भी स्वीकार किया कि मेरा कैंसर बडविग उपचार से ठीक हुआ है। अब मेरी जांच दिसंबर में होगी। मेरा पी.एस.ए. 1.02 है। ब्लाडर में कैंसर का कोई सबूत नहीं है। मैंने सिर्फ़ बडविग उपचार लिया है। मैं इसे कभी नहीं छोड़ूंगा। आप आश्चर्य करेंगे कि मैं कितना स्वस्थ और शक्तिमान महसूस करता हूँ।

– चार्ल्स

ब्लाडर कैंसर

हमारी चर्च में एक व्यक्ति को ब्लाडर में कैंसर था। उसे हर 15 मिनट में यूरीन करने टॉयलेट जाना पड़ता था। तभी उसने बुडबिग प्रोटोकोल शुरू किया। कुछ समय बाद उसे अच्छा तो महसूस होने लगा पर वह अलसी के तेल और पनीर से उकता गया था। उसने एक मित्र को कहा भी था कि फ़ायदा नहीं होगा तो वह बडविग प्रोटोकोल लेना छोड़ देगा। लेकिन कुछ ही दिनों बाद जब डॉक्टर ने उसका चेकअप किया तो बड़े अचरज के साथ कहा कि अब उसके ब्लाडर में कोई कैंसर नहीं है और सब कुछ ठीक लग रहा है। उस व्यक्ति ने बताया कि बरसों बाद वह इतना अच्छा महसूस कर रहा है।

ब्लाडर कैंसर

हाल ही में मेरी एक अच्छी मित्र मेरी, जो बेयर्ड में रहती है, से फ़ोन पर बात हुई है और उसने कहा कि डेढ़ साल पहले डॉक्टर ने उसे ब्लाडर कैंसर बताया था। उसने तुरंत बडविग प्रोटोकोल शुरू किया। 6 महीने में उसे बहुत फ़ायदा नजर आया। उसे कुछ अन्य बीमारियां भी थी, लेकिन पिछले चेकअप में उसके ब्लाडर में कोई कैंसर सेल्स नहीं पाये गए। उसने इसका पूरा श्रेय अलसी के तेल को दिया। वह पूरी विश्वास से अलसी का तेल ले रही है। मुझे समझ में नहीं आता कि मेडीकल डॉक्टर्स इस उपचार को क्यों नहीं मानते हैं ???

ब्लाडर कैंसर

From: "fo.gsalu" <wilhelmh@telus.net>

दिनांक: गुरूवार, अगस्त 5, 2005 4:59 pm

विषय: ब्लाडर कैंसर विल्हेम 2

लिंक: http://health.group.yahoo.com/group/FlaxSeedOil2/ message/30888

मेरा नाम जॉर्ज ??? है। मेरी उम्र 71 वर्ष है और मेसाचुसेट्स, यू.एस.ए. में रहता हूँ। जनवरी, 2004 में मुझे मालूम पड़ा कि मुझे ब्लाडर में कैंसर हो गया है। पेशाब में खून आता था। यूरोलोजिस्ट ने बताया कि यूरेथ्रा के पास ब्लाडर में एक गांठ है, जिसे

उसने सिस्टोस्कोपी से निकाल दिया। पेथोलोजिस्ट ने इसे ग्रेड 3/3 पेपिलरी ट्रांजीशनल सेल कार्सिनोमा बताया।

मई, 2004 में मैंने न्यूयॉर्क के डॉ. निकोलास गोंजालेज और उनके एंजाइम उपचार के बारे पढ़ा। तब मुझे पेशाब में बहुत खून आने लगा था। मैं न्यूयॉर्क जाकर उनसे मिला और उपचार शुरू किया। उन्होंने मुझे 187 तरह की गोलियां दी, जो मुझे रोज़ लेनी पड़ती थी। यह बड़ा मुश्किल था। उनके उपचार में पेनक्रियेटिक पोर्क एंजाइम, शाकाहारी और जैविक आहार, डिटॉक्स प्रोग्राम आदि शामिल थे। मैंने नवंबर, 2004 तक उनका उपचार लिया। लेकिन उनके उपचार से मुझे फ़ायदा नहीं हो रहा था। पेशाब में खून आना बंद नहीं हो रहा था, बल्कि नवंबर माह के अंत में तो ब्लीडिंग और बढ़ गई थी और पेशाब में बहुत सारे खून के क्लॉट्स निकलते थे। परेशान होकर मैंने डॉ. निकोलास को फ़ोन किया, उन्हें सारी स्थिति समझाई और बताया कि मैं उनका उपचार बंद कर रहा हूँ। क्योंकि उनके उपचार से मुझे कोई राहत नहीं मिल रही थी। वे भी सहानुभूति दर्शाते हुए सॉरी फील कर रहे थे। तभी मेरा एम.आर.आई. हुआ। ब्लाडर की गांठ बढ़ कर आड़ू के बराबर हो चुकी थी। मैं बहुत घबरा गया था। जहाँ भी मैं गया, सभी डॉक्टर कीमो और सर्जरी की बात कह रहे थे। लेकिन मैं यह उपचार लेना नहीं चाह रहा था।

तभी कैंसर पर बर्टन गोल्डबर्ग की एक क्ताब मेरे हाथ लगी। मैंने भगवान से यह प्रार्थना करते हुए कि इस पुस्तक में मेरी बीमारी का कोई बढ़िया इलाज मिल जाए, भगवान का नाम लेते हुए डरते हुए किताब खोली। जो पेज खुला उसका शीर्षक अलसी का तेल था। मैं अलसी के तेल के बारे सुन चुका था, लेकिन कभी इसे गंभीरता से नहीं लिया था। बस मैंने गूगल पर भी बहुत खोजबीन की, क्लिफ बेकविद और बार्लियन से भी मिला। आपकी साइट भी देखी। इस तरह दिसंबर, 2004 से विधिवत बडविग प्रोटोकोल लेना शुरू किया। मैंने जैविक और शाकाहारी भोजन लेना जारी रखा। साथ में गाजर, एप्पल और सेलरी (अजमोद) का ज्यूस में पिसी अलसी मिला कर ले रहा था। किचन में रिवर्स ऑस्मोसिस वाटर फिल्टर लगवा लिया था, ख़ूब ग्रीन–टी पीता था और महीने में एक–आध बार सालमोन मछली भी खा लिया करता था।

सभी रिश्तेदार, दोस्त और चर्च के लोग मेरे लिए प्रार्थना करते थे। उन दिनों मैं गाइडेड इमेजिनरी और विज्वलाइजेशन का अभ्यास भी करने लगा था। मुझे लगता था कि आध्यात्मिक दृष्टिकोण रखना ज़रूरी है। तभी शरीर, मन और आत्मा में संतुलन बनेगा और उपचार तभी काम करेगा।

एक ख़राब बात यह हुई कि मेरे सारे रिश्तेदार कीमो लेने के लिए दबाव डालते थे और उनके दबाव के कारण जनवरी, 2005 से अप्रेल, 2005 के बीच कीमो लेनी ही पड़ी। यह बहुत बुरा अनुभव रहा। लेकिन मैंने बडविग प्रोटोकोल नहीं छोड़ा था। मैं अब भी 8–10 टेबलस्पून अलसी का तेल और आधा कप कॉटेज चीज ले रहा हूँ। फिर मेरा सी.टी. स्केन हुआ, जिसमें गाठ 2/3 छोटी हो चुकी थी। मुझे असीम खुशी थी कि अलसी का तेल अपना जादू दिखा रहा था। मैंने कीमो बंद कर दी, जिसके लिए डॉक्टर्स बहुत नाराज भी हुए। मई में मेरा एम.आर.आई. हुआ जिसमें कोई कैंसर की

गांठ नहीं थी, बस गांठ की जगह एक प्लॉक था। यह प्रोस्टेट के कारण भी हो सकता था। इसके बाद जून में मेरा सी.टी. हुआ, जिसमें मेरा प्लॉक का कुछ हिस्सा घुल चुका था। मेरी अगली एम.आर.आई. दिसंबर में होगी।

मुझे पूरा विश्वास है कि प्रार्थना, गाइडेड इमेजिनरी और बडविग उपचार से सब कुछ ठीक हो जाएगा। ईश्वर बडविग की आत्मा को शांति दे, वह हम सबके लिए प्रेरणा की स्त्रोत है।

बेसल सेल कार्सिनोमा

ओर से : "ट्यूना बेला"<tunabella@yahoo.com>

दिनांक: गुरूवार, 19 दिसंबर, 2003 9:31 pm

विषय: अलसी का तेल और स्किन कैंसर

लिंक: http://health.group.yahoo.com /group/FlaxSeedOil2/message/14995

दोस्तों, मैं आपको मेरे दाहिने हाथ में हुए बेसल सेल कार्सिनोमा और उसके जादुई उपचार के बारे में बतलाता हूँ। इसके लिए मैंने स्किन स्पेशलिस्ट को बताया। उसने इसके कुछ टिश्यू निकाल कर बायोप्सी ली और उसकी रिपोर्ट आने तक कुछ दिन प्रतीक्षा करने की बात कही। एक मित्र की सलाह से इस बीच मैंने रोज़ दिन में तीन बार अलसी की पुलटिस बांधना शुरू कर दिया। रोज़ हाथों पर अलसी का तेल रगड़ भी लेता था। धीरे–धीरे कैंसर घुलने लगा। लेब की रिपोर्ट आने तक पूरी गांठ ही मिट चुकी थी। मेरा डॉक्टर भी इस करिश्मे से बहुत अचंभित था। मेरी क्रिसमस दोस्तों। – चार्ल्स

सर्वाइकल कैंसर

जूडिथ स्मिथ उम्र 57 वर्ष को स्टेज 4 सर्वाइकल कैंसर

"डॉक्टर्स ने उसे कहा था कि वह मुश्किल से तीन महीने जी पाएगी और वह कभी अपने पोते–पोतियों का चेहरा नहीं देख सकेगी।"

जुलाई, 2010 में अचानक मेरी मां की मृत्यु हो गई। दो दिन बाद ही मेरी बहिन जूडिथ की तबितत ख़राब हुई और डाक्टर्स ने उसे गंभीर कैंसर बता दिया। कैंसर अंतिम अवस्था में था। हमें ऐसा लगा जैसे हमारे नीचे धरती ही फट गई हो। आनन–फानन में अगस्त से उसकी कीमो और रेडियो शुरू की गई, जिसके कारण अक्टूबर में उसका एक गुर्दा ख़राब हो गया। दूसरे गुर्दे की स्थिति भी ठीक नहीं थी। लीवर भी ठीक से काम नहीं कर रहा था। वह बहुत कमजो़र हो चुकी थी और वजन घट कर 42 किलो रह गया था। कैंसर उसके दाहिने कूल्हे में फैल चुका था, और नाड़ियों पर दबाव डाल रहा था। जिससे वह बार–बार गिर जाती थी और पैर तथा टांगे सुन्न हो चुकी थी। फिर अचानक नवंबर में उसके पेट में बहुत ब्लीडिंग हुई। हम उसे तुरंत अस्पताल लेकर गए। डॉक्टर्स कह रहे थे कि हम आधा घंटा और देर कर

देते तो उसको बचाना मुश्किल हो जाता। कुछ दिनों बाद वह डिस्चार्ज होकर घर तो आ गई, परंतु वह बहुत कमज़ोर हो चुकी थी। वह जो कुछ खाती पीती थी, वह उलटी कर देती थी।

मैं स्पेन में रहता हूँ और मुझे बडविग सेंटर की जानकारी थी। मुझे हर्बल और प्राकृतिक चिकित्सा पर बहुत विश्वास था। इसलिए मैंने बडविग प्रोटोकोल के बारे में विस्तार से पढ़ना शुरू किया। नवंबर में मैं इंगलैंड गया। सबसे पहले तो हमने उसे ऐलोवेरा देना शुरू किया, जिससे उसका हाजमा तो ठीक होने लगा। कमज़ोरी के कारण वह डॉ. जेनकंस से मिलने स्पेन जाने की स्थिति में नहीं थी। इसलिए हमने डॉ. जेनकंस से बात की तो उन्होंने कहा कि उसे बडविग उपचार देना तो शुरू कर ही दो। हमने उसे अलसी के तेल का एनीमा और धीरे–धीरे ऑयल–प्रोटीन डाइट देना शुरू किया। कुछ ही दिनों में उसमें सुधार दिखाई देने लगा।

क्रिसमस के ठीक दो दिन पहले जूडिथ उसके कैंसर विशेषज्ञ से मिलने गई। उस समय उसकी इकलौती बेटी पहली बार गर्भवती हुई थी और जूडिथ अपने नाती को देखने के लिए व्याकुल थी। उसने कहा कि नाती के जन्म तक वह जिन्दा नहीं रहेगी। विशेषज्ञ के इस व्यवहार से उसे बहुत सदमा पहुँचा। हमने उसे बतलाया कि हम वैकल्पिक उपचार ले रहे हैं, क्योंकि आपके इलाज से कोई फ़ायदा नहीं हो रहा है। उसने हमें फिर डराते हुए कहा कि हम व्यर्थ पैसा और समय बर्बाद कर रहे हैं, इस नीम–हकीम इलाज से कोई फ़ायदा होने वाला नहीं है। लेकिन हमें तो हर हाल में कैंसर पर विजय प्राप्त करनी थी।

कुछ हफ्तों बाद जब हम उसी विशेषज्ञ के पास गए तो जूडी का चेकअप करने के बाद वह आश्चर्य चकित था। वह मुझसे आँखें नहीं मिला पा रहा था, दबी आवाज में कहने लगा कि इसके कैंसर की गांठे तो ठीक हो चुकी हैं। उसने तीन महीने बाद फिर आने को कहा। जूडी चार महीने से डॉ. लॉयड जेनकंस का उपचार ले रही है। उसमे ताकत लौट आई है। अब वह रोज़ डेढ़ घंटा अपने कुत्ते को घुमाती है। धीरे–धीरे उसके पैरों में आई सुन्न ठीक हो रही है और उसका वजन भी बढ़ रहा है।

डॉ. जेनकंस अपने सघन उपचार में बहुत सारी गोलियां भी देते हैं। जूडी को शुरू में यह मुश्किल लग रहा था। लेकिन यह उपचार काम करता है। और धीरे–धीरे सब आसान होता चला गया। डॉ. जेनकंस हमेशा मददगार बने रहे।

कोलोन कैंसर

कोलोन कैंसर

इस रोगी को तीन साल से कोलोन में कैंसर था, जो लीवर और आमाशय में फैल चुका था। पेट में मायोमा भी हो चुका था। बडविग लिखती हैं, “वह स्विटजरलैंड से गोटिंजन हमारी सर्जरी क्लीनिक पर दिखाने आई थी। उसे क्लीनिक के कई डाक्टर्स ने देखा और क्रिसमस के दिन उसकी सर्जरी होने जा रही थी। उन्हें डर था कि उसके कैंसर की गांठ आंत को पूरी तरह ब्लॉक कर देगी। लेकिन मेरी सलाह पर

डाक्टर्स ने ऑपरेशन स्थगित कर दिया। और मैंने उसे ऑयल–प्रोटीन डाइट देना शुरू किया। जल्दी ही उसकी आंते हरकत में आ गई। सात हफ्ते में उसकी गांठ पूरी तरह ठीक हो गई और हमने उसे घर भेज दिया। आश्चर्य की बात यह थी कि पासपोर्ट में उसका फोटो देख कर स्विट्जरलैंड के कस्टम ऑफीसर विश्वास नहीं कर पा रहे थे कि यह पासपोर्ट इसी महिला का है। क्योंकि उसकी शक्ल बिलकुल बदल चुकी थी। घर पर भी सभी ने उसका बड़े प्यार से स्वागत किया और कहा कि आप तो बिलकुल सुंदर और युवा दिख रही हो। उसने भी कहा कि मुझे बचाने का पूरा श्रेय डॉ. बडविग को जाता है।" यह विवरण बडविग की डर टोड डेस ट्यूमर्स पार्ट 2 (The Death of the Tumor & Vol. II & p. 111) से लिया गया है।

कोलोन कैंसर

एंजल टोलेडो, स्पेन – 15 जुलाई

43 वर्षीय ऐन्जल को तीस वर्ष से कोलोन में आई.बी.एस. रहता था, इसके बाद उसके कोलोन में कैंसर हो गया था और जिसके लिए हमने उसे 15 दिन तक घर पर ही बडविग आहार, ज्यूस और हर्बल दवाइयां देना शुरू कर दिया था। इसके बाद वह 18 जुलाई को हमारे बडविग सेंटर आया था। उसके पेट में तेज़ दर्द होता था। हमने उसे विशिष्ठ मेगनेटिक पेड पर सोने और बैठने की सलाह दी। 24 घंटे में ही उसे बहुत फ़ायदा हुआ। वह बहुत खुश था। चौथे दिन हमने उसे सिगरेट छुड़ाने के लिए ई.एफ.टी. का सेशन करवाया। इस सेशन के बाद उसने कभी सिगरेट को हाथ नहीं लगाया।

कोलोन कैंसर

मैं 42 वर्षीय पुरुष हूँ और मई, 2004 में मझे कोलोन कैंसर बताया गया था। जिसके लिए मेरा कीमो, रेडियो और सर्जरी द्वारा उपचार किया गया। इस उपचार से मेरी हालत बिगड़ती चली गई। मैं सबसे अलविदा कह चुका था। बचने की कोई उम्मीद नहीं बची थी। मैं बहुत कमजोर हो चुका था। बार–बार ब्लीडिंग होती थी। कैंसर हड्डियों में फैल चुका था, जिसके कारण तेज़ दर्द होता था। मेरा बेटा 9 वर्ष और बेटी मात्र 2 वर्ष की थी। हमेशा उनके भविष्य की चिंता लगी रहती थी। मुझे समझ में आ चुका था कि ऐलाबपेथी के डॉक्टर्स कैंसर के उपचार के बारे में कुछ नहीं समझते। तभी किसी मित्र ने मुझे चेरिल के बारे में बतलाया। मैंने बिना समय गंवाए उसे फ़ोन किया। उसने मुझे बडविग प्रोटोकोल के बारे में बताया। उससे बात करके मुझे लगा कि मुझे यह उपचार लेना ही चाहिए। अक्टूबर के महीने से मुझे ऐसा लगने लगा कि मुझमें जीवन लौट रहा है। मैं चलने–फिरने लगा था। दर्द लगभग मिट चुका था। नवंबर से तो मैं काम पर भी जाने लगा था। इस चमत्कार से मेरा डॉक्टर बहुत अचंभित था। लेकिन यह सब मेहनत और समर्पण का नतीजा था। मैंने जीवन में स्वस्थ और जैविक आहार को अपना लिया था। चेरिल हमारी बहुत मदद करती थी। उसने हमें सॉवरक्रॉट, केफ़िर चीज, ब्रेड और अंकुरित बनाना सीखा दिया था। उसने हमें सही तरह से ज्यूस निकलना, ओमखंड बनाना और कई व्यंजन बनाना भी सिखा दिया था।

मैं कपड़े उतार कर रोज़ धूप चिकित्सा लेता था। एलडी तेल का मसाज, बॉडी ब्रशिंग और रिबाउंडर पर उझलना रोज़ के काम बन गए थे।

मैं अब स्वस्थ हूँ। बडविग प्रोटोकोल ने मुझे नई जिंदगी दी है। कैंसर के रोगियों से मैं इतना ही कहूँगा कि स्वयं पर पूरा विश्वास रखें। आप चाहें तो कैंसर को परास्त कर सकते हो। बस शुरू हो जाइए। देर मत कीजिये, जीवन अनमोल है। यह विवरण बडविग की "डर टोड डेस ट्यूमर्स पार्ट 2" (The Death of the Tumor & Vol- II) से लिया गया है। 11 सितंबर, 1967 को बडविग ने स्टुटगर्ट रेडियो स्टेशन पर प्रसारित अपने इंटरव्यु में भी इसके बारे में ज़िक्र किया था।

कोलोन कैंसर

कुछ वर्ष पहले मेरी 80 वर्षीय कजन एमिली को कोलोन में कैंसर हो गया। उसके कोलोन में संतरे के बराबर की गांठ थी जिसके लिए उसकी सर्जरी की गई। उसके बाद कीमो भी दी गई। जिससे उसे कई साइड इफेक्ट्स हो रहे थे। तभी उसे किसी ने बडविग उपचार के बारे में बताया और उसने यह उपचार शुरू कर दिया। उसने अलसी का तेल, कॉटेज चीज, और अन्य सभी फल आदि एक साथ ब्लेंडर में मिला कर लेना शुरू कर दिया। लेकिन आशानुसार फ़ायदा नहीं दिख रहा था। पूछताछ करने पर हमें पता चला कि वह पहले तेल और पनीर को ब्लेंड नहीं कर रही थी, बल्कि सारी चीजें मिलाकर एक साथ ही ब्लेंड कर रही थी। जो ग़लत था। सारी चीजें एक साथ मिलाने से प्रोटीन और ओमेगा–3 फैटी एसिड की सही बॉडिंग नहीं हो पाती है।

इस बीच ऐमिली की जांघ में भी एक गांठ हो गई, उसको भी सर्जरी करके निकाला गया। इस सर्जरी में पैर की एक नाड़ी भी काटनी पड़ी, जिससे उसे पैर को हिलाने–डुलाने में परेशानी होने लगी। फिर धीरे–धीरे सुधार आने लगा और उसने ड्राइविंग भी शुरू कर दी थी। अब उसने तेल और पनीर को ठीक से मिलाना सीख लिया था। फिर भी उसका डॉक्टर कीमो के लिए दबाव बना रहा था। उसकी बेटी भी कीमो लेने के लिए कह रही थी, लेकिन उसने साफ़ मना कर दिया था। वह बडविग उपचार से खुश थी।

कल रात उसका फ़ोन आया। उसका पी.ई.टी. हुआ है, जिसमें कैंसर का कोई सबूत नहीं है। उसके ऑकोलोजिस्ट ने भी उसे कैंसर–फ्री घोषित कर दिया है। वह खुशी से फूली नहीं समा रही है।

लंग कैंसर

लंग कैंसर

श्री फिलिप बोनफिग्लियो उम्र 52 वर्ष ओहियो के निवासी हैं। इन्हे 13 वर्ष पहले फेफड़े में मेटास्टेटिक स्क्वेमस सेल कार्सिनोमा हुआ था।

फिलिप बहुत सिगरेट पीता था। सन् 1974 के प्रारंभ में उसे खांसी और फेफड़ों में इन्फेक्शन हो गया था, जिसके लिए उसने अपने फेमिली डॉक्टर को दिखाया था, जिसने उस एंटीबायोटिक का कोर्स दे दिया था। लेकिन उसकी खांसी में कोई फ़ायदा नहीं हुआ। मार्च में फिलिप एक फिजिशियन से संपर्क किया, जिसने उसका एक्स–रे करवाया। एक्स–रे से पता चला कि उसके दाऐं फेफड़े के ऊपरी लोब में तीन से. मी. की गांठ है। इसकी सर्जरी के लिए बोनफिग्लियो को एक्रोन सिटी हॉस्पीटल में भरती करवाया गया। उसकी गांठ 4 से.मी. लंबी थी और बायें फेफड़े के ऊपरी लोब के पिछले हिस्से में स्थित थी। कई लिंफ–नोड भी कैंसर की गिरफ्त में आ चुके थे। ऐजाइगोज शिरा (Azygos vein) के नीचे भी कुछ लिंफ–नोड थे जो पीछे की तरफ वेना–केवा तक फैले हुए थे। ऐसी स्थिति में उपचारक शल्य (curative resection) करना संभव नहीं था। लेकिन फिर भी जितना संभव हो सका गांठ और लिंफ–नोड निकाले गए। ऑपरेशन द्वारा निकाली गई गांठ की बायोप्सी में स्क्वेमस सेल कार्सिनोमा (Squamous cell carcinoma) बताया गया। साथ ही निकाले गए सारे नोड्स में भी कैंसर कोशिकाएं पाई गई। डॉक्टर्स ने अस्पताल में ही उसकी कोबाल्ट रेडियोथेरेपी शुरू कर दी थी। उसे कहा गया कि रेडियो उपचार के बाद भी वह मुश्किल से एक वर्ष जी सकेगा। बोनफिग्लियो ने पूरी रेडियोथेरेपी (5000 रेड्स) ली। लेकिन फिर भी उसकी गांठ बढ़ रही थी, इस लिए उसे कीमो लेने की सलाह दी गई। उसे रेडियोथेरेपी से भी कोई फ़ायदा नहीं हुआ था, इसलिए उसने कीमोथेरेपी के लिए साफ़ मना कर दिया।

बोनफिग्लियो ने अपना आगे का उपचार वैकल्पिक चिकित्सा पद्धति से करने का निर्णय लिया। तभी किसी ने उसे बडविग सेंटर के डॉ. केले का उपचार लेने की सलाह दी। डॉ. केले ने तुरंत उसको बडविग प्रोटोकोल शुरू करवा दिया। कुछ ही महीनों में उसकी खांसी और दूसरी तकलीफ़ें दूर हो गई थी। एक वर्ष बाद तो वह पूरी तरह स्वस्थ हो चुका था। आज 13 वर्ष बाद भी वह रोज़ ओमखंड लेता है और स्वस्थ जीवन बिता रहा है। फेफड़े का स्क्वेमस सेल कार्सिनोमा बहुत ही ख़तरनाक कैंसर है और पूरे उपचार लेने पर भी 5% रोगी ही मुश्किल से 5 वर्ष जी पाते हैं।

लंग कैंसर

शनिवार 19 अगस्त, 2000 को केस्पर, WY, से मुझे किसी ने फ़ोन किया। उसने कहा कि उसे मार्च, 2000 से दाएं फेफड़े में बड़ा आक्रामक कैंसर है और उसे कहा गया है कि वह 2–3 महीने ही जी पाएगा। इसके लिए उसकी कीमोथेरेपी शुरू कर दी गई, जिसे वह सहन नहीं कर सका। इसलिए कीमो बंद करके उसे दर्द के लिए मोर्फीन के पेच देकर घर भेज दिया गया। उसकी उम्र 73 वर्ष थी।

तभी किसी शुभचिंतक ने उसे डॉ. बडविग प्रोटोकोल की टेप लाकर दी। उसने टेप को सुना, बडविग के उपचार को अच्छी तरह समझा और तुरंत बडविग प्रोटोकोल लेना शुरू कर दिया। इस उपचार से उसे बहुत जल्दी फ़ायदा मिलने लगा। कुछ महीनों बाद उसने अपना चेक अप करवाया। डॉक्टर ने उसका एक्स–रे लिया।

एक्स–रे देख कर वह बहुत हैरान हुआ और पूछा, "तुम क्या उपचार ले रहे हो। क्योंकि तुम्हारे दाएं फेफड़े की गाठ तो वैसी ही है लेकिन बाएं फेफड़े की गांठ पूरी तरह ठीक हो चुकी है।" उसने कहा कि वह अलसी का तेल ले रहा है और उसकी टेप भी डॉक्टर को सुना दी। टेप को सुन कर सारे डॉक्टर और नर्सिंगकर्मी अचंभित थे और सबने उस टेप की कॉपियां बनवा कर लोगों के बांटना शुरू कर दिया।

लंग कैंसर

एक 73 वर्षीय महिला हमारे घर के पास ही रहती थी। वह बिंदास औरत थी और सिगरेट भी बहुत पीती थी। कुछ महीने पहले उसके दाएं फेफड़े के निचले हिस्से में एक गांठ हो गई। डॉक्टर ने कहा कि उसे तुरंत सर्जरी करवा लेनी चाहिए। लेकिन उसे डर था कि इस उम्र में वह सर्जरी सहन नहीं कर पायेगी। उसका ग्रांडसन मुझे अच्छी तरह जानता था और चाहता था कि उसकी दादी मां को बडविग प्रोटोकोल दिया जाए।

इस तरह उस महिला ने बडविग आहार लेना शुरू तो किया, लेकिन वह उपचार लेने में पूरी तरह गंभीर नहीं थी और कुछ गलतियां भी कर रही थी। फिर भी उसका कैंसर बढ़ नहीं रहा था और मुझे लग रहा था जैसे सब ठीक–ठाक चल रहा है। लेकिन दो वर्ष बाद हमने सुना कि उसकी मृत्यु हो गई है। हमने उसके ग्रांडसन से पूछताछ की तो उसने बतलाया कि उसकी दादी के मेडीकल चेक–अप में सब कुछ ठीक था, कैंसर की गांठे मिट चुकी थी। लेकिन फिर भी डॉक्टर ऑपरेशन की ज़िद कर रहे थे। मेरी बुआ भी ऑपरेशन के पक्ष में नहीं थी, लेकिन उनके बच्चे ऑपरेशन करवाना चाह रहे थे। उन्होंने जिद करके दादी को अस्पताल में भरती करवा ही दिया। हमारा दुर्भाग्य था कि दादी ऑपरेशन टेबल पर ही मर गई। शायद उनके जाने का समय आ चुका था।

लंग कैंसर

6 साल पहले हमारे एक मित्र के चचेरे भाई को फेफड़े में गंभीर कैंसर हुआ, जो उनकी एक बांह में भी फैल चुका था। वे द्वितीय विश्व युद्ध के सेनानी थे। उन्होंने बडविग उपचार लेने की इच्छा जाहिर की। इसलिए हमने उन्हें अलसी का तेल और पनीर देना शुरू करवा दिया। सात–आठ महीने बाद हमें मालूम हुआ कि उनका कैंसर ठीक हो चुका है। वे खुश होकर हमसे मिलने आए और कहने लगे कि वे बहुत खुश हैं। दो साल बाद अचानक उनकी मृत्यु हो गई। मालूम करने पर पता चला कि कई महीनों से उन्होंने अलसी का तेल लेना छोड़ दिया था। यह बड़ी भारी ग़लती थी। जिसकी कीमत उन्हे जान गंवा कर चुकानी पड़ी। कैंसर ठीक होने बाद भी लंबे समय तक दिन में एक बार तो अलसी का तेल और पनीर लेना ही चाहिए। उन्होंने जैसे ही अलसी का तेल छोड़ा, कैंसर फिर से बढ़ने लगा और उनकी मृत्यु का कारण बना।

लंग कैंसर

बेट्सी का बहनोई स्थानीय चर्च का सदस्य था और उसे फेफडें में कैंसर हो गया। उसकी उम्र 47 वर्ष थी। यह कोई सात साल पुरानी बात है। वह कोई उपचार नहीं ले रहा था। तभी किसी मित्र के कहने पर उसने अलसी का तेल पनीर में मिला कर लेना शुरू किया। कुछ ही महीने में उसे बहुत फ़ायदा हुआ और उसने काम पर भी जाना शुरू कर दिया। मैं इस व्यक्ति को नहीं जानता था। बेट्सी हमारे एक मित्र का परिचित था। मैं कभी–कभी चर्च जाया करता था। वहां का म्यूज़ीशियन हमारा मित्र था। किम पादरी की भतीजी थी।

पादरी की पत्नी को कोलोन कैंसर था। उसकी सर्जरी और कीमो हो चुकी थी। किम उसे अलसी का तेल देना चाहती थी, लेकिन उसकी पुत्री कहती थी, "मम्मी, आप वही करो जो डॉक्टर कह रहे हैं।" इस महिला की इम्युनिटी बहुत कमज़ोर हो चुकी थी और डॉक्टर्स ने उसे सलाह दी थी कि वह घर में ही रहे वर्ना उसे इन्फेक्शन हो सकता है। कमज़ोरी के कारण उसकी कीमो भी बंद कर दी गई। इसलिए उसने अलसी का तेल लेना शुरू कर दिया। कुछ ही समय में उसका टोटल व्हाइट सेल काउंट बढ़ने लगा। वह घर से बाहर निकलने लगी। वह अपने चेक–अप करवाने डॉक्टर के पास गई और बातों बातों में उसे बता दिया कि वह अलसी का तेल ले रही है। डॉक्टर ने कहा कि अलसी के तेल ने कुछ नहीं किया है, जो भी फ़ायदा हुआ है वह कीमो से हुआ है। डॉक्टर ने उसको फिर से कीमो देना शुरू कर दिया। 3 महीने में वह कोमा में चली गई और उसकी मृत्यु हो गई। कीमो ने उसका हृदय और यकृत ख़राब कर दिया था।

एक रविवार को पादरी जॉन ने मुझसे बडविग की टेप मांगी। मुझे नहीं मालूम था कि उसके पास टेप नहीं है। कुछ हफ्ते बाद मैं उससे दोबारा मिलने गया। बातचीत में जॉन ने बताया कि उसे लगता था कि मैं गलत था, लेकिन अब वह जान चुका है कि मैं सही था। डॉक्टर्स ने मेरी पत्नी को मार डाला है। ये सब डॉक्टर्स नर्क में जाएगे। लेकिन सच तो यह है कि कैंसर के चिकित्सक अपने रोगी को बचाने की पूरी कौशिश करते हैं। कहानी कुछ और है। यदि अलसी के तेल और पनीर को कैंसर के उपचार की अधिकारिक अनुमति दे दी गई होती, तो कैंसर व्यवसाय चौपट हो गया होता।

लंग कैंसर

पिछले साल हमारी एक मित्र हमसे मिलने आई, जो मधुमक्खी पालन का काम करती थी। वह बहुत मोटी थी, उसका वजन लगभग 125 किलो रहा होगा। उसके फेफड़े में एक बड़े आक्रामक प्रजाति का कैंसर था। डॉक्टर जितना जल्दी हो सके उसका ऑपरेशन करना चाह रहे थे। लेकिन उसको डर था कि वह ऑपरेशन सहन नहीं कर पाएगी। हमारे कहने से उसने रोज़ अलसी का तेल लेना शुरू कर दिया। 8 सप्ताह बाद उसका चेक–अप हुआ और उसके फेफड़े में कोई गांठ नहीं पाई गई। लेकिन डॉक्टर फिर भी ऑपरेशन करवाने की सलाह दे रहे थे। उसका एक्स–रे भी करवाया गया, जिसमें भी कोई गांठ नहीं दिख रही थी। 19 अक्टूबर को फिर उसकी

एम.आर.आई. हुई और 25 अक्टूबर को डॉक्टर द्वारा उसकी जांच हुई। लेकिन इसकी रिपोर्ट के बारे में मुझे कोई सूचना नहीं मिल पाई। जनवरी 2002 में हमे मालूम हुआ कि नवंबर, 2001 में उसके कूल्हे की हड्डी टूट गई थी, जिसके लिए उसे अस्पताल में भरती किया गया था। उस दौरान वह अलसी का तेल नहीं ले पाई थी।

किसी ने हमे बताया कि जून, 2002 में उसकी मृत्यु हो गई। फिर 11 सितंबर को हमे पता चला कि उसे फिर से कैंसर हो गया था। और उसने अलसी का तेल लेना शुरू कर दिया था। लेकिन मृत्यु के समय उसका कैंसर ठीक हो चुका था, सिर्फ़ लीवर में एक और फेफड़े में दो छोटे धब्बे दिखाई देते थे। हमे बताया गया कि उसकी मृत्यु डायबिटीज़ के कारण हुई थी।

लंग कैंसर

लगभग तीन साल पहले मैं मेरे डॉक्टर के वेटिंग रूम में बैठा था, तभी एक दम्पत्ति वहाँ आया। मेरी उनसे थोड़ी देर बातचीत भी हुई। उसी रात को उस महिला ने मुझे फ़ोन करके बताया कि उसका 73 वर्षीय पति कॉलेज का सेवानिवृत्त प्रोफेसर है और कैंसर से उसका बायां फेफड़ा लगभग पूरा ख़राब हो चुका है। थोम्पसन कैंसर सेंटर, नोक्सविले टी.एन. में उसका ऑपरेशन हुआ था, लेकिन कैंसर बहुत ज़्यादा फैल चुका था। डॉक्टर उसके फेफड़े को नहीं निकाल पाया और इसलिए छाती को सिल दिया गया। फिर उन्होंने रेडियो तथा कीमो उपचार देने का निर्णय किया।

रेडियो से भी कोई फ़ायदा नहीं हुआ और पति–पत्नी ने निर्णय लिया कि कीमो लेने से तो अच्छा है कि वे उसकी बची हुई जिंदगी ईश्वर के भरोसे छोड़ दें। तभी किसी ने उन्हें अलसी का तेल लेने की सलाह दी। उसने तुरंत अलसी का तेल और पनीर लेना शुरू किया।

तीन महीने बाद मुझे मालूम हुआ कि उसे बहुत फ़ायदा हो रहा है। इसके डेढ़ साल बाद उसकी हार्ट अटेक के कारण मृत्यु हो गई थी। लेकिन मृत्यु का कारण कैंसर नहीं था।

लंग कैंसर

आदरणीय क्लिफ, मुझे जनवरी, 2002 स्टेज IV लंग कैंसर डायग्नोस हुआ। इसके लिए मार्च, 2002 में मेरी सर्जरी हुई, जिसमें एक गांठ और दाएं फेफड़े का निचला हिस्सा निकाल दिया गया। फिर भी दोनो फेफड़ों में पांच गाठे नहीं निकाली जा सकी। डॉक्टर्स ने कहा कि मैं मुश्किल से तीन महीने जी पाऊँगा और मुझे इरेसा (Gefitinib) लेने की सलाह दी गई। तभी किसी मित्र के कहने पर मैंने टेबलस्पून अलसी का तेल और पनीर मिला कर रोज़ लेना भी शुरू कर दिया। आज दो साल पूरे हो चुके हैं और मैं स्वस्थ महसूस कर रहा हूँ। हालांकि मैं इरेसा नियमित ले रहा हूँ, लेकिन इस सफलता का श्रेय मैं अलसी के तेल को ही देता हूँ। एक बार मैं ऑरिगन घूमने गया, वहाँ दो सप्ताह तक मैं अलसी का तेल नहीं ले पाया। और इससे मुझे छाती में बहुत दर्द और वेदना होने लगी। लेकिन ज्योंही मैंने अलसी का तेल लेना शुरू किया तो मेरा दर्द ठीक हो गया। मेरे समझ में आ चुका था कि यह सारा चमत्कार अलसी के तेल

का ही था। मेरे डॉक्टर और सारे दोस्त भी यही कह रहे थे कि यह मानना मुश्किल है कि मुझे लंग कैंसर जैसी बीमारी हुई है।

बेवरली क्रिस्टनसीन

लिम्फ़ोमा

लिम्फ़ोमा

मेक्सिको के श्री गेब्रिल ओरिया – 44 वर्ष को ग्रेड 2 फॉलिक्यूलर नॉन–हाजकिंस लिम्फ़ोमा डायग्नोस हुआ था। उसके सी.टी. स्केन में कई गांठे निकली थी। सबसे बड़ी गांठ 7x4 सै.मी. की थी, जो पेनक्रियास और लीवर के बीच में स्थित थी। उसे तीन वर्ष से सप्ताह में पांच दिन तो रात में बहुत पसीना आता था और कभी–कभी बहुत थकावट रहती थी। पी.ई.टी. स्केन की रिपोर्ट के अनुसार पूरे शरीर में कई लिम्फनोड्स बीमारी की चपेट में आ चुके थे। तिल्ली और हड्डियों में भी मेटास्टेसिस हो चुके थे। हमने उसे बडविग प्रोटोकोल लेने की सलाह दी थी।

और से

गेब्रिल ओरिया (email: gaborea@hotmail.com)
सोमवार, 17 जनवरी, 2011 12:45 AM
विषय – मेरे पूरी तरह ठीक होने पर आपको बधाई।

आदरणीय डॉक्टर जेनकंस,

आप मेरे अनुभव और विवरण जहाँ चाहें वहाँ प्रकाशित कर सकते हैं। मुझे खुशी होगी, यदि आप मेरी बीमारी के बारे में कोई भी बात जानना चाहेंगे। आप मेरी पी.ई.टी. या अन्य सभी जांचे भी प्रकाशित कर सकते हैं। मैं पूरे विश्वास से कह सकता हूँ कि मुझे जो कुछ चमत्कारी फ़ायदा हुआ है उसका पूरा श्रेय बडविग उपचार को जाता है। जब तक मैं इम्यून सिस्टम को मज़बूत करने और कैंसर को नष्ट करने वाले इस महान उपचार को लेता रहूँगा, तब तक मुझे जीवन में कोई तकलीफ होने वाली नहीं है। आपके उपचार के साथ मैं तीन तरह के मशरूम (Maitake, Chaga, and Lingzhi) का एक्सट्रेक्ट भी ले रहा था। इस हफ्ते मेरा दूसरा पी.ई.टी. स्केन हुआ है, जिसमें कैंसर का कोई नामोनिशान नहीं दिख रहा। यह बहुत बड़ी खुशी है। मैने आपके बताए हुए बडविग उपचार को पूरी श्रद्धा, विश्वास और ईमानदारी से लिया है। मैं समझ नहीं पा रहा हूँ कि आपको किन शब्दों में धन्यवाद दूँ।

–गेब्रिल

लिम्फ़ोमा

हाय, जेनीफर, मेरा नाम जिम है, मैं आस्ट्रेलिया का रहने वाला हूँ और 17 वर्ष की उम्र से नॉन–होजकिन्स लिंफ़ोमा से पीड़ित हूँ और कष्ट भोग रहा हूँ। मैं अभी 42 वर्ष

का हूँ। अभी मुझे पांचवीं बार लिंफ़ोमा का अटेक हुआ है। अभी तक किसी उपचार से मुझे कोई फ़ायदा नहीं हुआ है। मैं सभी उपचार जैसे रेडियो, कीमो, कोबाल्ट, सर्जरी, स्केन्स, कई तरह की जांच आदि करवा चुका हूँ। मेरे ओंकोलोजिस्ट ने कहा था कि जैसे–जैसे मैं बड़ा होता जाऊँगा मेरे लिंफ़ोमा का उपचार मुश्किल होता जाएगा। उसने सच ही कहा था, इस बार लिंफ़ोमा का प्रकोप मेरी टांग में हुआ है, ऐसा लगता था जैसे कैंसर ने सांप की तरह मेरे मेरी टांग की मसल्स, टेंडन्स और नर्व्स को जकड़ लिया है और पैर में बहुत सूजन आ गई है। इस स्थिति में सर्जरी भी संभव नहीं थी और कीमो तो मैं झेल ही नहीं सकता था। मेरी पिछली कीमो ने तो मेरी जान ही निकाल डाली थी। दो या तीन महीने पहले मैं चल भी नहीं पाता था और सारा दिन घर पर ही रहता था। टांग में हमेशा तेज़ दर्द बना रहता था।

फिर किसी के कहने पर मैंने बडविग उपचार लेना शुरू किया। कुछ ही हफ्तों में मेरे दर्द में राहत मिलने लगी और पैर की सूजन भी कम होने लगी। अब मैं बिना दर्द के चल पा रहा हूँ और अपने 10 वर्षीय बेटे के साथ थोड़ी देर बॉल भी खेल लेता हूँ। कार भी चलाने लगा हूँ और जहां चाहूँ जा सकता हूँ। जेन, तुम बडविग आहार बराबर लेती रहना। मुझे विश्वास नहीं हो पा रहा है कि इस उपचार से मुझे इतना फ़ायदा और राहत मिली है। इसके पहले जब मैं कीमो उपचार ले रहा था तब मुझमे कोई शक्ति नहीं रहती थी और मेरे पिता मुझे सहारा देकर कार तक ले जाते थे। इस बडविग उपचार ने सचमुच मुझे नया जीवन दिया है और मैं इसे कभी नहीं छोड़ूँगा। मुझे पूरी उम्मीद है कि यह तुम्हारे लिए भी जीवनदायक सिद्ध होगी। ऑल द बैस्ट जेन। – जिम

होजकिंस रोग

सात वर्ष की नाजुक उम्र में नन्हें टॉमी जी. को चिल्ड्रन्स हॉस्पीटल भेजा गया, जहाँ उसे होजकिन्स रोग डायग्नोस किया गया। उसकी सर्जरी की गई और 24 रेडियो उपचार दिये गए। साथ में कुछ प्रयोगात्मक उपचार भी दिये गए। लेकिन रेडियो और सभी साहसिक उपचार टॉमी को कोई राहत नहीं दे पाये। हार कर उसे यह कह कर घर भेज दिया कि अब उसके लिए कोई उपचार नहीं बचा है। उसके माता–पिता को साफ़ कह दिया गया था कि वह मुश्किल स 6 महीने जी पाएगा। रेडियोथेरेपी के कारण उसकी गर्दन, एग्जीला और पेट के निचले भाग की त्वचा झुलस चुकी थी और घाव बन गए थे। उसकी आवाज भारी हो चुकी थी और सांस लेने में दिक्कत होती थी। कुछ दिनों बाद उसे फिर से हॉस्पीटल में भरती करवाया गया ताकि वह चैन से मर तो सके। तभी किसी मित्र के कहने पर उसे घर लाकर बडविग उपचार शुरू कर किया गया। सिर्फ़ पांच दिन बाद ही पिछले दो साल से चल रही सांस की तकलीफ (Dyspnoea) ठीक हो गई। तीन हफ्ते में उसकी आवाज ठीक हो गई और वह बहुत स्वस्थ महसूस करने लगा। उसने स्कूल जाना शुरू कर दिया, फिर से तैराकी करने लगा और स्कूल के क्राफ्ट प्रोजेक्ट भी करने लगा। वह जल्दी ही 12 वर्ष का हो जाएगा, एक स्वस्थ, खुश और नन्हा किशोर।

मेलिगनेंट मेलेनोमा

मिसेज हेरियट को उसकी जांघ पर मेलिगनेंट मेलेनोमा हुआ, जिसे सर्जरी करके निकाल दिया गया था। लेकिन डेढ़ साल बाद उसकी कनपटी के लिम्फनोड में मेटास्टेसिस हो गया, जिसके लिए रेडियोथेरेपी दी गई। चार महीने बाद उसकी गर्दन में बांई तरफ के लिम्फनोड में भी में मेटास्टेसिस हो गया। इसके लिए भी रेडियो उपचार दिया गया। दो महीने बाद तो उसके पूरे शरीर में मेटास्टेसिस हो चुके थे। तभी उसने डॉ. बडविग के बारे में सुना और वह उनसे मिलने गई।

यह उस महिला के डॉक्टर द्वारा बडविग को लिखे गए पत्र का सारांश है। “मेरी एक रोगी मिसेज हेरियट का पिछले दिनों आप द्वारा उपचार किया गया है। आपका उपचार शुरू करने के कुछ ही महीनों के बाद उसके सारे लिम्फनोड्स और त्वचा के मेटास्टेसिस ठीक हो गए थे। साथ ही रक्त के सारे टेस्ट और मार्कर्स भी सामान्य हो गए थे। मैंने अपने पूरे जीवन काल में मेटास्टेटिक मेलिगनेंट मेलेनोमा के किसी भी रोगी में इतना फ़ायदा होते नहीं देखा है। मैं आपका बहुत आभारी रहूँगा यदि आप मुझे इस उपचार के बारे बतलाने का कष्ट करेंगी। मैं आपके पास इस रोग के एक रोगी को उपचार के लिए भेज रहा हूँ। मुझे प्रसन्नता होगी यदि मैं आपके निर्देशों के अनुसार इस रोगी का देखभाल कर पाऊँ।" डा. बडविग की पुस्तक "डर टोड डेस ट्यूमर्स – II" (The Death of the Tumor & Vol- II & Page 85) में इस रोगी के बारे लिखा गया है।

ओवेरियन कैंसर

ओवेरियन कैंसर

डोरोथी मेकॉर्ड 33 वर्ष स्त्री – मेटास्टेटिक ओवेरियन कैंसर, ब्रेन में बाईं तरफ फ्रंटल ग्लायोमा और लीवर कैंसर।

ओर से
डेरोथी मेकॉर्ड (sdmc17@msn.com)

गुरूवार, 2 सितंबर, 2010 4:29 PM

हलो डॉ. जेनकिंस, "मैं आपको एक सूचना दे रही हूँ। मैंने कल अपनी ओवरीज में सिस्ट की ताज़ा स्थिति मालूम करने के लिए अल्ट्रा साउंड करवाया है। अब मेरी ओवरीज में कोई सिस्ट नहीं है (आपको ध्यान होगा कि पहले ओवरी में एक सिस्ट तो नीबू के आकार की थी। मेरी ओवरीज अब बिलकुल क्लीन हैं। इसी हफ्ते मैंने लीवर की एम.आर.आई. भी करवाई है। और यह भी खुशी की बात है कि लीवर में कैंसर की गांठ भी 6 से.मी. से सिकुड़ कर 1.1 से.मी. रह गई है। मैं आपको बता नहीं सकती कि मैं कितनी प्रसन्न हूँ। इस हफ्ते मुझे इतनी ढेर सारी खुशियां मिली हैं। पहले जब

भी मैं डॉक्टर के पास जाती थी, हमेशा बुरे समाचार ही सुनने को मिलते थे। मैं हमेशा इस चमत्कारी उपचार को लेती रहूँगी। आप हमेशा मेरे साथ रहे, मुझे हमेशा अच्छी राह दिखाते रहे। मैं किन शब्दों में आपका शुक्रिया करूँ।" डेरोथी मेकॉर्ड

प्रोस्टेट कैंसर

प्रोस्टेट कैंसर

एंटोनियो मेन्डेज़ उम्र 79 वर्ष निवासी रोन्डा, स्पेन दिसंबर, 2008 में हमारी उपचारशाला में आया था। उसे प्रोस्टेट कैंसर था। हमने उसका डार्क फील्ड लाइव टेस्ट किया, जिसका स्कोर 6 था। फिर हमने उसे बडविग प्रोटोकोल देना शुरू किया और उसे 15 दिन हमारे सेंटर में रखा ताकि वह प्रोटोकोल की सारी बारीकियों को अच्छी तरह समझ ले। एंटोनियो ने इस उपचार को बहुत ही गंभीरता से लिया। हम हर चार महीने में उसको डार्क फील्ड टेस्ट के लिए बुलाते थे। उसके शरीर में भारी धातुओं (Heavy Metals) के अवशेष और कीड़े (Parasite) भी बहुत थे। उसकी बांह में भी तकलीफ थी। डार्क फील्ड टेस्ट से इन सबका पता चल जाता है। हमने कैंसर के साथ इन सबका भी उपचार शुरू किया।

दिसंबर, 2008 से जुलाई, 2009 के बीच उसका कैंसर 50% ठीक हो चुका था। उसका स्कोर 3 हो गया था। हमने बडविग उपचार जारी रखा। दिसंबर, 2009 में उसका स्कोर 1 आ गया था। उसके बाकी सब टेस्ट भी सामान्य हो चुके थे। वह बहुत स्वस्थ और ऊर्जावान महसूस कर रहा था। वह नियमित बडविग प्रोटोकोल ले रहा है और हम उसकी लम्बी उम्र की दुआ करते हैं। यदि आप स्पेनिश जानते हैं तो उसकी पुत्री मारिया डेल कर्मन मेन्डेज कोलॉडो (carmen_mØ@hotmail.com) से संपर्क कर पूछताछ कर सकते हैं।

प्रोस्टेट कैंसर

क्लिफ .... मुझे आज (11 दिसंबर 2004) एक पत्र मिला है, जो लम्बा है पर पढ़ने लायक है। यह व्यक्ति अपने सारे अनुभव अपनी डायरी में लिखता है। पत्र का सारांश नीचे दे रहा हूँ। आपने जो मुझे अद्‌भुत जानकारी दी है, उसके लिए मैं आपको बहुत शुक्रिया अदा करना चाहता हूँ। मुझे प्रोस्टेट कैंसर हुआ था और बहुत परेशान था। मेरे डॉक्टर ने यूरोलोजिस्ट से मेरी बायोप्सी करवाई, 6 में से 3 सेंपल्स में कैंसर कोशिकाएं पाई गई थी। डॉक्टर ने तुरंत ऑपरेशन करवाने की सलाह दी। मैंने ख़ूब रिसर्च की, पुस्तकें पढ़ी और कई लेख पढ़े। मुझे सभी रिश्तेदारो, दोस्तों ने भी कई तरह की सलाह दी। लेकिन अंत में मैंने यही निर्णय लिया कि मैं ऑपरेशन नहीं करवाऊँगा। इसके कुछ ही हफ्ते बाद मुझे एक पार्सल मिला, मेरे एक मित्र ने भेजा था जो आपको (डॉ. क्लिफ) को जानता था। पार्सल खोला तो उसमें (डॉ. क्लिफ की) एक टेप थी और एक पर्ची थी जिस पर लिखा था कि मैं इस टेप को सुन कर उसे फ़ोन करूँ। मैंने बड़े ध्यान से टेप सुनी और उसे फ़ोन लगाया। काफी देर तक हमारी बात होती रही और उसने कहा कि मुझे डॉ. क्लिफ से मिलना चाहिए।

इसलिए मैं तुरंत डॉ. क्लिफ से मिला। उन्होंने मुझे बडविग प्रोटोकोल के बारे में बहुत से अनुभव बताए और मैंने भी उनसे ढेर सारे प्रश्न पूछे। इस तरह हमने बुड्विग प्रोटोकोल लेने का निर्णय कर लिया। 1 फरवरी, 2002 से यह उपचार शुरू कर दिया। मैं रोज़ अलसी का तेल और कॉटेज चीज लेता था। डॉ. क्लिफ ने मुझे बता दिया कि तेल कहाँ से लेना है या उसे कैसे स्टोर करना है। 29 मार्च, 2002 को मैंने पी.एस.ए. लेवल करवाया जो घट कर 5.8 आ गया था। मैं जिस महिला से अलसी का तेल खरीदता था, उसने मुझे प्रोस्टेट 5 LX के केप्स्यूल खाने की सलाह दी। इसलिए मैंने ये केप्स्यूल भी खाने शुरू कर दिये। दो हफ्ते बाद मुझे केप्स्यूल खाने से जी घबराने लगा, इसलिए मैंने उन्हें खाना छोड़ दिया। इन केप्स्यूल से मेरा पी.एस.ए. लेवल भी फिर से बढ़ने लगा। मुझे अपनी ग़लती समझ में आ चुकी थी। सुबह का भूला शाम को घर लौट चुका था। और 26 अक्टूबर, 2002 को मेरा पी.एस.ए. लेवल फिर से घट कर 5.2 हो गया था। आगे भी यह घट कर 4.1 और फिर 3.5 पहुँच गया था। अब मैं बहुत स्वस्थ महसूस कर रहा हूँ।

10 नवंबर को मुझे अपना डॉक्टर बदलना पड़ा। जब नए डॉक्टर को मालूम हुआ कि मुझे प्रोस्टेट का कैंसर था और मेरा पी.एस.ए. लेवल 5.4 था, तो उसने मेरी फिर से पूरा चेक–अप और स्केन करवाए। लेकिन सारी जांचे नेगेटिव थी। कहीं कैंसर का कोई निशान भी नहीं था। और यह चमत्कार अलसी के तेल और कॉटेज चीज का था। जब भी मैं अलसी का तेल खाना भूल जाता हूँ तो दूसरे दिन डबल डोज ले लेता हूँ। मेरा मोबाइल नंबर 7066252082 है। कोई भी मुझसे बात कर सकता है। बहुत शुक्रिया। – जिम मेट्स्को

प्रोस्टेट कैंसर

मि. मार्टिनि उम्र 60 वर्ष पुरुष ग्रीस

प्रोस्टेट कैंसर 4+5 (PSA 420, 99), कोई मेटास्टेसिस नहीं, सिर्फ़ एक जगह लिम्फनोड्स में रुकावट है लेकिन पता नहीं चल सका कि यह क्या है। अप्रेल में हमे पता चला कि मेरे पिता मि. मार्टिनि को कैंसर है।

बडविग सेंटर के फुल प्रोटोकोल को देने के बाद की स्थिति।

ईमेलः s_smartini@yahoo.gr

ओर से : मि. एस. मार्टिनि

मंगलवार, 6 सितंबर, 20011 10:58 PM

सेवा में : डॉ. लॉयड जेनकंस

“डॉ. जेनकंस, मैं आपको यह पत्र मेरे पिता की वर्तमान स्थिति को बताने के लिए लिख रहा हूँ। दो दिन पहले उनके सारे टेस्ट हुए हैं। सारी रिपोर्ट्स बहुत अच्छी हैं और डॉक्टर्स बहुत अचंभित हैं। मेरे पिता एकदम स्वस्थ और तरोताज़ा महसूस कर रहे हैं। उनका पी.एस.ए. 420 (15 अप्रेल) से घट कर 0.34 (1 सितंबर) रह गया है।

डॉक्टर्स को यह एक बड़ा चमत्कार लग रहा है। हमारा पूरा परिवार यह मानता है कि यह सब बडविग आहार और स्वस्थ विहार का परिणाम है।

मैं आपका बहुत आभारी हूँ और जहाँ भी इस तरह के मरीज देखता हूँ उनको आपके उपचार के बारे में बताता हूँ। फिर मिलते हैं। अंत में एक बार फिर शुक्रिया करता हूँ। – एस. मार्टिनि

प्रोस्टेट कैंसर

मेरे भाई का कई वर्षों से मेडीकल चेक–अप नहीं हुआ था। मेरे आग्रह पर उन्होने चेक–अप करवाया। उनका पी.एस.ए. 785 था। उनका प्रोस्टेट कैंसर रीढ़ की हड्डियों में फैलता हुआ सिर तक फैल चुका था। मूत्राशय और किडनी में भी मेटास्टेसिस हो चुका था। डॉक्टर ने उन्हें स्टिलबेस्टेरोल लेने की सलाह दी थी। अचानक उनकी भूख ख़त्म हो गई और वह 6 हफ्ते से कुछ नहीं खा पाए थे और 50 पौंड वजन भी कम हो गया। लेकिन तभी उनकी भूख धीरे–धीरे खुलने लगी। इस बार किसी ने उन्हें अलसी का तेल लेने की सलाह दी जो उन्होंने तुरंत मान ली। हमने उन्हें अलसी का तेल और कॉटेज चीज देना शुरू कर दिया। कुछ ही हफ्तों में उनका वजन 40 पौंड बढ़ गया। वे काम पर जाने लगे और पी.एस.ए. घट कर 8 रह गया। प्रोस्टेट भी सिकुड़ कर छोटी हो गई थी। हड्डियों की हालत में भी सुधार हो रहा था।

तभी किसी मित्र ने मेरे भाई को बताया कि अलसी का पाउडर बना कर पानी में उबालने से भी अलसी का तेल निकल जाता है जो बहुत सस्ता पड़ता है। लेकिन उसे यह पता नहीं था कि गर्म करने से तेल के ओमेगा–3 फैट ख़राब हो जाते हैं। परंतु मेरे भाई ने अच्छा तेल छोड़ कर यह उबला हुआ ख़राब तेल लेना शुरू कर दिया। इसके साथ ही उन्होंने स्टिलबेस्टेरोल लेना भी बंद कर दिया। कुछ समय बाद उनका पी.एस.ए. लेवल बढ़ने लगा। नतीजा यह हुआ कि कुछ महीने पहले उनकी मृत्यु हो गई है।

प्रोस्टेट कैंसर

क्लिफ लिखते हैं: "हमारे शहर के एक व्यक्ति को 1991 में प्रोस्टेट कैंसर डायग्नोज हुआ। उसकी स्थिति अच्छी नहीं थी। किसी के कहने पर उसने अलसी का तेल लेना शुरू किया और आज (26 अक्टूबर, 1999) तक ले रहा है। आज उसे कोई कैंसर नहीं है और स्वस्थ जीवन बिता रहा है।"

प्रोस्टेट कैंसर

1991 के शुरू में मेरी एक अध्यापिका मित्र के पति का पी.एस.ए. 37 था। उसने अलसी का तेल लेना शुरू किया और उसका पी.एस.ए. 37 घट कर 13 आया फिर 1.2 रह गया। वह आज भी बहुत स्वस्थ जीवन व्यतीत कर रहा है।

प्रोस्टेट कैंसर

6 साल पहले मेरे एक मित्र को प्रोस्टेट कैंसर हुआ था और उसका पी.एस.ए. 10 था। वह मौत से डरता था इसलिए उसने सर्जरी करवा ली। सर्जरी के बाद उसका पी.एस.ए. 0.0 था और वह बहुत खुश था। कुछ महीने बाद उसका पी.एस.ए. फिर बढ़ कर 10 हो गया। तब उसने रोज़ एक टेबलस्पून अलसी का तेल लेना शरू किया। अगली बार पी.एस.ए. बढ़ कर 13 हो गया। हमने उसको कहा कि वह तीन टेबलस्पून अलसी का तेल लेना शुरू करे। इसके बाद पी.एस.ए. कम होता ही चला गया। कुछ महीने पहले उसका पी.एस.ए. 0.0 था। वह बहुत स्वस्थ था और उसका वजन 220 पौंड था। अप्रेल, 2000 में वह 80 वर्ष का हो जाएगा।

प्रोस्टेट कैंसर

6 साल पहले एक परिचित को प्रोस्टेट कैंसर हुआ था। उसकी उम्र 75 साल थी और पी.एस.ए. 73 था। तभी उसने किसी के कहने पर अलसी का तेल व कॉटेज चीज और कच्चे फल और सब्ज़ियां खाना शुरू कर दिया। तीन महीने में उसका पी.एस.ए. कम होकर 13 रह गया था। 90 दिन में पी.एस.ए. 60 पॉइंट घटना अचरज की बात थी। यह सब बडविग प्रोटोकोल का चमत्कार था।

प्रोस्टेट कैंसर

पांच साल पहले एक पादरी को आक्रामक प्रोस्टेट कैंसर हुआ था। उसे कई जगह मेटास्टेसिस हो चुके थे और डॉक्टर्स ने कहा था कि वह कुछ ही महीने जी पाएगा। उसकी बहिन के कहने पर उसने बडविग प्रोटोकोल लेना शुरू किया। 6 महीने बाद उसकी बहिन ने बताया कि बडविग उपचार से उसके भाई को बहुत फ़ायदा हुआ है और डॉक्टर्स भी आश्चर्यचकित हैं। बाद में हमे सूचना मिली कि उसकी तबियत फिर से बिगड़ने लगी है। हमे कभी उसका पी.एस.ए. लेवल नहीं बताया गया। लेकिन हमें मालूम हुआ कि उसने अलसी का तेल छोड़ कर सिर्फ़ अलसी पिसी अलसी लेना शुरू कर दिया था। साथ में सल्फ़रयुक्त प्रोटीन (पनीर) भी नहीं ले रहा था। कुछ महीने बाद उसकी मृत्यु हो गई। यह सब इसलिए हुआ कि उसने अलसी का तेल लेना भी छोड़ा और पिसी अलसी के साथ सल्फ़रयुक्त प्रोटीन (पनीर) भी नहीं लिये, जिन्हे बडविग बहुत ज़रूरी मानती है।

पेनक्रियेटिक कैंसर

पेनक्रियेटिक कैंसर

सन् 1994 में मेरे पति को बहुत बड़ा मेटास्टेटिक पेनक्रियेटिक कैंसर हुआ था। मुझे कोई अपने पति को अलसी का तेल और पनीर देने में कोई परेशानी नहीं थी। वे

ऐलाबपेथी के पक्ष में नहीं थे और कई वैकल्पिक उपचार ले चुके थे। उन्होंने तीन सप्ताह तक लेट्रियल के इंजेक्शन भी लिये थे। उन्होंने दिन में तीन बार अलसी का तेल और पनीर भी लिया था। उसके डॉक्टर्स ने कहा था कि वह 3 से 6 महीने मुश्किल से जी पाएगा। लेकिन सर्जरी के 5 महीने बाद भी वह स्वस्थ और मजे में था। इस बात से डॉक्टर्स भी असमंजस में थे।

दिसंबर, 1993 के अंत में वह बीमार हुआ और उसे भरती करवाया गया। 25 मई तक वह हॉस्पीटल से बाहर आ चुका था। हॉस्पीटल में उसकी सर्जरी हुई थी। परंतु उसकी स्थिति ठीक नहीं थी। घर लाने के बाद हमने ज्यूस देना शुरू किया, जिससे उसकी हालत में सुधार होने लगा। हर दो घंटे में हम उसे ताज़ा सब्ज़ियों का ज्यूस निकाल कर डेढ़ ग्लॉस पिलाते थे। हम उसे यह आहार बड़ी गंभीरता से दे रहे थे। हम उसे कोई मीट, पोर्क, चीनी, प्रोसेस्ड फूड वगैरह बिलकुल नहीं दे रहे थे। उसे फ़ायदा हो रहा था।

इसके बाद नवंबर में मैंने सर्जन को लिखा कि हम उसका सी.टी. स्केन करवाना चाहते हैं। हमे 4 दिसंबर की तारीख दी गई। डॉक्टर ने सी.टी. स्केन किया और इसके बाद वह सिर हिलाते हुए रिपोर्ट लेकर बाहर आया और कहने लगा, "मुझे समझ में नहीं आ रहा है कि आपको क्या कहूँ, लेकिन आपके पति को कोई कैंसर नहीं है। मैं रेडियोलोजिस्ट से भी बातचीत कर चुका हूँ, उनकी राय भी यही है। हमें कहीं भी किसी तरह की कोई गड़बड़ दिखाई नहीं दी है।" इसलिए डॉक्टर की बातों से बडविग उपचार पर हमारा विश्वास और बढ़ गया। और उसे देना जारी रखा। जब मेरे पति को कैंसर हुआ था तब वे 54 वर्ष के थे। वे आज बहुत अच्छे, खुश और स्वस्थ हैं और मेरे साथ हैं। मैं भी बहुत खुश हूँ। नान पार्सन्स

पेनक्रियेटिक कैंसर

मुझे कैंसर डायग्नोस होने के बाद मेरे एक अध्यापक मित्र ने बताया कि उसके एक मित्र के पिता को पेनक्रियेटिक कैंसर हुआ था। दस दिन में वह यू.टी. हॉस्पीटल में दो बार भरती हुआ। अप्रेल के महीने में उनका पुत्र अपने पिता को एक बार मेरे पास लेकर आया। हमने बहुत देर तक बडविग प्रोटोकोल के बारे में बातचीत करते रहे। उन्होंने बडविग प्रोटोकोल लेना शुरू किया, वे रोज़ अलसी का तेल और कॉटेज चीज ले रहे थे। उन्हे बहुत फ़ायदा हो रहा था। अगस्त के महीने में उनका चेक–अप हुआ और डॉक्टर ने कहा कि उन्हें कोई कैंसर नहीं है। डॉक्टर्स को लग रहा था कि उनसे कोई ग़लती हुई है। उन्हें लगा कि शायद उन्हें कैंसर हुआ ही नहीं था। फरवरी के महीने में उनका फिर चेक–अप हुआ, इस बार भी सब कुछ ठीक था। एक साल तक मुझे उनकी कोई खबर नहीं मिली। तब मुझे सूचना मिली कि वे फिर से हॉस्पीटल में भरती हुए हैं और डॉक्टर उनको एक दवा दे रहे हैं, जिससे वे एक साल और जी सकेंगे।

कुछ ही हफ्तों में उनकी मृत्यु हो गई। सूचना देने वाले ने बताया कि उन्होने अलसी का तेल लेना बंद कर दिया था। किसी रोगी को ऐसा नहीं करना चाहिए।

अलसी का तेल तो लम्बे समय तक लिया जाना चाहिए। अलसी का तेल एंटीबायोटिक की गोली नहीं है, जो गले में इन्फेक्शन हुआ तो ले ली और इन्फेक्शन ठीक होने पर बंद कर दी। अलसी का तेल तो उन कारणों को दबा कर रखता है, जो कैंसर पैदा करते हैं। इसलिए अलसी का तेल छोड़ने पर कैंसर के कारण दोबारा सक्रिय हो उठते हैं और कैंसर को फिर से पैदा कर देते हैं, जिसे नियंत्रित करना बहुत मुश्किल होता है।

पेनक्रियेटिक कैंसर

कुछ साल पहले ज्योर्जिया में ग्रीनहाउस के पास एक महिला आकर रुकी। यह ग्रीनहाउस मेरे भतीजे और भतीजियां चलाती थी। महिला का 41 साल का एक भाई था जो ट्रक ड्राइवर था। उसे पेनक्रियेटिक कैंसर हुआ था और वह काम नहीं कर पा रहा था। मेरी भतीजी ने उसे बडविग की टेप दी और कहा कि वह इसे अपने भाई को सुनाये। वह महिला सीधी अपने भाई के पास गई। उसके भाई ने तुरंत अलसी का तेल लेना शुरू कर दिया। चार हफ्ते में उसका काउंट 560 से घट कर 280 हो गया था। साढ़े तीन हफ्ते में उसका काउंट 165 आ गया था (नारमल काउंट 100 होता है)। उसका डॉक्टर से अपॉइंटमेंट तय था। जब वह अपने डॉक्टर से मिलने पहुँचा, तो डॉक्टर ने कहा, "तुम डेढ़ हफ्ते लेट आए हो, मैंने सोच लिया था कि शायद तुम मर चुके हो।" फिर रिपोर्ट देख कर डॉक्टर ने आश्चर्यचक्ति होकर कहा, "मैं यह पहली बार देख रहा हूँ कि पेनक्रिएटिक कैंसर में काउंट कम हुआ है।"

इसके बाद किसी किसी ने उसे जापानी मशरूम टी लेने की सलाह दी। अगर सही तरीक़े से बनाई जाए तो यह बहुत फ़ायदा करती है, और यदि सही तरीक़े से नहीं बनाई गई हो तो ख़तरनाक भी साबित हो सकती है। उसे सही चाय नहीं मिल पाई और कुछ ही हफ्तों में उसकी मृत्यु हो गई।

पेनक्रियेटिक कैंसर

पिछली अक्टूबर में मुझे इंडियानापोलिस शहर में एक शिप का ऑफीसर मिला और हमारे बीच बडविग प्रोटोकोल के बारे में बातचीत हुई। मई के महीने में उसने मुझे फ़ोन किया और कहा कि उसे एडवांस पेनक्रियेटिक कैंसर हुआ है, जो लीवर और लिम्फनोड्स में भी फैल चुका है। डॉक्टर्स ने कहा है कि उसके पास 4–5 महीने शेष बचे हैं। आमतौर पर इस कैंसर में कीमो भी काम नहीं करती है। लेकिन एक नई दवा जेमसाइटेबीन Gemcitabine (Gemzar) आई है जो उसका जीवन 2–6 महीने बढ़ा सकती है। डॉक्टर्स ने कहा कि उनके पास यही एक आखिरी हथियार बचा है। इसलिए उसे यह दवा शुरू की गई। लेकिन साथ में उसने अलसी का तेल और कॉटेज चीज भी लेना शुरू कर दिया। 18 मई को उसका ट्यूमर काउंट 2129 था। 6 जून को उसका काउंट 2780 था। 35 या कम सामान्य माना जाता है। इस समय वह बिस्तर से उठ भी नहीं पाता था।

डेढ़ हफ्ते बाद उसने मुझे बुलाया और कहा कि 27 जून को ट्यूमर काउंट के लिए उसका खून लिया जाएगा। उसे अभी–अभी मालूम हुआ है कि इस बार उसका ट्यूमर काउंट 1287 आया है। वह बहुत खुश था। वह चलने फिरने लगा था, बीबी के साथ खरीदारी कर आया था, घूमने जाता था और फिशिंग भी कर लेता था। उसने कहा कि अब वह बिलकुल स्वस्थ है और अपने सारे काम करने लगा है। हर तीन हफ्ते में उसके सारे टेस्ट होते थे। आज फिर उसने मुझे बुलाया और कहा कि 18 जुलाई को उसका खून लिया गया था और उसका काउंट 953 आया है। वह बिलकुल सामान्य हो चुका है, वह बहुत उत्साहित है, प्रसन्न है और भूख अच्छी लग रही है।

15 अगस्त को उसने मुझे पत्र लिखा और बताया कि उसका इस बार काउंट 810 आया है। 24 अगस्त को उसने मुझे पत्र लिखा और बताया कि उसका ताज़ा काउंट 504.2 आया है। वह और उसका परिवार साचता था कि ये सारे फायदे अलसी के तेल से हुए हैं और हो सकता है थोड़ी मदद जेमजार भी कर रही होगी। डॉक्टर्स ने पहले कहा था कि वह 2–6 महीने और जी पाएगा। उसने यह बताया कि डॉक्टर ने कहा है कि उसका आमाशय जो कठोर हो चुका था, अब सॉफ्ट हो चुका है और यह बहुत अच्छी बात है। कुछ सालों पहले मुझे एक डॉक्टर ने बताया था कि उसने कभी नहीं सुना कि पेनक्रियेटिक कैंसर में ट्यूमर काउंट कम हुआ हो।

स्टोमक कैंसर

स्टोमक कैंसर

“मुझे स्टोमक कैंसर हुआ था। एक दिन मैं हॉस्पीटल गई क्योंकि कई दिनों से मेरे पेट में तेज़ दर्द रहता था और मैं कुछ भी खा नहीं पा रही थी। मेरी सर्जरी की गई। पेट खोला गया, अंदर स्टोमक और लीवर में कैंसर इतना फैल चुका था कि उन्हें निकाल पाना असंभव था, इसलिए वापस पेट सिल दिया गया। डॉक्टर्स मेरे लिए कुछ भी करने में असमर्थ थे क्योंकि कैंसर बहुत फैल चुका था। फिर मैंने बडविग की ऑयल–प्रोटीन डाइट शुरू कर दी। यह मुझे यह उपचार बहुत अच्छा लग रहा था। फ़ायदा भी हो रहा था फिर मैं डॉ. बडविग से मिलने के लिए ब्लैक फोरेस्ट गई। मैं वहाँ 5 हफ्ते रही। उपचार जारी था। मेरी सारी तकलीफ़ें जैसे जी घबराना, उलटी आना, भूख नही लगना आदि सब ठीक गई थी। मैं बहुत खुश थी कि फिर से पूरी तरह स्वस्थ हो गई हूँ। मैं जानती हूँ कि इस उपचार ने ही मुझे नया जीवन दिया है।” यह विवरण बडविग की “डर टोड डेस ट्यूमर्स पार्ट 2” (The Death of the Tumor & Vol- II & p. 18) से लिया गया है।

स्टोमक कैंसर

स्पेन निवासी सेल्वेडोर, उम्र साठ वर्ष से अधिक, 15 नवंबर, 2000 को हमारी क्लिनिक पर आया, उसके पेट में 50 सै.मी. x 35 से.मी. की एक गांठ (लोइपोसार्कोमा

एब्डोमिनल) थी। इस गांठ का वजन 14 किलो था। 25 जुलाई, 2000 को बार्सिलोना, स्पेन के हॉस्पीटल में उसका ऑपरेशन किया गया और गांठ निकाल दी गई। लेकिन सर्जरी के चार महीने बाद भी वह ठीक नहीं था। वहाँ उसे बडविग सेंटर के बारे में मालूम हुआ और वह कुछ जांच करवाने सेंटर गया। जांच से पता चला कि उसके शरीर में अभी भी बहुत सारी कैंसर कोशिकाएं हैं और वो फैल रही हैं। उसने 14 दिन तक हमारे यहां पूरा उपचार लिया। इसके बाद जब वह वापस अपने डॉक्टर के पास गया तो उसने जांच करके कहा कि उसका लीवर और आसपास के अंग बिलकुल ठीक हैं। यह सब देख कर वे बहुत अचंभित थे। उसने बडविग सेंटर के संरक्षण में यह उपचार जारी रखा और समय–समय पर जांच भी करवाता रहा। 3 जनवरी, 2001 को हुई जांच में कोई कैंसर नहीं निकला था। वह बहुत ऊर्जावान और स्वस्थ महसूस कर रहा था। जबकि 6 हफ्ते पहले वह ठीक से चल भी नहीं पाता था। यह किसी चमत्कार से कम नहीं था।

रोबर्ट विलनर की डॉ. अर्नस्ट से यादगार मुलाकात

डॉ. रोबर्ट विलनर का परिचय

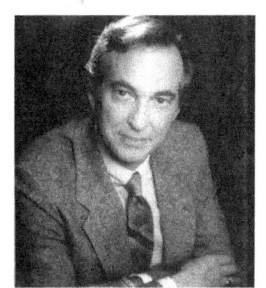

डॉ. रोबर्ट विलनर (जन्म – 21 जून, 1929 मृत्यु – 15 अप्रेल, 1995) फ्लोरिडा के विख्यात चिकित्सक थे। वे एम.डी. और पीएच.डी. थे और चालीस वर्षों तक रोगियों की चिकित्सा सेवा में संलग्न रहे। वे एक महान वैज्ञानिक, अनुसंधानकर्ता और चिंतक थे। उन्होंने "द कैंसर सोल्यूशन" और "डेडली डिसेप्शन : द प्रूफ दैट सैक्स एंड एच.आई.वी. डू नॉट कॉज एड्स" जैसी विवादास्पद पुस्तकें लिखीं। 1978 में उनकी पत्नी को कैंसर हो गया था और कीमोथैरेपी के कारण बहुत वेदना और तकलीफ झेलनी पड़ी थी। पत्नी की मृत्यु के बाद उन्होंने प्राकृतिक और वैकल्पिक चिकित्सा पद्धतियों में रुचि लेना शुरू किया। सेवानिवृत्ति के बाद उन्होंने देश–विदेश की कई यात्राएं की, अनेकों वैकल्पिक चिकित्सकों तथा रोगियों के साक्षात्कार किए और बहुत प्रभावित हुए। वे अचंभित कि ये उपचार बहुत सरल, सुरक्षित और प्रभावशाली थे। उन्हें लगने लगा कि अब सचमुच वह समय आ गया है जब हमें कैंसर में कीमोथैरेपी और रेडियेशन जैसे मारक उपचार की जगह अन्य वैकल्पिक उपचार को भी अपनाना चाहिए।

फ्रुडेनस्टेड में डॉ. बडविग से साक्षात्कार

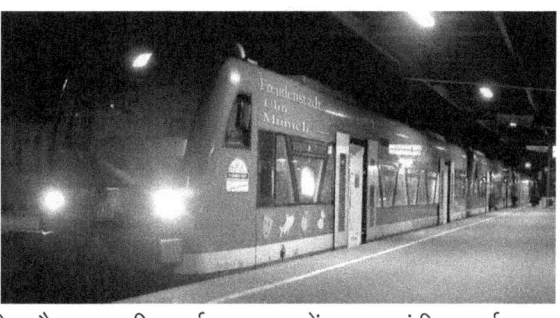

कैंसर के वैकल्पिक उपचार की खोज के सिलसिले में मैं डॉ. जोहाना बडविग से भी कई बार मिला। शुरू में तो मुझे भी बडविग के उपचार और विज्ञान पर इतना विश्वास नहीं हो पा रहा था। एक बार मैं फ्रुडेनस्टेड में डॉ. बडविग के घर पर उनसे साक्षात्कार कर रहा था। तभी अचानक फ़ोन की घंटी बजी और उनकी जर्मन भाषा में एक लंबी वार्तालाप शुरू हो गई। थोड़ी देर बाद बडविग ने मुझे फ़ोन का रिसीवर थमाया और बोलीं, "यह डॉ. सीगफ्रेड अर्नस्ट का फ़ोन है, जिनके बारे में मैंने आपको बतलाया था, आप भी इनसे बात कर लीजिए। ये मेरे उपचार से ठीक होकर आज मजे से जी रहे है।" मेरी उनसे लगभग दस मिनट तक बात हुई। मैं उनके अनुभव सुन कर हैरान था, हालांकि उनके बारे डॉ. बडविग मुझे बहुत कुछ बता चुकी थीं।

मैंने हॉटल आकर सारी बातें डायरी में लिख ली। अगले दिन शुक्रवार था और मैं स्टुटगर्ट से सुबह 8 बजे की फ्लाइट से फ़्लोरिडा लौट जाना चाहता था। मैंने सोचा

कि मैं आज ही स्टुटगर्ट चला जाऊं ताकि अगले दिन सुबह जल्दी नहीं उठना पड़े। इसलिए मैंने हॉटल के रिसेप्शनिस्ट को फ्लाइट के टिकिट बुक करने के लिए कहा। थोड़ी देर बाद वह आकर बोला कि स्टुटगर्ट की फ़्लाइट में कोई सीट खाली नहीं है, लेकिन यदि मैं ट्रेन से म्यूनिक चला जाऊँ तो वहां से मुझे फ़्लोरिडा के लिए आसानी से फ़्लाइट मिल जाएगी। मुझे भी यही ठीक लगा। मैंने चेकऑउट किया और टेक्सी से सीधा रेल्वे–स्टेशन पहुँचा। म्यूनिक के लिए ट्रेन आने ही वाली थी। मैंने टिकिट लिया और वहीं बुक–स्टॉल से बडविग की कुछ किताबें खरीद ली। इतने में ट्रेन भी प्लेटफॉर्म पर पहुँच गई थी।

म्यूनिक यहाँ से 137 किलोमीटर दूर था। मौसम काफी सर्द था और हल्का सा कोहरा भी था। मैंने बडविग की किताब खोली परंतु मेरे दिमाग में तो अभी तक डॉ. अर्नस्ट का एक–एक शब्द गूँज रहा था। इतने में ट्रेन एक स्टेशन पर रुकी, मैंने बाहर देखा तो यह उल्म स्टेशन था, तभी याद आया कि डॉ. अर्नस्ट यहीं तो रहते हैं। मेरा मन तो पहले से ही डॉ. अर्नस्ट से मिलना चाह रहा था। बस मैंने तुरंत अपना सूटकेस पकड़ा और वहीं उतर पड़ा। तब शाम के साढ़े सात बज चुके थे, सर्दी बढ़ गई थी और कोहरा भी घना हो चला था। मैंने स्टेशन से ही डॉ. अर्नस्ट को फ़ोन करके सुबह मिलने का समय ले लिया। उन्होंने कहा कि कल पूरा दिन हम साथ रहेंगे और दिन का भोजन भी साथ ही करेंगे।

मैं स्टेशन से सीधा गोल्डन ट्यूलिप हॉटल पहुँचा। मैं थक चुका था और भूख भी लग रही थी। मैंने वेटर को बुलाया और पूछा कि उनके रेस्टॉरेंट में क्या–क्या व्यंजन बनते हैं। उसने कहा, "सर, आज रात बहुत सर्द रहने वाली है। बर्फ़ भी गिर सकती है। इसलिए पहले आप हमारे सोनाबाथ का लुफ्त लें और फ्रेश हो जाएं। इस हॉटल का सोनाबाथ बहुत मशहूर है। तब तक मैं आपके लिए पक्ड प्राइड ड्राई वाइन, एवोकाडो वसाबी सलाद और गर्म सिज़लिंग फज़ीता तैयार करवाता हूँ।

अगला दिन मैंने डॉ. अर्नस्ट (1915–2001) के साथ बिताया। 78 वर्ष की उम्र में भी वे काफी बुद्धिमान, मिलनसार, सक्रिय और ऊर्जावान थे। उन्होंने अपने जीवन का पूरा वृतांत सुनाते हुए कहा कि डॉ. विलनर, मेरी कहानी बड़ी दर्दनाक है। यह 18 मार्च, 1978 की बात है जब मेरे पेट में दर्द हुआ और मैंने उल्म के सर्जरी क्लिनिक में पेट का एक्स–रे करवाया। मेरे आमाशय में कैंसर की गांठ का पता चला और तीन दिन बाद 21 मार्च को हाइडलबर्ग की सर्जीकल यूनिवर्सिटी के प्रोफेसर क्रिश्चियन हरफर्थ ने मेरा ऑपरेशन किया। जब मुझे होश आया तो मुझे बताया

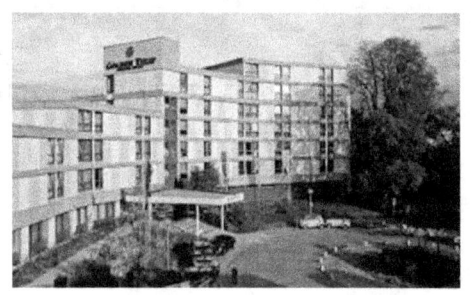

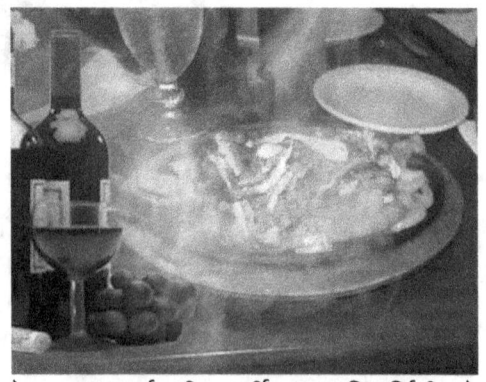

गया कि मेरी बड़ी आंत में भी 1.1 इंच की गांठ थी और कैंसर तिल्ली तक फैल गया था। हरफर्थ यह सब देख कर घबरा गए थे और बिना शल्य किए पेट सिल देना चाह रहे थे, तब नर्सिंग इंचार्ज आर्थर बोह्म ने कहा कि अगर हमें डॉ. अर्नस्ट की जान बचानी है तो हर जोख़िम उठा कर भी ऑपरेशन करना चाहिए। टोली के बाकी लोगों की भी यही राय थी। डॉ. हरफर्थ आखिर ऑपरेशन के लिए राज़ी हुए और मेरा ऑपरेशन साढ़े छह घंटे चला। उन्होंने मेरा आमाशय निकाल दिया। आर्थर की गुज़ारिश पर फादर रुपर्ट मेयर ने मेरे लिए प्रार्थना की।

लेकिन आठ दिन बाद मेरे डायफ्राम के नीचे पस पड़ गया, जिसके कारण मुझे तेज़ बुख़ार हो गया। दोबारा ऑपरेशन करके पस निकाला गया, लेकिन दो दिन बाद ही मेरे फेफड़ों में पानी भर (पल्मोनरी एडीमा) गया। मैंने बहुत तकलीफ सही, सांस बहुत फूलती थी और तीन दिन तो मैं बेहोश ही रहा। मुझे नहीं लगता था कि मैं कभी ठीक हो पाऊँगा। मेरे लिए बहुत लोगों (2000 से ज़्यादा) ने मन्नतें मांगी, प्रार्थनाएं की। जापान जैसे सुदूर देश में भी मेरे लिए प्रार्थना की गई। लेकिन आठ हफ्ते बाद धीरे–धीरे मेरी स्थिति में सुधार आने लगा। सभी के प्रयास और प्रार्थना से मैं आखिरकार स्वस्थ हो ही गया। मेरा ठीक होना सभी के लिए खुशी और अचरज की बात थी। 3 मई, 1987 को म्यूनिक के ओलम्पिक स्टेडियम में फादर रुपर्ट मेयर ने मेरे लिए एक सभा आयोजित की थी। इसके बाद फादर से मेरे करीबी रिश्ते बने रहे और वे समय–समय पर मेरी मदद भी करते रहे। परंतु इससे बाद भी मुझे बहुत कमज़ोरी और पाचन संबंधी विकार रहने लगा और मरीज देखना भी बंद करना पड़ा। मुझे मालूम था कि इस तरह के कैंसर में मरीज मुश्किल से एक साल जी पाता है।

दो साल बाद फिर कैंसर ने फिर अपना असर दिखाया और पूरे पेट में फैल गया, अब कीमोथैरेपी ही एक मात्र उपचार बचा था। वे जानते थे कि कीमो के बड़े ख़तरनाक दुष्प्रभाव होंगे और फिर भी जीवन शायद ही बच पाएगा, इसलिए उन्होंने कीमो नहीं लेने का निर्णय लिया। तभी किसी ने उन्हें डॉ. बडविग के प्रोटोकोल के बारे में बतलाया। वे तुरंत डॉ. बडविग से मिले, उनसे उपचार अच्छी तरह समझा और पूरे विश्वास से उनका उपचार लेना शुरू किया। वे रोज़ अपने पेट पर एलडी ऑयल पेक लगा कर सोते थे और एलडी तेल की ही रोज़ मालिश भी करवाते थे। उन्हें इस उपचार से बहुत फ़ायदा हुआ। मार्च, 1983 में उल्म के प्रोफेसर डॉ फाइफ़र ने उनकी जांच की और कहा कि वे पूरी तरह कैंसर से ठीक हो चुके हैं। यह सचमुच एक चमत्कार ही था। इसका पूरा श्रेय उन्होंने डॉ. बडविग के उपचार और एलडी तेल को दिया। परंतु इसके बाद भी उन्होंने अपनी जीवन–शैली को नहीं बिगाड़ा और रोज़ अलसी का तेल व पनीर लेना उनके जीवन का नियम बन चुका था। वे नियमित डॉ. बडविग से संपर्क करते रहते थे। आज 15 वर्ष बाद भी वे पूर्णतया स्वस्थ हैं, बस थोड़ा बहुत पाचन संबंधी विकार रहता है, क्योंकि उनका आमाशय निकाल दिया गया था।

आज उनके शरीर में आज कैंसर का नामोनिशान भी नहीं है। उन्होंने कहा कि सचमुच ये मेरा तीसरा जीवन है, दूसरा प्रोफेसर क्रिश्चियन हरफर्थ का दिया हुआ है और तीसरा डॉ. बडविग का दिया हुआ है। पूरे दिन वे उन्हें धन्यवाद देते रहे। उन्होंने कहा कि यह उपचार कैंसर का सबसे बढ़िया उपचार है। हां वे कुछ बातों में बडविग से सहमत नहीं थे जैसे उन्होंने कहा कि यदि कैंसर की बड़ी गांठे हैं तो शल्य–क्रिया

करनी ही चाहिए। जब कि बडविग कहती थी शल्यक्रिया का निर्णय भी सोच समझ कर लेना चाहिए। डॉ. अर्नस्ट से मेरी बहुत बातें हुई। उन्होंने बहुत सारी ऐसी बातें बतलाई जो मैं डॉ. बडविग से सुन चुका था पर विश्वास नहीं कर पा रहा था। डॉ. अर्नस्ट से मुलाकात मेरे जीवन की एक यादगार घटना बन कर गई। इस उपचार को लेकर मेरे मन में जो भी संशय या शक थे, वे सब अर्नस्ट से मिल कर दूर हो चुके थे। जब मैं उनसे विदा ले रहा था तभी उनके पुत्र डॉ. मार्टिन भी आ गए और उनसे भी कुछ मिनट अच्छी बातें हुई और मैं हॉटल के लिए निकल पड़ा।

बुडविग उपचार के बारे में विषेशज्ञों की राय

"What she (Dr. Johanna Budwig) has demonstrated to my initial disbelief but lately, to my complete satisfaction in my practice is: CANCER IS EASILY CURABLE, the treatment is dietary/lifestyle, the response is immediate; the cancer cell is weak and vulnerable; the precise biochemical breakdown point was identified by her in 1951 and is specifically correctable, in vitro (test-tube) as well as in vivo (real)... "

Dr. Dan C. Roehm M.D. FACP (Oncologist and former cardiologist) in 1990

"Cancer patients suffer from a faulty metabolism caused by a malfunction in the lipid defense system. By repairing the lipid defense system the cancer cannot survive. Of course common chemo and radiation causes further harm to the lipid defense system -- the very system that protects you from cancer! The folks who will READILY ADMIT that they don't understand the cancer mechanism will tell you with their next breath that cancer can be killed with poisons. So can you. Would you trust your car to a so-called mechanic who didn't understand what makes a car work properly? If not, why would you let someone who doesn't understand cancer "fix" your body? The average cancer docs don't know - they admit it. That doesn't make them bad people; it just makes them unqualified to treat your condition if you have cancer. Don't let unqualified people poison you just because they don't know what else to do".

William Kelley Eidem, author "The Doctor Who Cures Cancer (Dr Revici)

"To sell chemotherapy as 'therapy' is most likely the biggest deceit in the history of medicine. Whoever masterminded this chemo-torture deserves a monument in the hell."

Dr. Ryke Geerd Hamer

"I have the answer to cancer, but American doctors won't listen. They come here and observe my methods and are impressed. Then they want to make a special deal so they can take it home and make a lot of money. I won't do it, so I'm blackballed in every country."

Dr Budwig

Dr Rudin believes the Omega 3 story parallels the story of Beriberi & Pellagra. It took them 200 years to accept pellagra was a nutrient deficiency.

"Nobody seemed to notice that a crime has been committed: It was the case of the missing nutrient. The nutrient was essential; it was a nutrient we human beings needed in order to stay healthy. It started to disappear from our diet about 75 years ago and now is almost gone. Only about 20% of the amount needed for human health and well-being remains. The nutrient is a fatty acid so important and so little understood that I call it "the nutritional missing link"....Food grade linseed oil & fish oil are the best sources of this special fat—Omega 3 essential fatty acid—which modern food destroys."

Donaldo Rudin, M.D. (The Omega 3 Phenomenon)

In a 1994 study of 121 women with breast cancer, those in more advanced stages whose breast cancer had spread to their lymph nodes showed the lowest levels of omega-3 fatty acids in the breast tissue. After 31 months, the 20 women who had developed metastases had significantly lower levels of these EFAs (Essential fatty acids) than those who didn't. Another study out of Boston University using the same type of tissue profiles that were used in the breast cancer study demonstrated that patients with coronary artery disease likewise had low levels of EFAs.

"The association between fats—meaning saturated, refined w6s (Omega 6), rancid fats, processed oils, and altered fats---and cancer, (but excluding w3s and fresh, natural, unrefined oils) has long been documented. (They) interfere with oxygen use in our cells. Heat, hydrogenation, light, and oxygen produce chemically altered fat products that are toxic to our cells....These fats kill people. Healing fats in cancer include...... w3s (Omega 3s), enhance oxygen use in cells, decrease tumor formation, slow tumor growth, decrease tumor formation, decrease the spread of cancer cells (Metastasis), and extend the patient's survival time. Unsaturated fatty acids in fresh, unheated oils are anti-mutagenic....W9, w6, w3 are all effective. Saturated fatty acids to not have this protective ability. Heating these oils above 150^0 C makes them lose their protective power, and they become mutation-causing. ALL mass market oils except virgin olive oil have undergone heating during deodorization...When we use virgin olive oil or other unrefined oils for sautéing; frying...we overheat them, destroying their protective, anti-mutagenic properties. ALL hydrogenated and partially hydrogenated products have also been overheated.."

Udo Erasmus (Fats That Heal, Fats That Kill)

"Our immune system, which is vital for destroying cancer cells, requires EFAs, vitamins C, B6, and A, and zinc to function, and requires an exceptionally rich nutrient supply of ALL essential nutrients for its high level of complex cellular activities. Deficiencies of EFAs and toxic, man-made synthetic drugs that interfere with essential fatty acid functions can create the conditions of fatty degeneration collectively known as cancer."

Udo Erasmus

"Compared to 100 years ago, Omega 3 is down 80%, B vitamins are estimated to be down to about 50% of the daily requirement. Vitamin B6 consumption may be low as it is removed in grain milling and not replaced. Vitamins B1, B2, B3 and E have also been lost in food processing. Minerals are depleted in a similar way. Fiber is down 75-80%. Ant nutrients have increased substantially---saturated fat, 100%; cholesterol, 50%; refined sugar nearly 1000%; salt up to 500%; and funny fat isomers nearly 1,000%."

Dr Rudin

Dr. Johanna Budwig is rightly known far beyond the borders of Germany. Her ingenious, simple, and effective oil-protein diet has found adherents throughout the world and it has helped many people to particularly better deal with their cancer illness.

I had the great good fortune of spending many days in discussion with her over a period of several years, of being able to study her extensive case histories, of giving joint presentations with her, and of thus gaining an understanding of nutrition for myself that extended far beyond that which I was previously able to find in the usual literature. But what was most convincing to me in my activity on the executive board of Menschen gegen Krebs (People Against Cancer) in Germany was the oil-protein diet.

Hardly a day goes by when I do not talk with people on the phone that has changed their diet along the guidelines provided by Dr. Budwig. I am party first-hand to how successful this nutrition therapy is. I consciously use the term nutrition therapy and not cancer diet because I think it would be an injustice to Dr. Budwig to not to distinguish her scientifically grounded oil-protein therapy from all the diets that are offered around the world.

For me the oil-protein diet always serves as the bacis of a cancer therapy and please understands that I am not just simply writing this, but that I have carefully chosen my words, as I have become familiar with more than 100 different alternative cancer therapies in recent years, and I have investigated many of them. When Dr. Johanna Budwig died the cancer scene lost one of the last great scientists of the last century, and it behooves each of us to carry her legacy to future generations, so that they as well can profit from the oil-protein diet.

Lothar Hirneise .

Dr. Budwig was far ahead of her time and modern science is constantly re-validating her work. Many people from all over the world have been helped by her protocol, and more are realizing that there are non-toxic methods of healing the body. It's important that we educate ourselves about these issues. More knowledge means better decisions.

Ursula Escher

I am referring to a super nutrient, which has been neglected for decades, it is neither taught properly in the schools, nor the doctors discuss about it openly, multinationals have removed this from our diet, but the hard truth is that it is essential for our body, it keeps us healthy and fit, protects us from many serious ailments, its presence is essential for cellular respiration, our cells suffocate in its absence, without this our life is impossible, name of this nutrient is alpha-linolenic acid, which is head of the omega-3 family and the richest food source is FLAXSEED OIL.

Dr. O.P. Verma, Flax Guru of India

They (American Cancer Society) lie like scoundrels.

M. Dean Burk PhD who worked for the National Cancer Institute for 34 years

There have been many cancer cures, and all have been ruthlessly and systematically suppressed with a Gestapo-like thoroughness by the cancer establishment.

Robert C. Atkins MD

Essiac Is A Cure For Cancer. I've seen it reverse and eliminate cancers at such a progressed state that nothing medical science currently has could have accomplished similar results. I wouldn't have believed it myself had I not seen it with my own eyes. I feel very strongly that Essiac is the single most beneficial treatment for cancer today.

C.A. Brusch, M.D., J.F.K's personal physician talking to radio talk show host and producer Elaine Alexander in a radio broadcast from Vancouver, British Columbia, in November 1984

The War Against Quackery is a carefully orchestrated, heavily endowed campaign sponsored by extremists holding positions of power in the orthodox hierarchy.....The multimillion-dollar campaign against quackery was never meant to root out incompetent doctors; it was, and is, designed specifically to destroy alternative medicine...The millions were raised and spent because orthodox medicine sees alternative, drugless medicine as a real threat to its economic power. And right they are...the majority of the drug houses will not survive.

Dr Atkins, M.D. (The Healing of Cancer by Barry Lynes)

And what do I actually do? I give cancer patients simple, natural foods. That is all. I take sick people out of the hospital, when it is said there that they do not have more than an hour or two left to live, that the scientifically attested diagnocis is at hand and that the patient is completely moribund. In most cases I can help even these patients quickly and conclusively.

Dr. Johanna Budwig, in "Flax Oil as a True Aid"

Cancer has only one prime cause. It is the replacement of normal oxygen respiration of the body's cells by an anaerobic (i.e., oxygen-deficient) cell respiration.

Dr. Otto Warburg, twice Nobel Laureate

...the cause of cancer is no longer a mystery; we know it occurs whenever any cell is denied 60% of its oxygen requirements.

Cancer, above all other diseases, has countless secondary causes. But, even for cancer, there is only one prime cause. Summarized in a few words, the prime cause of cancer is the replacement of the respiration of oxygen in normal body cells by a fermentation of sugar. All normal body cells meet their energy needs by respiration of oxygen, whereas cancer cells meet their energy needs in great part by fermentation. All normal body cells are thus obligate aerobes, whereas all cancer cells are partial anaerobes.

Dr. Otto Warburg in The Prime Cause and Prevention of Cancer

[C]hemotherapy is basically ineffective in the vast majority of cases in which it is given.

Ralph Moss, PhD, former Director of Information for Sloan Kettering Cancer Research Center

Three Australian oncologists - Associate Professor Graeme Morgan, Professor Robyn Ward and Dr. Michael Barton - undertook a meta-analycis aiming to determine the actual contribution of cytotoxic chemotherapy to survival in adult cancer patients. Their results, published in "Clinical Oncology" in 2004 under the title "The contribution of cytotoxic chemotherapy to 5-year survival in adult malignancies" (abstract available at www.ncbi.nlm.nih.gov/pubmed/15630849) found the overall contribution of these drugs to 5-year survival in adults to be an estimated 2.3% in Australia and 2.1% in the USA. See Table: Impact of cytotoxic chemotherapy on 5-year survival in American adults showing the percentage of 5-year survivors after chemotherapy for 22 types of cancer. The authors concluded that "it is clear that cytotoxic chemotherapy only makes a minor contribution to cancer survival".

A detailed review of this important paper is owed to Dr. Ralph Moss and can be read for instance at

www.icnr.com/articles/ischemotherapyeffective.html under the title "How Effective Is Chemo Therapy?"

Cancer researchers, medical journals, and the popular media all have contributed to a situation in which many people with common malignancies are being treated with drugs not known to be effective.

Dr. Martin Shapiro UCLA

"Best book I've ever read on chemotherapy."

Ralph Moss' Questioning Chemotherapy is a book that every person faced with cancer must read before submitting to toxic chemicals which may very well destroy the body's immune system. Unlike many alternative health authors who base their conclusions on anecdotal evidence, Moss uses the medical establishment's own research to prove that in almost all instances chemotherapy is NOT a viable approach to improving cancer survival rates. Moss also makes the important point that current cancer research has never bothered to examine the mental anguish, physical suffering, and poor quality of life endured by almost everyone whose doctors talk or scare them into undergoing chemotherapy. Learning about the economics behind chemotherapy drives the final nail into the coffin of a "therapy" that educated people in the future will consider outrageous and reflective of the current dark ages of so-called modern medicine. This is a must read book for anyone who wants to know the truth behind chemotherapy or anyone whose doctor wants to inject toxic chemicals into their bloodstream.

Chet Day's review of "Questioning Chemotherapy: A Critique of the Use of Toxic Drugs in the Treatment of Cancer" by Ralph W. Moss

Except for two forms of cancer, chemotherapy does not cure. It tortures and may shorten life...

Dr. Candace Pert, Georgetown University School of Medicine

...chemo drugs are some of the most toxic substances ever designed to go into a human body, their effects are very serious, and are often the direct cause of death. Like the case of Jackie Onascis, who underwent chemo for one of the rare diseases in which it generally has some beneficial results: non-Hodgkin's lymphoma. She went into the hospital on Friday and was dead by Tuesday.

Dr Tim O'Shea in TO THE CANCER PATIENT

Federal Institute where Dr. Budwig worked

This is a rare picture of Dr. Budwig during her last public lecture in Freudenstadt, Germany. This lecture was a Birth day gift to Mr. Lothar Hirneise.

Over fifty years ago, Johanna Budwig was the first to highlight the benefits of "omega-3" and the evils of transfat, which are being "rediscovered" today. But her name remains virtually unknown to scientists, the media and the general public.

Below are pictures are of the "Bundesanstalt Fur Fettforschung", the Federal Institute for Fat Research in Germany where Dr. Budwig worked at. It explains that the Institute contributed largely to the connection between saturated and unsaturated fats. The video says that the woman who made the decisive discovery was Dr. Budwig, who showed the difference between the saturated and unsaturated fats. She was against the margarine industry and said that it caused cancer and other diseases.

She made many discoveries at the Institute of Fats Research and while working with Professor Kaufman (Escher).

Dr. Johanna Budwig's Works in English

1- Flax Oil As A True Aid Against Arthritis, Heart Infarction, Cancer, And Other Diseases by Dr. Johanna Budwig
2- The Oil-Protein Diet Cookbook by Dr. Johanna Budwig
3- Cancer - The Problem and The Solution by Dr Johanna Budwig

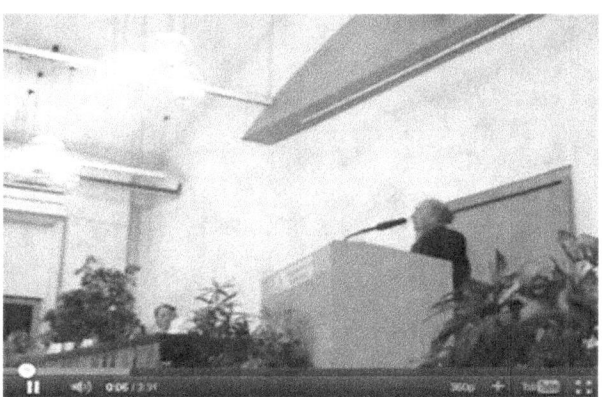

Disclaimer

This book is not intended to replace the advice and/or care of a qualified health care professional. Please do not try to self diagnose or self treat any disease. Seek professional help and consult your physician before making any dietary changes.

This book is not intended to provide medical advice and is sold with the understanding that the publisher and the author have neither liability nor responsibility to any person or entity with respect to loss, damage or injury caused or alleged to be caused directly or indirectly by the information contained in this book or the use of any products mentioned. Readers should not use any of the product discussed in this book without the advice of a medical profession.

The Food and Drug Administration has not approved the use of any of the natural treatments discussed in this book. This book, and the information contained herein, has not been approved by the Food and the Drug Administration.

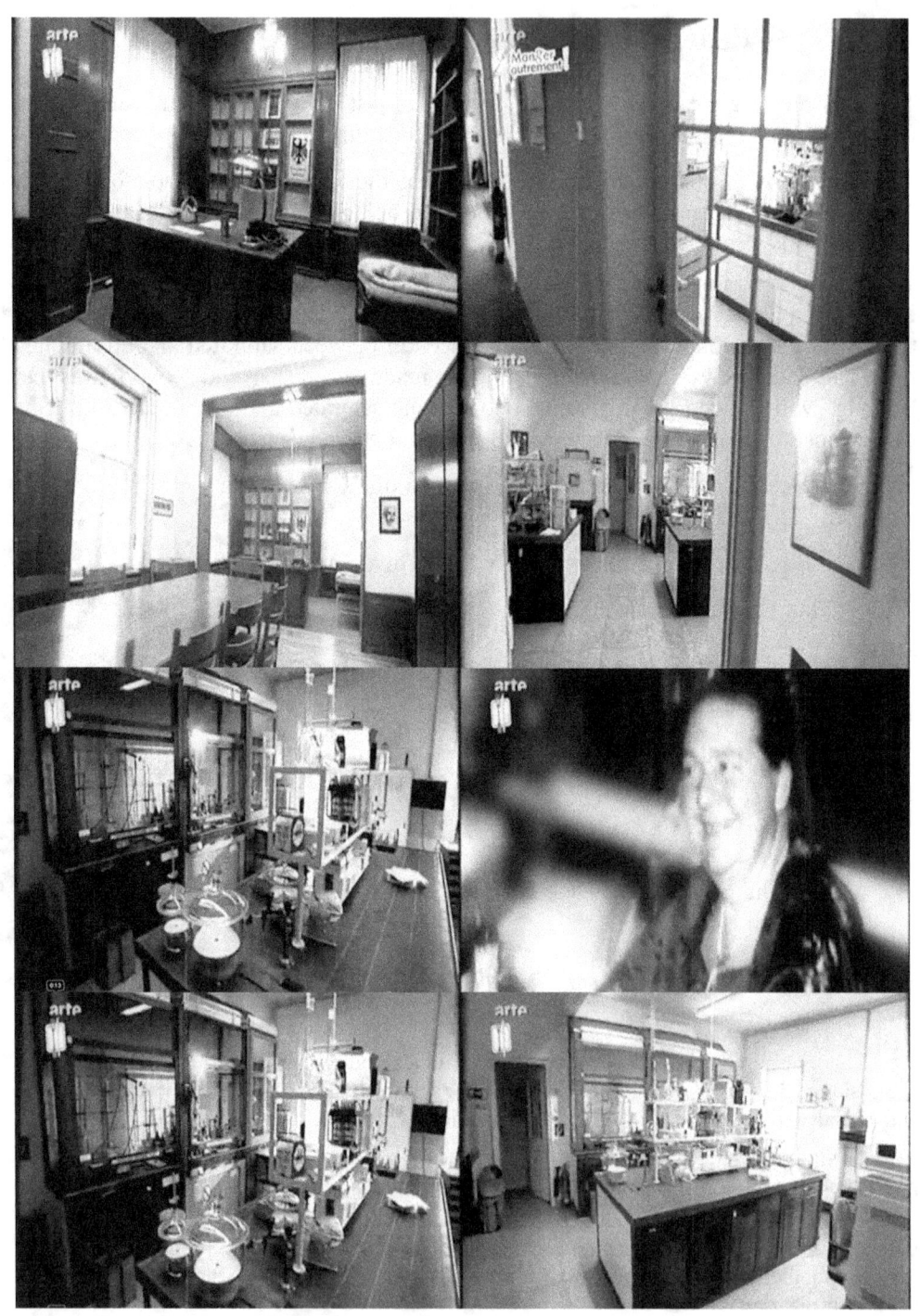

246

Biography of Dr. O.P.Verma

- Dr. O.P.Verma S/O P.L.Verma
- Date of Birth - October 10, 1950
- 280-A, Talwandi, Kota Raj.
- Mobile No# 9460816360

Education and Awards

- Secondary School Examination 1966 Multi Purpose Higher Secondary School, Kota Distinction 6th rank in Board of Rajasthan
- Higher Secondary School Examination 1967 Distinction and 2nd rank in Board of Rajasthan
- MBBS - RNT Medical College, Udaipur 1973 First Division
- Misc. Awards in Drawing and Painting, Photography, Writing, Poetry etc.
- Medical Officer in PHC Atru - Awarded for Best Family Planning Program in 1976
- MRSH Fellowship Oxford University 1984
- President Scout Award 1969
- Award and Lectureship in one year Good Governance Program 2005

Jobs

- Medical Officer in Govt of Rajasthan 1975 to 1998 and ESI Hospital 1999 to 2010
- Worked in Libya and other countries for 12 years. Visited Europe, Malta, Pakistan, Dubai, Egypt and Kuwait
- Vaibhav Hospital & Diagnostic Institute
- Budwig Cancer Care - Treatment of Cancer Patients

Locial Activities

- Writing Health articles in Hindi and English for all leading Magazines
- Publication of Books - अलसी महिमा, दैविक रसायन - अलसी - रोग अनेक उपचार एक, अलसी दर्पण, बुडविग प्रोटोकोल, ओम वाणी, Cancer - Cause and Cure, Awesome Flax - A Book by Flax Guru
- Flax Awareness Society
- This Organization was formed in 2009. Dr. O.P.Verma is President of Society. He is famous worldwide as Flax Guru. He is one man show and spread the awareness of Flaxseed in whole India. Main Objects are
- Awareness of Flaxseed
- Promotion of Budwig Protocol for Cancer Patient

Health Awareness

- Promotion of Good Fats
- Publication of Booklets and Books including Alsi Mahima and others.
- Workshops, Seminars, TV Programs, Radio Programs, Free Camps, Press Conferences
- Two Flax Awareness Journeys in 2010 and 2011 in different cities of M.P. and Rajasthan Total 7000 Km.

Visit us at

http://flaxindia.blogspot.in

My Books

Cancer - Cause and Cure: Based on Quantum Physics developed by Dr. Johanna Budwig

http://www.amazon.com/Cancer-Quantum-Physics-developed-Johanna-ebook/dp/B00P3Y7BYG

***** A must have book for every cancer patient *****

This book provides an introduction of Dr. Budwig's cancer research and treatment. Johanna Budwig (1908-2003) was nominated for the Nobel Prize seven times. She was one of Germany's leading scientists of the 20th Century, a biochemist and cancer specialist with a special interest in essential fats.

Otto Warburg proved that prime cause of cancer oxygen-deficiency in the cells. In absence of oxygen cells ferment glucose to produce energy, lactic acid is formed as a byproduct of fermentation. He postulated that sulfur containing protein and some unknown fat is required to attract oxygen in the cell.

In 1951 Dr. Budwig developed Paper Chromatography to identify fats. With this technique she proved that electron rich highly unsaturated Linoleic and Linolenic fatty acids were the undiscovered mysterious decisive fats in respiratory enzyme function that Otto Warburg had been unable to find. She studied the electromagnetic function of pi-electrons of the linolenic acid in the membranes of the microstructure of protoplasm, for all nerve function, secretions, mitocis, as well as cell break-down. This immediately caused lot of excitement in the scientific community. New doors could open in Cancer research. Hydrogenated fats, including all Trans fatty acids were proved as respiratory poisons.

Then Budwig decided to have human trials and gave flaxseed oil and quark to cancer patients. After three months, the patients began to improve in health and strength, the yellow green substance in their blood began to disappear, tumors gradually receded and at the same time the nutrients began to rise. This way Dr. Budwig had found a cure for cancer. It was a great victory and first milestone in the battle against cancer. Her treatment protocol is based on the consumption of flax seed oil with low fat cottage cheese, raw organic diet, mild exercise, and the healing powers of the sun. She treated approx. 2500 cancer patients during a 50 year period with this protocol till her death with over 90% documented success.

She was nominated 7 times for Nobel Prize but with a condition that she will use chemotherapy and radiotherapy with her protocol. They did not want to collapse the 200 billion dollar business over night. She always refused to support the damaging chemo and radio for the sake of humanity.

Lothar Hirneise is founder and President of People Against Cancer, Germany. He travels a lot in search of finding most successful alternative cancer therapies. He has been student of Dr. Johanna Budwig. He is a great researcher and writer on alternative healing. He is successfully treating thousands of cancer patients at his 3-E center in Germany. In the last few years he has interviewed several hundred final stage so-called survivors, meaning patients who were in the final stage of cancer and who are all healthy again today. Based on his findings he proposed a 3 E Program – The Mnemonic of Cancer Treatment.

1) Eat well

2) Eliminate

3) Energy

He noticed that 100% of all survivors, did the energy work. In approximately - say 80% of all patients, had changed their diet. And in at least 60% of all patients, took intensive detoxification rituals. This is the bacis of his, so much talked about 3E Program for healing cancer.

Lothar Hirneise strongly supports holistic and spiritual approach and includes Visualization, Tumor Contract, Meditation, mild Yoga, Emotional Freedom Technique, Dr. Ryke Geerd Hamer's New German Medicine (Connection of unresolved stress and cancer), Detoxification techniques (Soda Bicarb bath, Epsom bath, Sauna, Colon Hydrotherapy, Coffee Enema etc.) in his 3 E Program.

The book also, describes about rare and miraculous herbs used in the treatment of Cancer like Turmeric, Black seed, Ginger, Mistle Toe, Aloe vera, Echinecea, Lobelia, Essiac Tea, Pau d'arco Tea, Dandelion, Milk Thistle

Awesome Flax: A Book by Flax Guru

http://www.amazon.com/Awesome-Flax-Book-Guru-ebook/dp/B00PUUIR0K

Flaxseed- Miraculous Anti-ageing Divine Food

What is Flaxseed and how can it benefit me? I was faced with this question when I started hearing about Flaxseed not long ago. It became a 'buzz word' in society and seems to be making great role in increased health for many. I wanted to join that wagon of wellness and so I researched until I felt satisfied that it could help me, too. Here are my findings.

Flaxseeds are the hard, tiny seeds of Linum usitatissimum, the flax plant, which has been widely used for thousands of years as a source of food and clothing. Flaxseeds have become very popular recently, because they are a richest source of the Omega 3 essential fatty acid; also known as Alpha Linolenic Acid (ALA) and lignans. People in the new millennium may see flaxseed as an important new FOOD SUPER STAR. In fact, there's nobody who won't benefit by adding flaxseed to his or her diet. Even Gandhi wrote: "Wherever flaxseed becomes a regular food item among the people, there will be better health."

Flaxseed contains 30-40% oil (including 36-50% alpha linolenic acid, 23-24% linoleic acid- Omega-6 fatty acids and oleic acids), mucilage (6%), protein (25%), Vitamin B group, lecithin, selenium, calcium, folate, magnesium, zinc, iron, carotene, sulfur, potassium, phosphorous, manganese, silicon, copper, nickel, molybdenum, chromium, and cobalt, vitamins A and E and all essential amino acids.

Other fatty acids, omega-6's, is abundant in vegetable oils such as corn, soybean, safflower, and sunflower oils as well as in the many processed foods made from these oils.

Omega-6 fatty acids have stimulating, irritating and inflammatory effect while omega-3 fatty acids have calming and soothing effect on our body. Our bodies function best when our diets contain a well-balanced ratio of these fatty acids, meaning 1:1 to 4:1 of omega-6 and omega-3. But we typically eat 10 to 30 times more omega-6's than omega-3's, which is a prescription for trouble. This imbalance puts us at greater risk for a number of serious illnesses, including heart disease, cancer, stroke, and arthritis. As the most abundant plant source of omega-3 fatty acids, flaxseed helps restore balance and lets omega-3's do what they're best at: balancing the immune system, decreasing inflammation, and lowering some of the risk factors for heart disease.

One way that Omega 3 essential fatty acid known as Alpha Linolenic Acid ALA helps the heart is by decreasing the ability of platelets to clump together. Flax seed helps to lower high blood pressure, clears clogged coronaries, lowers high blood cholesterol, bad LDL cholesterol and triglyceride levels and raises good HDL cholesterol. It can relieve the symptoms of Diabetes Mellitus. It lowers blood sugar level. Flaxseed help fight obesity. Adding flaxseed to foods creates a feeling of satiation. Furthermore, flaxseed stokes the metabolic processes in our cells. Much like a furnace, once stoked, the cells generate more heat and burn calories.

Flaxseeds are the most abundant source of lignans. Lignans are plant-based compounds that can block estrogen activity in cells, reducing the risk of Breast, Uterus, Colon and Prostate cancers. According to the US Department of Agriculture, flaxseed contains 27 identifiable cancer preventative compounds. Lignans in flaxseeds are 200 to 800 times more than any other lignan source. Lignans are phytoestrogens, meaning that they are similar to but weaker than the estrogen that a woman's body produces naturally. Therefore, they may also help alleviate menopausal discomforts such as hot flashes and vaginal dryness. They are also antibacterial, antifungal, and antiviral.

Because they are high in dietary fiber, ground flaxseeds can help ease the passage of stools and thus relieve constipation, hemorrhoids and diverticular disease. Taken for inflammatory bowel disease, flaxseed can help to calm inflammation and repair any intestinal tract damage.

Secrets of Success: Smart way to success for every student

Normally people think that memory, intelligence or learning ability is a God gift and it is not possible to further improve or increase the brain powers. We take it for granted that it will remain as it is gifted to us by God. But the truth is just opposite. Understand that as you go to gym for workout to develop your six pack abs, feed your body with muscle building food and get sharp sculpted body shape. Friends, believe me if muscle can be built and remodeled, then why not your brain's hardware and circuit boards. If you feed your brain with proper food it needs, follow simple instructions and take advantage of neurobics or mnemonics, you can immensely increase your brain's abilities.

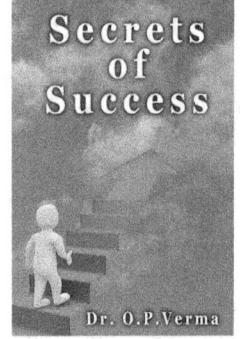

We have tremendous powers locked inside our brains, but we are not using them to full extent. Dr. William James, considered the father of modern psychology, pointed out that "the average human being uses only 10 percent of his mental capacity." We still have to find out how much power or secrets are hidden in our brain.

Nowadays scientists have discovered mysterious techniques and nutrients to boost our brain powers. Today I shall raise curtains from all these secrets; I shall disclose all hidden tricks and tips. Today you are going to learn how your CPU, the brain tightly packed in a bony cabinet, functions. I teach you how each component and microprocessors works and how the best insulation material can be prepared. I also disclose the right technique to sharpen your brain and to make you an intelligent and successful scholar.

Today you will learn how to crack every examination you face, solve every question, defeat every opponent and get highest possible marks. You are going to write new equation of education and success.

Friends new boundaries and horizon of success is ready to welcome you. Today we shall discuss in detail about some great nutrients and supplements to boost your memory, learning, imagination, creativity and concentration. If you follow our suggestions and apply simple tricks you achieve a successful personality. This short e-book is going to prove a turning point in your life. Wish you luck.